U0245802

药物临床试验设计与实施丛书

肾脏疾病药物临床试验设计与实施

主　　编　刘章锁　陈江华

副 主 编（以姓氏笔画为序）

王　沛　左　力　刘宝利　孙　林　赵明辉
施学忠

编　　委（以姓氏笔画为序）

王　沛　王　莉　王伟铭　左　力　田　炯
吕继成　乔颖进　刘　健　刘宝利　刘章锁
孙　林　李贵森　张军军　陈　旻　陈　崴
陈江华　郑朝晖　赵明辉　施学忠　徐　钢
高聪聪　常冬元　梁献慧　韩　飞　程　虹

学术秘书　张军军　刘东伟

人民卫生出版社
·北　京·

图书在版编目（CIP）数据

肾脏疾病药物临床试验设计与实施／刘章锁，陈江华主编. —北京：人民卫生出版社，2024.8
（药物临床试验设计与实施丛书）
ISBN 978-7-117-32833-3

Ⅰ. ①肾…　Ⅱ. ①刘…　②陈…　Ⅲ. ①肾疾病–临床药学–药效试验　Ⅳ. ①R692.05

中国版本图书馆 CIP 数据核字（2022）第 021985 号

人卫智网　www.ipmph.com	医学教育、学术、考试、健康，购书智慧智能综合服务平台	
人卫官网　www.pmph.com	人卫官方资讯发布平台	

药物临床试验设计与实施丛书
肾脏疾病药物临床试验设计与实施
Yaowu linchuang Shiyan Sheji yu Shishi Congshu
Shenzang Jibing Yaowu Linchuang Shiyan Sheji yu Shishi

主　　编：刘章锁　陈江华
出版发行：人民卫生出版社（中继线 010-59780011）
地　　址：北京市朝阳区潘家园南里 19 号
邮　　编：100021
E - mail：pmph @ pmph.com
购书热线：010-59787592　010-59787584　010-65264830
印　　刷：廊坊一二○六印刷厂
经　　销：新华书店
开　　本：787×1092　1/16　印张：19
字　　数：416 千字
版　　次：2024 年 8 月第 1 版
印　　次：2024 年 8 月第 1 次印刷
标准书号：ISBN 978-7-117-32833-3
定　　价：86.00 元

打击盗版举报电话：010-59787491　E-mail：WQ @ pmph.com
质量问题联系电话：010-59787234　E-mail：zhiliang @ pmph.com
数字融合服务电话：4001118166　　E-mail：zengzhi @ pmph.com

前　言

创新药物研发是创新型国家建设的重要组成部分。国家"十三五"和"十四五"规划均将实施创新驱动发展战略作为重要内容,明确提出把发展基点放在创新上,以科技创新为核心,发挥科技创新在全面创新中的引领作用,加强基础研究,强化原始创新、集成创新和引进技术得到消化吸收再创新,着力增强自主创新能力,为经济社会发展提供持久动力。《国家中长期科学和技术发展规划纲要(2021—2035 年)》确立了包括重大新药创制等在内的 16 个重大专项作为国家科学技术发展的核心关键。因此,开展创新药物研发工程不仅是推动医疗行业创新发展的动力源泉,更是实现国家科技创新规划的必然要求。

创新药物的研发过程包括基础实验研究和临床试验研究两部分,而临床试验研究是药物上市前评估和上市后评价的重要组成。创新药物只有通过临床试验研究,才能保证药物的安全性和有效性,且临床试验研究涉及的科研伦理问题应有相关法律法规要求。因此,注重培养医学、药学专业学生和药物临床试验相关从业人员具备良好的基础理论知识和实践能力,加强药物临床试验研究的合理性、规范性和科学性显得尤为重要。

基于此我们诚邀肾脏病学、卫生统计学及相关领域的知名中青年专家编写了《肾脏疾病药物临床试验设计与实施》一书。本书围绕肾脏常见疾病,以药物临床试验设计与实施为核心,从药物临床试验研究的设计与要求、相关伦理原则与法律法规、标准操作规程与技术规范、有效性与安全性评价、在特殊人群中进行的研究、临床研究实例介绍等多个方面落笔,涵盖治疗肾脏常见疾病的药物、治疗肾脏疾病的中药及肾脏替代治疗相关的临床试验要点内容,可作为我国肾脏专业相关药物临床试验的参考书。

我们希望本书能为医学及药学专业本科生和研究生、临床一线医务工作者、药物临床试验相关从业人员提供理论参考和借鉴,为我国肾脏疾病创新药物的研发工作添砖加瓦。由于现代医学创新药物研发发展迅速,本书的部分观点和内容可能需要不断更新,尽管本书在编写过程中已努力参考最权威、最新的研究依据,但限于水平,部分存在的疏漏和不足之处在所难免,恳请读者不吝批评指正!

希望本书能够受到广大读者的欢迎!

刘章锁
2024 年 1 月

目　录

第一章

药物临床试验的设计与要求

药物临床试验(drug clinical trial)是指任何在人体(患者或健康志愿者)进行的药物的系统性研究,其主要目的是确定试验药物的安全性和有效性,探索已经上市药物的新适应证及仿制药物的生物等效性,从而为新药是否投产并推广应用提供重要依据。药物临床试验作为一门多学科交叉的新型学科,其实施需要医学、药学、药理学、生物学及生物统计学等多种专业技术人员的合作。与一般的科学研究相比,药物临床研究需要遵循更多的法规和原则。因此,在开展药物临床试验前,还应充分了解药物临床研究的过程、基本原则和法规要求。本章将详细介绍药物临床试验的设计与基本要求。

第一节　药物临床试验的基本内容

一、临床药理学研究

临床药理学(clinical pharmacology)作为药理学的一个分支学科,是以人体为主要对象,研究药物与人体之间相互作用规律的一门交叉学科。该学科将药理学的理论和方法与临床医学紧密结合,对新药的有效性和安全性进行科学的评价,并促进新药开发,优化药物治疗方案,指导临床合理用药。临床药理学的研究范围很广,既包括药物进入人体后的药效学、临床药动学和毒理学等研究,还包括药物临床试验及药物相互作用研究。

1. 药效学研究　药效学(pharmacodynamics)旨在研究药物对机体(如患者和健康志愿者)生理与生化功能的影响和临床效应,以及药物的作用机制。简而言之,即研究药物对人体的影响。药效学研究可确定临床应用的治疗剂量,以便取得最大的疗效和最小的副作用;同时需要探讨药物剂量、疗程和给药途径与疗效之间的关系。

2. 临床药动学与生物利用度研究　临床药动学(clinical pharmacokinetics)研究药物在人体(包括正常人与患者)内的吸收、分布、代谢和排泄的规律性。简而言之,即研究机体对药物的处置。生物利用度(bioavailability)是用药动学原理来衡量血管外给药的剂量中能被吸收进入血液循环的相对剂量与药物在血液循环中出现的相对速度,包括药物吸收速度和吸收程度。生物利用度常受药物的剂型、人体对药物的吸收情况及肝脏首过消除(first pass elimination)过程等方面因素的影响。例如哌拉西林、他唑巴坦在肾脏内科患者体内的药动学研究主要是根据患者的疾病严重程度、细菌学培养结果及肾功能状态等采用不同的给药方案,测定不同时间的血浆药物浓度,运用非线性混合效应模型构建药动学模型,探讨血药浓度差异的影响因素。

3. 毒理学(或药物不良反应)研究 毒理学(toxicology)研究即在研究药物疗效的同时观察药物可能发生的副作用、毒性反应、过敏反应和继发反应等。在用药过程中详细记录受试者的各项主、客观症状,并进行血、尿常规和肝肾功能检查,出现不良反应或实验室指标异常时应分析其原因,并提出可能的防治措施。

4. 药物临床试验 药物临床试验具有3个特点:第一,临床试验是以人为受试对象,必须对受试者的个人权益给予充分保障,"知情同意"和伦理委员会的批准是保障受试者权益的重要途径;第二,临床试验中,处理因素是人为施加的,因此试验设计必须科学,试验组和对照组在主要混杂因素方面应均衡可比;第三,临床试验必须符合《赫尔辛基宣言》、国际医学科学组织理事会颁布的《涉及人的生物医学研究国际伦理准则》的道德原则和《药物临床试验质量管理规范》(Good Clinical Practice, GCP)。根据国家药品监督管理局(National Medical Products Administration, NMPA)的规定,临床试验的基本流程包括试验准备、伦理审批、启动实施、数据收集和分析总结等若干阶段。具体如图1-1所示。

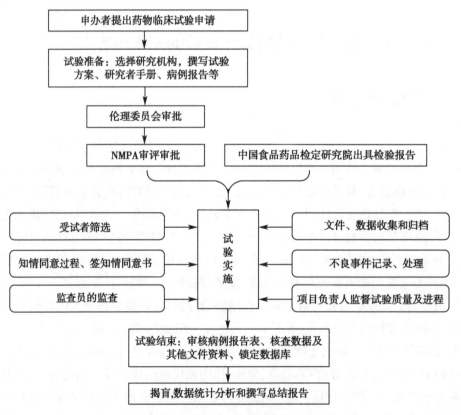

图 1-1 药物临床试验的基本流程

5. 药物相互作用研究 药物相互作用(drug interaction)是指两种或两种以上药物合并或先后序贯使用时所引起的复合效应。药物相互作用可以使药物的作用增强或减弱、作用时间延长或缩短,从而有益于治疗,或产生不良反应。

二、药物临床试验的分期

根据研究阶段,临床试验分为 Ⅰ、Ⅱ、Ⅲ 和 Ⅳ 期。新药在批准上市前,通常应进行 Ⅰ、Ⅱ 和 Ⅲ 期临床试验,Ⅳ 期临床试验一般在上市后开展。

Ⅰ 期临床试验是初步的临床药理学试验及人体安全性评价试验,主要是观察人体对新药的耐受程度和药物在人体内的药动学特点。人体耐受性研究是观察人体对新药的耐受程度即人体的安全性,找出最大耐受剂量(maximum tolerate dose,MTD),为后期临床试验给药剂量的确定提供科学依据。人体药动学研究是研究药物在人体内吸收、分布、代谢和排泄的规律,为后期给药方案的制订提供依据。Ⅰ 期临床试验的对象一般是健康志愿者,孕妇和儿童不宜作为受试者,特殊药物如抗肿瘤药也可在肿瘤患者中进行;关于临床试验的最低病例数,目前最为行业认可的是药品监督管理局发布的《药品注册管理办法》中规定的最低病例数。试验组的样本量一般为 20~30 例,通常男女各半,研究者应注意观察不同性别受试者的药物耐受性有无差异;可以不设立对照组,采用剂量爬坡的设计,从小剂量单次给药开始,在安全性评估达到要求后逐渐增加用药剂量和用药次数。

Ⅱ 期临床试验的主要目的是探索和确认药物治疗的适应证、给药剂量和给药方案,研究在疾病发生与发展过程中影响药物疗效的因素。此阶段可以根据研究目的,采用合适的研究设计,包括随机、对照、盲法的临床试验设计。设立对照有两个目的:一是排除非处理因素对效应指标的影响,从而更客观地评价试验药物的有效性和安全性;二是维持试验过程中盲态的需要。在对照的选择方面,首选已上市的、公认有效的同类药物作为阳性对照,这样无论是试验组还是对照组的受试者,均能从试验中"受益";若无给药途径相同的阳性对照药物,可使用无药理活性的安慰剂(placebo)作为阴性对照。Ⅱ 期临床试验的样本量既要满足《药品注册管理办法》的最低要求(试验组的病例数不低于 100 例),还应满足统计学的要求,取两者中的较大者作为样本量。

Ⅲ 期临床试验是治疗作用的确证阶段,也是新药研发过程中最为关键的一个阶段,其目的是在较大范围内验证新药的疗效和安全性,为药物注册申请提供依据。Ⅲ 期临床试验一般采用随机、对照、盲法的试验设计,还常采用多中心的临床试验设计,多中心可以是一个国家的不同地区,也可以是多个国家,如为国际人用药物注册技术协调会(International Council for Harmonisation of Technical Requirements for Pharmaceuticals for Human Use,ICH)成员方。采用多中心临床试验的方式,可以在较短的时间内搜集所需的受试者,且受试者的地域范围广,因此样本更具代表性;若采用国际多中心临床试验,则新药可以在多个国家同时申请注册上市。Ⅲ 期临床试验的样本量既应满足《药品注册管理办法》的最低要求(试验组的病例数不低于 300 例),还应满足统计学的要求,同时考虑到脱落因素(脱落率一般在 10%～20%）。Ⅲ期临床试验的研究目标单一（一般只考虑 1 种给药剂量或给药方案），是临床研究过程中人力、物力和财力投入最多，研究任务最繁重的阶段。

Ⅳ期临床试验也称上市后监测（post-marketing surveillance，PMS），是考察药物在广泛使用条件下的疗效和不良反应，一般由申请单位自主进行。Ⅳ期临床试验与上市前的Ⅰ、Ⅱ和Ⅲ期临床试验不同，前 3 期临床试验是在较小范围内、对特定群体进行的研究，患者是经过严格筛选和控制的，同时给药剂量和给药方案也是严格按照临床试验方案的规定执行的；上市后的Ⅳ期临床试验中，许多不同类型的患者将接受该药品的治疗，因此有必要重新评价药品对大多数患者的疗效和耐受性。在上市后的Ⅳ期临床试验中，数以千计的经该药品治疗的患者的研究数据被收集并分析，因此能够监测出在上市前的临床试验中因发生率太低而没有被发现的不良事件，从而促使临床医生更全面地认识该药物对"普通人群"的治疗受益/风险比。例如普拉洛尔原先认为其对心脏 β 受体的选择性高，对高血压、心绞痛的疗效优于普萘洛尔，投放市场 2～3 年后发现普拉洛尔可引起眼-皮肤-黏膜综合征，最终停产。进一步拓展药品的适应证范围或适应人群是Ⅳ期临床试验的另一个主要目的。在药品说明书中清楚地限定了药品的适应证，欲将该药品用于除此之外的其他适应证，就必须有临床试验的数据支撑。此外，新药上市前的临床试验一般不选择婴幼儿、孕妇、哺乳期妇女、老年人及肝肾功能不全患者为受试对象。在新药安全性和有效性基本肯定的前提下，针对上述特殊人群设计Ⅳ期临床试验方案。临床药理研究人员在与临床医生的配合下，对新药在以上特殊对象中的安全性和有效性进行评价。Ⅳ期临床试验的样本量视研究目的而定，若为监测罕见的不良反应，一般不应低于 2 000 例。

第二节　相关伦理原则与法规

药物临床试验存在着未知的风险，必须依照临床医学伦理原则和药物临床试验相关法规在国家药品监督管理局认定的医疗机构中进行。目前具有肾脏疾病药物临床试验资质的医疗机构遍及全国各个省、自治区和直辖市，可以承接Ⅰ、Ⅱ、Ⅲ、Ⅳ期临床试验和生物等效性试验。全球首个治疗肾性贫血的口服新药罗沙司他（小分子低氧诱导因子脯氨酰羟化酶抑制剂）的Ⅲ期临床试验是由我国学者主导在国内的 17 家医疗机构完成的，以 1 类创新药批准上市，标志着我国治疗肾脏疾病新药的临床试验达到国际水平。

一、药物临床试验的伦理原则和知情同意书

药物临床试验直接面对受试者（健康志愿者或患者），为确保药物临床试验符合科学和伦理要求，我国依照世界医学大会《赫尔辛基宣言》和国际医学科学组织理事会《涉及人的生物医学研究国际伦理准则》，制定和完善了药物临床试验伦理的相关法律、法规、管理规章。药物临床试验在实施过程中会牵扯到受试者的许多权益问题，申办者和研究者

需要遵循临床医学伦理的基本原则,从试验设计阶段到临床实施阶段都要将受试者权益放在首位,依法依规去保护受试者权益。

1. 医学伦理的基本原则 尊重、不伤害、有利和公正是医学伦理的基本原则。这些原则在临床医学研究中具体体现为知情同意、控制风险、免费和补偿、保护隐私、依法赔偿、保护特殊群体等。相对于临床研究,药物临床试验的受试者所面临的未知风险更高,获益更小或者没有获益。因此,药物临床试验在遵循上述医学伦理原则的基础上,受试者权益及安全是优先考虑的因素,其次才是科学和社会利益。医疗机构设置伦理委员会和签署知情同意书是保障受试者权益的主要措施。

2. 知情同意权 每个潜在受试者都有知情权,知情同意书是对受试者知情权的具体体现。国家药品监督管理部门发布的《药物临床试验质量管理规范》和《药物临床试验伦理审查工作指导原则》中明确规定研究者负责知情告知,对告知的内容、告知的方式都做了具体规定,确保受试者或法定代理人充分理解知情告知信息后,自主自愿签署知情同意书。我国是一个团结统一的多民族国家,涉及不同民族受试者的药物临床试验须有切实可行的方案确保来自各民族的受试者或其法定代理人可以充分了解知情同意书的所有内容,受试者或其法定代理人所提出的问题可以得到解答。国际合作的药物临床试验应有中文和外文知情同意书的正式文本。Ⅱ、Ⅲ、Ⅳ期临床试验和生物等效性试验中样本量大,在数十家医疗机构同时进行,知情同意的规范化培训是同质化知情告知的必要措施。

3. 知情同意书 知情同意书的撰写是试验设计的重要环节,也是伦理委员会审核的重点。国家药品监督管理局在《药物临床试验质量管理规范》中明确规定了知情同意书应包含的具体信息,研究者可以此为依据撰写知情同意书。此前,2016年国家卫生和计划生育委员会发布的《涉及人的生物医学研究伦理审查办法》和2010年国家食品药品监督管理局发布的《药物临床试验伦理审查工作指导原则》中的知情同意条款在法规层面都弱于前者,不能作为药物临床试验知情同意书的法规依据。

治疗肾脏疾病的药物临床试验的受试者会面临两种风险:一是自身疾病的潜在风险(如肾功能下降、糖尿病肾病、狼疮肾炎等);二是试验所带来的风险,需要研究者在知情同意书中告知患者。同样受试者在试验中会接受侵入性操作(肾活检、各种穿刺、腹膜透析置管术、血管内瘘介入治疗),也应明确告知受试者哪些操作是临床诊疗所需,而非试验所需。临床诊疗所需侵入性操作的知情同意书是临床病历的一部分,药物临床试验知情同意书是试验资料的一部分,两者不能替代,各自独立存在。涉及人体干细胞药物的临床试验,知情同意书需按国卫科教发〔2015〕48号文件《干细胞临床研究管理办法(试行)》的相关条款书写;涉及医疗器械的临床试验,知情同意书需按《医疗器械临床试验质量管理规范》的相关条款书写。

4. 伦理审查 药物临床试验必须接受医疗机构伦理委员会的审查,包括初始审查和跟踪审查。医疗机构伦理委员会依法对药物临床试验的科学性和伦理学进行审查,受试者权益保护是伦理审查的重点。审查意见包括同意,必要修正后同意及其修正理由,不同意及其理由,终止或暂停已批准的试验及其理由。跟踪审查至少每年1次,跟踪审查可以基于对受试者安全考虑,有权终止试验在本机构继续进行。多中心临床伦理试验审查由组长单位伦理委员会负责审查试验方案的科学性和伦理学合理性。各参加单位伦理委员会在接受组长单位伦理委员会的审查意见的前提下,负责审查该项试验在本机构的可行性,有权批准或不批准在其医疗机构进行试验;有权提出修改方案的建议,形成书面文件通报给申办者或负责整个试验的试验机构。在未获得伦理委员会书面批准之前,医疗机构研究者不能招募受试者,申办者不得提供试验药物。

二、药物临床伦理相关法规

1. 《中华人民共和国药品管理法》　简称《药品管理法》,是中国药品管理的最高法律,1984 年由全国人民代表大会常务委员会通过,2001 年第一次修订版公布实施,2019 年第二次修订版公布实施。本法的第二章第十九、二十、二十一、二十二和二十三条明确规定药物临床试验由国家药品监督管理局批准,药物临床试验机构实行备案管理,药物临床试验应当符合伦理原则,经过伦理委员会审查同意,受试者或监护人知情同意,保护受试者的合法权益。

2. 《中华人民共和国药品管理法实施条例》　该条例根据《药品管理法》制定,2002 年由国务院颁令第 360 号公布,2016 年第一次修订,2019 年第二次修订颁布实施。该条例的第五章第二十八、二十九和三十条明确药物临床试验机构必须执行国家药品监督管理局制定的《药物临床试验质量管理规范》;国家药品监督管理局和各省、自治区、直辖市的人民政府药品监督管理部门对药物临床试验的管理权限;应当事先告知受试者或者其监护人真实情况,并取得其书面同意。

3. 《药品注册管理办法》　2002 年由国家药品监督管理局根据《药品管理法》制定并实施,2007 年修订版公布并实施,2020 年国家市场监督管理总局令第 27 号修订版公布并实施。该法的第三章第一节对药物临床试验的分类、临床试验机构、临床试验申报和审批等做了明确规定,第二十五条规定开展药物临床试验需经过伦理委员会审查同意。

4. 《药物临床试验质量管理规范》　简称《规范》,根据《中华人民共和国药品管理法》和《中华人民共和国药品管理法实施条例》制定,由国家药品监督管理局于 2003 年颁布执行,2016 年完成《药物临床试验质量管理规范(修订稿)》,国家药品监督管理局 2020 年第 57 号公告《药物临床试验质量管理规范》发布实施。作为行政管理法规明确规定了在药物临床试验的过程中伦理委员会、研究者、申办者各自的伦理责任和权利,法规的第二十三条有关受试者知情同意的 14 个条款是知情同意权的最明确的体现。

5. 《药物临床试验伦理审查工作指导原则》　简称《伦审指导原则》,依据《药品注册管理办法》和《药物临床试验质量管理规范》,2010 年由国家药品监督管理局发布实施。《伦审指导原则》共 9 章 52 个条款,涵盖药物临床试验全过程的伦理审查和管理,是指导医疗机构伦理委员会工作的行政法规。

6. 《涉及人的生物医学研究伦理审查办法》　简称《伦理审查办法》,2016 年由国家卫生和计划生育委员会发布。该法规适用于医疗机构开展人的生物医学研究的伦理审查,其临床伦理的原则适用于所有涉及人体的生物学研究和药物临床试验。但药物临床试验的知情同意告知信息和伦理审查应以相关药物临床试验的法律和法规为依据。

7.《干细胞临床研究管理办法(试行)》 简称《办法》,2015 年由国家卫生和计划生育委员会发布,是指导干细胞临床研究的行政法规。《办法》的第二十条对干细胞临床研究伦理的审查按《涉及人的生物医学研究伦理审查办法》进行。第二十八条规定干细胞的来源和获取过程应当符合伦理。第五十一条规定按照本办法完成的干细胞临床研究,不得直接进入临床应用。第五十三条规定依据本办法开展干细胞临床研究后,如申请药品注册临床试验,可将已获得的临床研究结果作为技术性申报资料提交并用于药品评价。《办法》的附件 3 干细胞临床研究伦理审查申请表对知情同意、隐私和保密、风险评估、利益、潜在危害做了明确规定;同时要求干细胞研究需遵守世界医学协会、世界卫生组织和国际医学科学组织理事会、联合国教科文组织和我国发布的 6 个医学伦理的法规。

8.《医疗器械临床试验质量管理规范》 2022 年由国家药品监督管理局发布,该规范共 9 章 66 条。第二章到第五章对医疗器械临床试验受试者权益保障作出具体规定,同时第二章对在医疗器械临床试验过程中的伦理委员会职责、审查和职权作出具体规定。

第三节 临床试验统计知识概述

统计学是一门处理数据中的变异和不确定性的学科,其最主要的特征是关注普遍性(整体性)而非特殊性(个体性)。随着统计学在临床试验应用中的逐渐深入,产生了临床试验统计学,它是集临床试验设计理论和数据分析方法于一体的交叉学科。

为得出可靠的结果,在临床试验开展之前应做好统计设计,根据研究对象和研究目的,对临床试验工作的各个环节,包括资料的搜集、整理和分析等阶段进行通盘考虑和安排。实验设计的"三要素"、"四原则"和"设计类型"是统计设计的核心和精髓,贯穿于临床试验的全过程。

一、常用的基本概念

1. 总体与样本 总体(population)是根据研究目的确定的、同质研究对象的全体。总体通常很大,如研究格列齐特(达美康)治疗糖尿病肾病患者的疗效,其总体就是全部糖尿病肾病患者。总体中的个体往往很多,甚至无限多。一个不漏地观察其中的所有个体常常是不可能的,也是没有必要的。科学的办法是从总体中随机抽取部分有代表性的研究对象,构成样本(sample)。根据总体数据计算出来描述总体特征的指标称为参数(parameter);根据样本数据计算出来描述样本特征的指标称为统计量(statistic)。基于样本的抽样分布规律,可以利用样本统计量去推断总体参数。

2. 同质与变异　一个总体中有许多个体,它们之间往往具有相同的属性,大同小异,这种具有相同属性的个体称为同质(homogeneity)。但是即便同质,个体之间也可能有所区别,称为变异(variation)。如临床试验中严格按入选/排除标准收集的一批患者的病种、病情及人口学特征等基础资料可以认为是同质,但在同质的基础上,个体之间还会有变异。变异是统计学研究的基础,统计学正是处理数据变异的科学。

3. 变量　变量(variable)是反映个体特征或属性的量,变量的观测结果称为变量值(variable value)。观察个体(受试者)是临床试验的基本单位,临床病例报告表(case report form,CRF)就记录了每个受试者的相关信息,这些"相关信息"即为变量,其对应的个体数据即为变量值。

变量可分为定量变量(quantitative variable)和定性变量(qualitative variable)。定量指标的取值是定量的,表现为数值的大小,一般有度量单位,如评价肾功能的指标血清肌酐、尿素氮和尿酸。定性变量表现为互不相容的类别或属性,根据划分出类别数的多少,定性变量可分为二分类变量(binary variable)、多项无序分类变量(multiple categorical variable)即名义变量(nominative variable)、有序变量(ordinal variable)。二分类变量只有两种取值,如性别(男、女)、并发症(有、无)和疗效(有效、无效)。如果分类数超过两种,且不同类别之间无程度上的差别,则称为多项无序分类变量,如血型(A型、B型、AB型、O型)、职业(国家机关、党群组织、企业、事业单位负责人,专业技术人员,商业、服务业人员等)。若各类别之间有程度或顺序上的差别,称为有序变量,如服用药物后发生的"腹泻"不良反应严重程度(1级、2级、3级、4级)和药物的治疗效果(显效、有效、好转、无效)。

4. 误差　误差(error)泛指测量值与真实值之差。根据误差产生的原因,可将误差分为过失误差(negligent error)、系统误差(systematic error)和随机误差(random error)。过失误差是人为的失误所引起的,系统误差是测量工具不准确所导致的,这两种误差是应该而且也必须避免的。统计学中更关注的是随机误差,特别是随机抽样误差,是个体变异的存在而导致的样本统计量和样本统计量之间,以及样本统计量和总体参数之间的差别。抽样误差是不可避免的,但增加样本含量一般可以降低抽样误差。

5. 概率　概率(probability)是描述随机事件出现可能性大小的度量。随机事件的概率以 P 来表示,其取值在 $[0,1]$ 之间,习惯上将 $P \leqslant 0.05$ 称为小概率事件,表示该事件在一次随机抽样中发生的可能性很小。例如对两种药物治疗慢性肾衰竭的效果进行比较,以生存时间作为疗效评价指标。由于抽样误差的存在,即便在两条总体生存曲线相同的前提下,两个样本的生存曲线也会存在差异。如果在一次随机对照试验中,假设检验结果为 $P \leqslant 0.05$,则说明若两条总体生存曲线相同,获得现有研究结果的概率不足 5%,为小概率事件。因此,可以据此得出两种药物疗效不同的结论。

二、实验设计的三要素

实验研究是指将受试对象随机分配到若干个实验组中,通过比较不同实验因素的效应是否存在差别,说明实验因素是否对实验效应产生影响。受试对象、实验因素和实验效应称为实验设计的三要素。例如某研究者欲评价还原型谷胱甘肽用于肾病综合征患者的效果,将符合入选标准的肾病综合征患者随机分为两组,对照组采用醋酸泼尼松片进行治疗,试验组采用醋酸泼尼松片联合还原型谷胱甘肽进行治疗,评价两种方案治疗后不良反应、肾功能恢复正常时间和治疗效果等指标。在这个研究中,肾病综合征患者是受试对象;还原型谷胱甘肽和醋酸泼尼松片是研究因素;不良反应发生率、肾功能恢复正常时间、疗效就是实验效应。

1. 受试对象　受试对象是接受处理因素作用的基本单位。根据其特征和属性可以分为动物、植物和人(患者和健康志愿者)。以动植物作为受试对象的称为实验研究,以人作为受试对象的称为临床试验。在临床试验方案中,应明确受试对象的入选标准和排除标准,以保证其同质性。受试者的年龄、性别、地域、病种、病程、家族史及社会因素和心理因素等信息也应尽量考虑。此外,为了最大化地保障受试者的个人权益,在临床试验前应告知受试对象整个研究的过程、风险和获益等事宜,并签署书面"知情同意书"。

2. 实验因素　实验因素是根据研究目的施加于研究对象的干预因素,又称为处理因素,可以是物理因素、化学因素或生物因素。与处理因素同时存在的是非处理因素,若某个非处理因素既与处理因素有联系又会影响实验结果,则称为混杂因素,如受试对象的临床分期、疾病严重程度等。选择处理因素时应注意两点:第一,保持处理因素标准化。如在药物临床试验中药物的批次、剂型、剂量应完全相同。第二,分清处理因素和非处理因素。处理因素是由研究者根据研究目的确定的;而非处理因素往往取决于研究对象本身,难以人为改变而且可能对研究结果产生影响。一项科学的临床试验应该在突出研究因素主导作用的同时,控制混杂因素的干扰作用,如完全随机化或区组随机化方法可使非处理因素在各组中分布均衡,最大限度地控制非处理因素对研究结果的影响。

因素(factor)又称因子,是实验因素或处理因素的简称,一般指实验中影响结果的要素或原因。水平(level)是同一处理因素在数量或强度上的不同程度,如药物的不同剂量就是不同水平。当处理因素为单个时,称为单因素;当处理因素为多个时,称为多因素。根据处理因素和水平数的多少,可以将实验分为单因素单水平实验、单因素多水平实验、多因素单水平实验和多因素多水平实验。如比较不同治疗方案对慢性肾衰竭患者的治疗效果,可采用多因素单水平的设计;研究多种药物不同剂量的联合治疗对高血压肾病的疗效为多因素多水平的设计。需要注意的是,一次实验中的处理因素和水平不宜过多,否则会因分组过多而导致样本量大幅增加,整个实验将难以控制。

3. 实验效应　实验效应是指处理因素施加给受试对象后产生的效应或反应通过观察指标来定量或定性地体现。效应指标包括主观指标和客观指标。在临床试验中是否选择合适的效应指标,是关系研究成败的关键。如研究补肾益气方治疗肺肾两虚型患者的疗效,效应指标包括中医证候、肺功能(FEV_1、$FEV_1/FVC\%$)及相关基因检测,其中第一秒用力呼气量(FEV_1)、第一秒用力呼气量占用力肺活量百分率($FEV_1/FVC\%$)和基因检测结果为客观指标,中医证候的描述为主观指标。

三、临床试验设计的四原则

临床试验设计必须遵循的四原则为随机(randomization)、对照(control)、重复(replication)和盲法(blinding method)。

1. 随机　随机是指试验中的每个受试者都有同等的机会被抽取或分配到试验组或对照组,而不受研究者或受试者主观意志的影响。采用随机化的方法,可以使已知的和未知的非处理因素在试验组和对照组的分布尽可能均衡。真正的随机化应符合以下两个原则:医生和患者不能事先知道或者决定患者将分配到哪一处理组;医生和患者都不能从上一个患者已经进入的组别推测下一个患者将分配到哪一组。

临床试验中常用的随机化分组方法有简单随机化(simple randomization)、区组随机化(block randomization)、分层随机化(stratified randomization)、分层区组随机化(stratified block randomization)和动态随机化(dynamic randomization)。

(1)简单随机化:又称为完全随机化,是事先不进行任何限制或调整,直接对研究对象进行随机分组。该法操作简单,但各组的非处理因素有可能不均衡。如采用完全随机化的方式将100例患者随机分到两组,两组患者的年龄、病情有可能不均衡,尤其是当样本量较大时,检验效能增加,更有可能出现不均衡的现象。

(2)区组随机化:也称均衡随机化或限制性随机化,即将随机加以约束,使各处理组的例数分配满足方案设计的要求。在采用区组随机化的设计中,应确定区组的长度,即一个区间包含多少个接受不同处理的受试单元,而样本量必须是区组长度的整数倍数。如当试验组和对照组按照1∶1的比例分配时,区组的长度必须是2的倍数且还要能被样本量整除;当试验组和对照组按照3∶1的比例分配时,区组的长度必须是4的倍数且还要能被样本量整除。区组随机化可以避免简单随机化引起的各组间的非处理因素不均衡,但是区组长度的大小应适中,太小则同一区组内受试者分组被猜对的概率将增加,太大容易造成组间不均衡。如对于疗程较长的疾病,区组长度的大小不宜过大,这样有助于减少季节、疾病流行等客观因素对疗效评价的影响,还可以减少因方案修订(如入选标准和排除标准的修订)所造成的组间受试者的差异。

(3)分层随机化:是先对可能影响试验过程和结果的主要混杂因素进行分层,保持层内的均衡性,然后在每层内进行完全随机化。可以根据中心、年龄、性别等进行分层,但过多的分层因素可能造成其他因素在处理组间的不均衡,或层内病例数过少难以进行统计处理,因此分层因素一般不宜超过3个。

(4)分层区组随机化:在多中心临床试验中,普遍采用分层区组随机化的方法。以中心为分层因素,然后在各中心内进行区组随机化,是将区组随机化和分层随机化相结合的一种随机化方法。该法可以保证各中心试验组和对照组的比例均衡。

(5)动态随机化:是指在临床试验的过程中每例患者分到各组的概率不是固定不变的,而是根据一定的条件进行调整的方法。它能有效地保证各试验组间的例数和某些重要的非处理因素接近一致。动态随机化包括瓮(urn)法、偏性掷币(biased coin)法和最小化(minimization)法等,其中被广泛认可和使用的是最小化法,在样本量不大且无预后因素对疗效影响较大的临床试验中,能使组间的预后因素达到较好的均衡。

当样本量、分层因素及区组长度决定后,由生物统计人员使用统计软件产生随机分配表,通过随机数(random number)来实现随机化。药物临床试验应根据随机分配表进行编码,而受试者要严格按照药物编号的顺序入组,不得随意变动。随机化的方法和过程应在试验方案中阐明,随机化的参数设置、程序及随机分配表应该是独立的文件,由统计方密封后交申办单位和研究单位分别保存。

近年来,随着网络的发展,中央随机化系统也应运而生。中央随机化系统是临床试验中随机化分配、受试者管理、药品管理等服务所用到的一种计算机信息系统。目前国际上流行的实现方式是利用计算机电信集成(computer telecom integration,CTI)技术将计算机、网络和电信技术集成,形成以网络、电话、手机短信等多种方式进行多中心临床试验受试者的随机分配和入组。在医学科学领域常称为交互式话音应答(interactive voice response,IVR)或交互式网络应答(interactive web response,IWR)系统。该系统除可以支持常规的静态随机化法(如简单随机化、区组随机化、分层随机化)外,还可以支持动态随机化法(如最小化法、偏性掷币法、瓮法等),甚至支持用户自定义随机算法。

2. 对照 设立对照组可以控制非处理因素对试验结果的影响,将处理因素的效应充分显露出来,从而科学、定量地判断受试者在疗效与安全性方面的差异是否归因于试验药物。在临床试验中,一般将接受新药治疗的受试者人群称为试验组,接受对照药物治疗的受试者人群称为对照组。常见的对照组有以下5种类型。

(1)安慰剂对照(placebo control):安慰剂也称伪药物(dummy medication),是一种无药理作用的制剂,其外观如剂型、大小、颜色、重量、气味、口味等都与试验药物尽可能保持一致,但不含有试验药物的有效成分。设置安慰剂对照的目的在于克服研究者和受试者由于心理因素所形成的偏倚。在临床试验中,安慰剂的使用应以不损害患者健康为前提。在危急、严重或器质性疾病的研究中,不宜使用安慰剂对照。

(2)剂量-反应对照(dose-response control):将试验药物设计成几个剂量,而受试者随机地分入一个剂量组中,观察不同剂量组的试验效果,称为剂量-反应对照,它可以包括,也可以不包括零剂量(zero-dose)即安慰剂组。剂量-反应对照主要用于探索最佳剂量,常用于Ⅱ期的探索性临床试验。

(3)阳性药物对照(positive control):在临床试验中,不给患者任何治疗是不符合伦理的,因此采用已上市的药物作为对照,即阳性对照。阳性对照药物必须是疗效肯定、医务界公认(最权威的公认阳性对照药物是药典中收载的药物,特别是最新版药典中收载)、最为安全的药物。根据我国2020年公布的《药品注册管理办法》,临床试验阳性对照药品应当是已在国内上市销售的药品,对必须要从国外购进的药品,需经国家食品药品监督管理局批准,并经口岸药品检验所检验合格方可用于临床试验。例如在研究来氟米特联合泼尼松治疗磷脂酶 A_2 受体(PLA$_2$R)相关性原发性膜性肾病疗效的临床试验中,试验组的治疗药物为来氟米特联合泼尼松,而对照组为环磷酰胺联合泼尼松。该阳性对照对受试者更有利,因此是临床试验中首选的对照类型。

临床试验中也可以设立不同形式的对照,根据研究目的和实际需要将以上几种对照类型组合应用,设立多个对照组,以分别排除不同混杂因素的干扰。如:

(4)三臂试验(three-arm study):同时使用阳性药物对照和安慰剂对照的临床试验称为三臂试验。在设立试验药物、阳性对照药物和安慰剂对照的三臂试验中:如果试验药物与安慰剂对照相比优效,可以说明试验药物处于工作状态;试验药物与阳性药物相比,可以证明试验药物的疗效(依据事先建立的假设,作出非劣效或优效的结论);阳性对照和安慰剂对照相比优效,可以证明试验的灵敏度。

(5)加载试验(add-on study):当受试者接受一种标准治疗,已经被证实能够得到好处时,只能继续保持,不能中断。此时的设计方案为所有受试者都在继续保持标准治疗的基础上,试验组加入试验药物,对照组加入安慰剂,称为加载试验。采用加载试验,实际上检测到的是试验药物和标准治疗药物的联合作用,当试验药物与标准治疗药物的药理机制完全不同时,采用加载试验研究是非常有效的。例如研究肾衰宁胶囊辅助腹膜透析治疗终末期肾病的临床疗效,试验组的治疗措施为肾衰宁胶囊+腹膜透析,对照组的治疗措施为安慰剂+腹膜透析。在加载试验研究中,如欲真正检测试验药物的作用,可以在设计中增加一个标准治疗药物的安慰剂+试验药物的组别。3个组别之间的比较能提供试验药物作用的完整信息。

3. 重复 重复是指在相同的试验条件下进行多次试验或多次观察,包括整个试验的重复、用多个受试对象进行重复和同一受试对象的重复观察。临床试验中的重复主要是指各试验组要有一定的数量,即样本量,避免将个别现象当成普遍现象,以提高结论的可靠性。样本量是在满足统计准确性和可靠性的前提下需要的最低样本例数,以便节约人力和经费。样本量的决定因素除与观察指标的性质、实验误差的大小、第一类错误(α)和第二类错误(β)的大小有关外,还与实验设计的类型、非劣效/优效/等效性界值、中期分析的次数等有关。

4. 盲法 在临床试验中,如果受试者或研究者都不知道试验对象所在的组别、不清楚接受的是试验措施还是对照措施,这种试验方法称为盲法试验。盲法是控制偏倚的重要措施之一。

根据设盲程度的不同,临床试验分为单盲(single blind)和双盲(double blind)临床试验。单盲是指仅受试者处于盲态,而研究者知道受试者接受何种处理;双盲是指研究者和受试者在整个试验过程中不知道受试者接受的是何种处理。如条件许可,临床试验中应尽可能采用双盲试验,尤其在试验的主要变量易受主观因素干扰时,双盲临床试验产生的结论的可信度更大。

盲法应自始至终地贯彻于整个试验之中,双盲临床试验中从随机数的产生、试验用药品的编码、受试者的入组与用药、试验结果的记录和评价、试验过程的监察、数据管理直至统计分析都必须保持盲态。

四、常见的临床试验设计类型

1. 平行组设计　平行组设计(parallel group design)是指将受试对象随机地分配到试验组和对照组,各组同时进行、平行推进,是最常用的临床试验设计类型。其优点:①基于随机原则进行分组,是实现组间均衡性的必要条件,有效地控制非处理因素的影响,使研究结果更可靠;②平行组设计既可以用于一个试验组与多个对照组的比较(三臂试验),也可以用于试验药物多个剂量间的比较;③研究设计简单,非常容易实施。

2. 重复测量设计　重复测量设计(repeated measurement design)是指同一研究对象的同一观察指标在不同时间点或不同条件下进行多次测量的研究设计方案。利用重复测量设计,既可以分析效应指标随时间的变化是否有差异,还可以分析不同处理组的效应指标是否有差异。与其他设计类型相比,重复测量设计的多次测量在同一研究对象上进行,因此有效地控制个体变异,提高研究效率。但是,重复测量设计资料的收集相对困难,且当受试者某个时间点的指标缺失时,会给后续的统计分析带来困难。遇到这种情形,有几种处理方案:一是配对删除,只分析各时间点记录均完整的数据,这也是一般统计软件默认的处理方式,但当缺失数据比例较大或者数据缺失为非随机缺失时(如试验组和对照组的缺失比例不同)会影响结果的准确性;二是对缺失数据进行填充,如采用最后一个观察结果代替缺失数据,即末次观测值结转(last observation carry forward,LOCF);三是采用多水平模型(multilevel model)分析,该方法不要求每个研究对象所有观察时间点的观测数据都存在,能更合理地利用数据,多水平模型需要借助特殊的软件实现,如 MLwiN 统计分析软件,需要时可以参阅专门的书籍。

3. 析因设计　析因设计(factorial design)是通过将两个或多个研究因素的各个水平进行全面组合,评价各处理因素的主效应(main effect)及各处理因素间的交互作用(interaction)。最简单的析因设计为 2×2 析因设计,即两个研究因素,每个研究因素均有两个水平。采用析因设计,不仅可以评价各因素的主效应,还可以评价其交互效应,从而寻找最佳用药组合。

4. 交叉设计　交叉设计(cross-over design)是按事先设计好的试验顺序,在各个时期对研究对象先后实施各种处理,以比较各处理组间的差异。交叉设计中第一阶段与第二阶段之间的间隔时间称为洗脱期(washout period),原则上应在第一个阶段实验中使用的处理因素作用消失后方可进入第二阶段实验,否则两阶段的处理效应重叠。洗脱期可根据处理因素的生物作用特点决定。交叉设计的最简单的形式是即 2×2 交叉设计。假定有两种处理 A 和 B,先将受试对象完全随机化分为两组,然后将 A 和 B 两种处理先后施于同一批受试对象,第一组受试对象的试验顺序为先 A 后 B,第二组受试对象的试验顺序为先 B 后 A(图 1-2)。例如在托拉塞米的不同给药方式对肾病综合征疗效的随机交叉研究中,试验第 1 天为准备期,试验第 2 天受试者随机分配至静脉注射治疗组或恒速泵静脉滴注治疗组,试验第 3 天为洗脱期,试验第 4 天所有受试者交叉进入另一种治疗模式。交叉设计兼有自身配对设计的优点,减少个体差异,从而增加组间可比性,既可以分析不同用药顺序的差异,又可以分析不同用药阶段的差异,是一种更高效的设计。缺点是处理时间过长,受试对象可能中断试验,而两个阶段的处理必须有足够的间隔且不能相互影响。

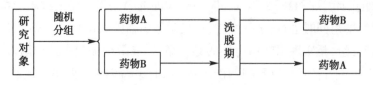

图 1-2　2×2 交叉设计示意图

5. 篮子试验　篮子试验(basket trial)即某种靶点明确的药物就是一个篮子,将带有相同靶基因的不同癌症放进一个篮子中进行研究(图 1-3)。2014 年,篮子试验作为癌症精准治疗的创新性临床试验代表之一,被美国癌症研究学会正式提出。篮子试验的本质就是一种药物应对不同的肿瘤。以靶向药物为起点,以对应的肿瘤标志物为主线,对应到不同部位的肿瘤,观察该药物对于不同部位的肿瘤的疗效。目前为止,全球最大的"篮子试验"是 2015 年美国国家癌症研究所开展的 MATCH 试验。该试验是一项在晚期顽固性实体瘤、淋巴瘤或多发性骨髓瘤患者中开展的 II 期篮子试验,计划纳入 3 000 例患者,通过二代基因检测技术明确 143 个基因突变情况,筛选符合本试验要求的 1 000 例携带特定基因突变的患者,将不同类型肿瘤的患者按基因突变类型进行分组,给予相应的靶向药物治疗,观察其不良反应与有效性。与其他试验设计类型相比,篮子试验只关注肿瘤标志物的变化,而不关注肿瘤组织学来源和分型,为发病率很低、临床试验困难的罕见肿瘤的治疗药物研发提供可能性。此外,该试验用较少的样本量同时研究一种药物对多

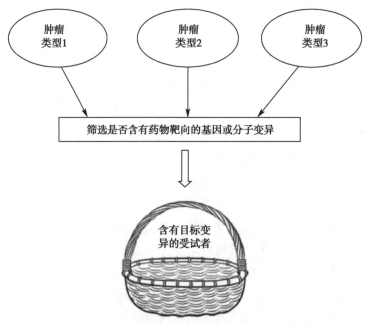

图 1-3　探索靶向药物疗效的篮子试验

种肿瘤类型的治疗效果,可以显著缩短药物上市的时间,降低研发成本。但是,因为要比较不同的肿瘤类型,数据的统计分析较复杂,复杂性高往往导致假阳性率高;另外,不同组织部位的肿瘤异质性较高,因此篮子试验仍然有很高的失败风险。

6. 伞式试验　伞式试验(umbrella trial)与篮子试验相似,即撑起一把大伞,把具有不同驱动基因的同一肿瘤类型的受试者拢聚在同一把雨伞之下,将不同的靶点检测在同一时间内完成,然后根据不同的靶基因分配不同的精准靶向药物(图1-4)。伞式试验将非常少见的突变事件集中起来变为"常见"事件,对加速罕见疾病的临床试验和某个个体获得精准治疗的机会都具有特别的意义。最典型的伞式试验是美国国家癌症研究所发起的MASTER 试验,该研究将鳞癌患者按照不同的生物标志物分为 4 组,针对这 4 种生物标志物分别给予相应的药物治疗。伞式试验在评估一些肾脏疾病治疗方法的同时提供了药物开发潜力,例如可以在常规疾病(如糖尿病肾病)中,划分基于生物标志物的各种亚组,并在这些亚组中测试不同的药物疗效,这种方法支持个性化治疗和个性化医学。

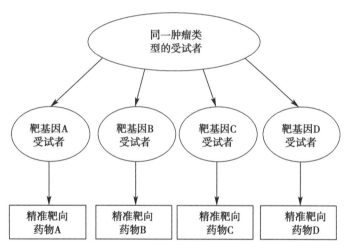

图 1-4　探索靶向药物的伞式试验

篮子试验和伞式试验只是形象的比喻,其背后的实质是精准医学理念的临床实践。随着对疾病分子表型和易感基因变异研究的深入,根据基因变异的特点对个体的发病风险进行分层,对疾病亚型进行精准划分并进行靶向治疗将成为药物临床试验新的理念。

(贾晓灿　施　念　施学忠)

第四节　标准操作规程

标准操作规程(standard operating procedure,SOP)是为了有效地实施和完成临床试验中的每项工作而拟定的标准和详细的书面规程。按照 GCP 的要求,临床试验全过程的每个环节均需建立标准操作规程,如试验方案设计的 SOP、知情同意书的 SOP、伦理委员会申报和审批的 SOP、病例报告表设计的 SOP、数据记录与管理的 SOP 等。SOP 详细地规定了研究机构应如何严格按照 GCP 的要求来进行临床试验,是制度化和标准化的工作规范,一经制定就具有内部法规性质,参与试验的有关人员必须知晓并严格遵守。

1. SOP 实施的意义 SOP 统一了临床试验工作的标准,保证从技术和管理两个层面达到 GCP 的要求。

(1)统一操作标准。使不同中心和部门实施试验时的方法或操作达到统一,管理趋于规范,避免人为因素的干扰,尽量减少操作方法上的差异性或随意性所带来的误差,增加不同中心和部门研究工作之间的可比性。

(2)明确不同人员的职责。明确规定各部门及各类人员的职责,使其各尽其责、默契配合,防止差错,确保临床试验有序开展,提高临床试验的效率和质量。

(3)保障物质条件。用 SOP 确保临床试验所用的仪器设备、相关涉及人员和技术保障系统达到试验方案的要求。

(4)提高数据质量。用 SOP 指导试验方案的设计和实施、数据的收集和处理、结果的分析和总结、资料的撰写和归档,以及质量保证系统的有效运行,确保试验数据和结果的准确性和可靠性。

(5)可追踪,可培训。SOP 既可作为临床试验相关人员的培训资料,也可作为质量检查的依据。

2. SOP 的制定 SOP 一般由相应专业的研究负责人或有经验的相关工作人员起草,然后经质量保证部门审核并签字确认,最后经相关组织的负责人书面批准后印刷、发布并生效。如需任何修改都要再经质量保证部门审核,组织负责人批准后更新。在制定 SOP 时应遵循范围明确、目的性强、操作性强、简明准确等基本原则,既要保证临床试验的每步操作都有章可循,又要尽量简洁明了。SOP 不是一成不变的,应随着临床试验要求的改变和相关政策法规的变化及时更新、不断完善。

3. 统计学规范的 SOP 随着临床试验监管要求越来越严格,生物统计学专业人员参与临床试验的工作逐渐增强,制定、完善和执行临床试验统计学 SOP 也显得越来越迫切。早在 1994 年,《临床研究统计学规范的标准操作规程指南》为制定临床试验生物统计学应用的 SOP 提供了基本原则和框架。2016 年 CFDA 按照国际通用规范和技术要求,并结合我国临床试验数据管理和统计工作实际,先后制定发布了《药物临床试验的生物统计学指导原则》《药物临床试验数据管理与统计分析的计划和报告指导原则》《临床试验数据管理工作技术指南》《临床试验的电子数据采集技术指导原则》。这些指南和指导原则为制定 SOP 提供了权威参考,对于指导我国药物临床试验数据的规范管理,从源头上保证药物临床试验数据的真实、完整、规范发挥了重要作用。

第五节 有效性评价

药物的最基本的属性是安全、有效,只有安全的药物才可以应用于人体,而只有通过临床试验证明有效的药物才能最终获得上市并广泛应用。因此,药物有效性评价是药物开发过程中的关键步骤。

一、有效性评价的试验假设

1. 优效性试验 优效性试验(superiority trial)是用来检验试验药物的治疗效果是否优于对照药物的试验,当对照是安慰剂时常用优效性检验,优效性检验属于单侧检验。

2. 非劣效性试验 在药物研发中,随着越来越多有效药物的出现,在临床疗效上有大的突破的新药越来越少,因而在采用阳性对照药物的试验中,更多的是探索试验药物的疗效不差于阳性对照药物。非劣效性试验(non-inferiority trial)的目的是验证试验药物的治疗效果即使比阳性对照药物低但在临床上属于可以接受的范围。这里涉及的临床最大允许的差值称为非劣效性界值(non-inferiority margin),用$-\Delta$表示。$-\Delta$是一个有临床意义的值,如果试验药物与阳性对照药物的疗效相差大于$-\Delta$,则可认为试验药物的疗效非劣效于阳性对照药物。

3. 等效性试验 等效性试验(equivalence trial)所要阐明的是试验药物和阳性对照药物在疗效上"相当"。因为强调的是"等效",故意味着试验组间疗效的差别在临床可接受的允许范围内,在生物等效性分析及批间一致性研究中常用等效性检验。在临床实践中即表现为两组药物疗效差值的最大允许值,即等效性界值(equivalence margin)。等效性界值有两个,一个是上限(upper limit),另一个是下限(lower limit),分别称为优侧界值和劣侧界值。在基于差值的等效性检验中,两侧界值一般取等距,即$\pm\Delta$;在基于比值的等效性检验中,两侧界值互为倒数,如2/3和3/2。对于等效性假设资料的分析,应在"优"和"劣"2个不同的方向上分别进行2个单侧检验,称为双单侧检验(two one-sided test),只有当两个单侧检验的差异均有统计学意义时,即两组疗效的差值落在$(-\Delta,\Delta)$区间内或比值落在$(\Delta,1/\Delta)$区间内才可以得出试验药物和对照药物等效的结论。

以上3种检验中,界值的确定十分重要,在临床试验方案中就应予以明确。界值可以根据以往的临床试验、专业知识和经验确定。非劣效性、优效性及等效性试验假设的界值见图1-5。

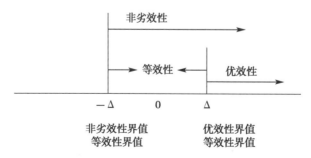

图1-5 非劣效性、优效性及等效性试验假设的界值

二、评价指标的选择

评价指标一般应分为主要指标和次要指标。主要指标是与主要研究目的相关的疗效指标,即有充分的证据说明其在满足入选标准和排除标准的受试人群中能真实、可靠地反映临床疗效的指标。主要指标可以是相关研究领域已有的公认的准则和标准,或者在以往的研究中已经报道过的、积累有试验经验的、可靠且有效的指标。次要指标是与次要研究目的相关的疗效指标,并且是与主要目的相关、起支持作用的指标。在选取有效性的评价指标时,应注意遵循以下原则。

1. 客观性　根据指标测量的客观性程度,观察指标可分为主观指标和客观指标。主观指标的测量是基于人的主观感受,容易受心理因素的影响,不同评估者间的差异较大,具有随意性和偶然性,可重复性相对较差。客观指标是借助一定的检测工具和实验室检查获得的结果,其测量和评价不受主观因素的影响,具有较好的真实性和可靠性。在药物临床试验中,应尽可能选择客观性强的指标。

2. 准确度和精度　准确度(accuracy)指观察值与真实值的接近程度,主要受系统误差的影响,通常用绝对误差和相对误差来表示观察指标准确度的大小。精度(precision)指相同条件下对同一对象的同一指标进行重复观察时,观察值与其均值的接近程度,容易受抽样误差的影响。在临床试验中,应尽量选择准确度和精度均高的指标。

准确度和精度的关系见图 1-6。

A. 准确度和精度均差

B. 准确度差,精度好

C. 准确度和精度均好

图 1-6　准确度和精度
的关系示意图

3. 灵敏度和特异度　灵敏度(sensitivity)是反映状态变化的能力,如果指标能检测到状态的细微变化,则认为指标具有较好的灵敏度,如内生肌酐清除率是反映肾小球滤过功能的较敏感的指标。特异度(specificity)是指标的变化能反映出状态变化的能力,体现指标与药物作用机制的关联强度。

临床研究需要特异又灵敏的指标。但是灵敏度高的观察指标其特异度往往较低,而特异度较高的指标其灵敏度往往较低。相比而言,特异度更为重要,在临床研究中应首先考虑指标的特异度,即选对指标,其次考虑指标的灵敏度。

三、有效性评价数据集

全分析集(full analysis set,FAS)是在尽可能符合意向性(intention-to-treat,ITT)分析的基本原则下确定的理想受试人群集。该数据集是从所有参与随机化分配的受试者中,以最少的和最合理的方法剔除不符合条件的受试者后得出的。可从 FAS 中剔除的情况包括严重违反研究方案者,未接受任何处理者,随机化后没有任何随访信息者。

符合方案集(per-protocol set,PPS)也称有效样本或有效病例,为 FAS 的一个子集。该数据集内的受试者对方案更具依从性(如一般要求服药依从性在80%~120%),符合所有入选标准与排除标准,并按方案要求接受处理且主要指标的结果可以获得。可从 PPS 中剔除的情况包括不符合入选标准,有排除标准的情况,符合终止或退出的标准但未退出者,服用错误的药物时,其他研究者认为需要剔除者。

FAS 尽量保留随机化的病例,可以防止偏性,但其结果比较保守,更接近药物上市后的真实情况。PPS 更好地反映试验方案的科学一致性,但可能会夸大疗效,如果 PPS 中被排除的受试者的比例太大,将会影响试验的有效性。在临床试验中,一般要同时对 FAS 和 PPS 进行分析,若结论一致,说明结果可靠;若 FAS 和 PPS 的结论不一致,需讨论出现这种差异的原因。

第六节 安全性评价

对不良事件的记录是评价试验用药品安全性的重要手段,不良事件涵盖临床症状和体征,血、尿常规和肝肾功能等方面。

一、不良事件常用的基本概念

不良事件(adverse event,AE)是指在临床试验中的受试者发生的任何可能与试验治疗及试验用药品有关或不一定有关的医疗事件,包括症状、体征、疾病和实验室检查结果等的异常。

药物不良反应(adverse drug reaction,ADR)是指临床试验中出现的与药物有关或可能有关的所有不良事件。

严重不良事件(serious adverse event,SAE)是指任何药物剂量下发生的未预期的医疗事件,包括死亡,危及生命,致癌、致畸、致出生缺陷,导致伤残或器官功能受损伤,导致住院治疗或延长出院时间,导致其他重要医学事件,如血清肌酐水平明显增加。

严重不良反应(serious adverse reaction,SAR)是指与药物有关或可能有关的严重不良事件。

可疑且非预期严重不良反应(suspected unexpected serious adverse reaction,SUSAR)。可疑不良反应指受试者在任何剂量下出现的与用药目的无关的有害反应,经分析认为与药物的关系是至少可能有关。非预期不良反应指不良反应的性质、程度、后果和频率与先前方案或其他相关资料(如研究者手册)所描述的预期风险不一致的不良反应,如急性肾衰竭在研究者手册中列为可能的不良反应,但试验过程中出现间质性肾炎,即应判断为非预期不良反应。可疑且非预期严重不良反应指临床表现的性质和严重程度超出了试验药物研究者手册、已上市药品的说明书或者产品特性摘要等已有资料信息的可疑并且非预期的严重不良反应。

不良事件、药物不良反应、严重不良事件、严重不良反应、可疑且非预期严重不良反应的关系见图1-7。

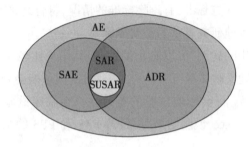

图1-7 AE、ADR、SAE、SAR 和 SUSAR 的关系

二、不良事件的收集和报告

不良事件收集的开始时间应从受试者签署知情同意书后，结束时间是方案中规定的安全性随访时间或是末次用药后的 1 个月。不良事件的收集一般通过以下两种途径：①受试者主动报告，包括受试者提供的诊断书或特殊检查异常值报告；②研究者通过无诱导性的、定期的临床访视向受试者搜集不良事件的发生情况，如"服药后是否有任何不适"。

一旦发生不良事件，包括试验用药品已知的不良反应，无论是否与试验用药品有关，研究者均应按照试验方案的要求将其详细记录在病例报告表中。记录的内容一般应包括不良事件的症状、医学诊断、起止时间、严重程度、相关性、治疗情况和转归等。

当发生 SAE 时，研究者应在获知消息后的 24 小时内通过电话或传真向申办者报告，随后申办者应按照制药企业 SOP 规定的程序向研究者搜集该严重不良事件的详细资料。研究者应确保向申办者全面、详细地提供严重不良事件的有关情况。同时，研究者有义务向国家药品监督管理局报告严重不良事件。此外，如发生严重的与试验用药品有关的，且以前未知的（未在研究者手册中记载的）不良反应，研究者也应向伦理委员会报告。

三、不良事件的评估

1. 不良事件的分级　按照 2017 年美国卫生及公共服务部、美国国立卫生研究院、美国国家癌症研究所联合发布的最新通用不良反应术语标准（common terminology criteria for adverse events V5.0, CTCAE），不良事件的严重程度分为 5 个等级：

1 级：轻度。无症状或轻度症状；仅为临床或诊断发现；无须处理。

2 级：中度。最小的、局部的或非侵入性治疗指征；与年龄相关的日常生活受限（如做饭、购物、使用电话、理财等)。

3级:严重或具有重要的医学意义,但不会立即危及生命;需住院治疗或延长住院时间;致残;自理性日常生活受限(如洗澡、穿衣和脱衣、进食、如厕、服用药物,但不是卧床不起)。

4级:危及生命,需紧急治疗。

5级:死亡。

2. 不良事件与试验用药品的相关性　对研究中发生的所有不良事件,研究者需要评估其严重程度,并判断其与药物的相关性。

(1)肯定无关(not related):有充分的证据证明不良事件是由其他原因引起的,而与临床试验无关。

(2)可能无关(unlikely):不良事件的发生可能是由其他因素导致的,如受试者的临床状况、其他治疗或合并用药;或事件发生的时间提示其不太可能与药物的使用有因果关系。

(3)可能有关(possible):不良事件的发生与药物使用的时间上有逻辑关系,因此不能排除事件和药物使用的因果关系。不良事件与已知的试验药物信息相符,并可能与试验药物有因果关系,但也不排除与其他因素有关。

(4)很可能有关(probable):不良事件与已知的试验用药品信息相符,并与试验用药品有因果关系,且不能用其他因素解释,如受试者的临床状况、其他治疗或合并用药。

(5)肯定有关(certain):不良事件与已知的试验用药品信息相符,并与试验用药品有因果关系,且这种关系不能用其他因素来解释。另外,在受试者再次使用试验用药品时,不良事件重复出现。

四、安全数据集

凡是随机化后至少接受过1次试验用药品治疗且具有用药后安全性评价信息的受试者,均应纳入安全数据集(safety set,SS)。

五、安全性评价的相关内容

安全性评价是药物临床试验和注册审评的重要内容。对安全性数据进行全面和合理的分析是将安全性信息转化为结论、合理开展风险-获益评价的必然要求。为更好地探讨药物的安全性,应先明确安全性评价的相关内容,包括分析内容、分析指标和分析维度。

1. 分析内容　安全性评价终点呈现多元化特征,从宏观的总体不良事件,到局部、全身不良事件,再到具体的症状/体征/疾病/临床指标(本节统称为"症状"),都应该包括在内。对于方案或者研究者手册中未列出的其他不良事件,建议按照国际医学用语词典

（MedDRA）系统详细至首选语（preferred term，PT），同时按照系统器官分类（system organ classification，SOC）。若试验中出现受试者死亡，则也应进行相应的分析。

2. 分析指标　安全性指标包括不良事件/反应的发生例数、例次（"例次"即受试者每次发生的不良事件，无论症状或严重程度是否相同，都记录为 1 例次）、频率和不良事件的发生强度。

对于分症状不良反应发生率，一般要按国际医学科学组织理事会推荐的标准进行分类，通常将发生率≥10%的称为十分常见不良反应，发生率在 1%～10%的称为常见不良反应，发生率在 0.1%～1%的称为偶见不良反应，发生率在 0.01%～0.1%的称为罕见不良反应，发生率<0.01%的称为十分罕见不良反应。

3. 分析维度　不良事件的分析维度包括总体（全程治疗）、发生时间、发生剂次、亚组人群。不良事件的发生一般多集中在用药后几天内，可以分析总体不良事件、局部/全身不良事件及主要症状的开始时间和中位持续时间等。对于亚组人群分析，可以根据药物的作用特点从年龄、性别、疾病种类等角度进行人群划分，探索各亚组人群的安全性。

第七节　药物临床试验的相关影响因素

影响药物临床试验顺利开展并获得成功的相关因素很多，既可能存在于临床试验的计划、设计、实施和总结阶段，也可能与药物的属性和机体本身的生理特性等方面有关。

一、临床试验各阶段方面的因素

1. 研究计划　在研究设计阶段，可能的影响因素包括目标适应证的确定、目标人群的选择、研究流程的安排、研究人员及研究机构的选择等。目标人群的选择直接影响后续试验中受试者的依从性和疗效，此外研究人员的临床试验经验、流程熟悉程度及研究机构设备设施的完善程度同样会影响药物临床试验的质量和进度。为了降低脱落率，在设计阶段要严格按照入选标准和排除标准选择受试对象，受试者有能力遵守方案要求和参加定期随访。

2. 试验设计　试验设计阶段的主要影响因素包括研究假设、样本量的确定、设盲、随机分组、药物暴露量的设定、终点指标及统计分析方法的选择等。在试验设计阶段，要根据生物统计学知识，遵循临床试验设计的基本原则和基本要素，制订切实可行、高质量的临床试验方案。

3. 操作实施　在试验实施阶段，研究对象的脱落率、依从性及试验流程的执行情况是影响结果的重要因素。入选标准或排除标准太过严格，会限制研究的入选病例，影响试验的进度。临床试验人员和受试者如果不能很好地理解试验方案的内容和要求，就会影响其依从性。研究人员的试验经验、操作技能、工作态度等均会对试验流程执行情况造成影响。因此,在临床试验开始前,应当严格遵循 GCP 和现行法规,对所有试验涉及人员进行培训,并在试验开展过程中进行质量监察和稽查。此外,利用电子数据采集(electronic data capture,EDC)系统和交互式话音应答系统(interactive voice response system,IVRS)有助于提高临床试验的效率和数据收集的质量。

4. 试验总结　数据整理、分析及解释是试验总结阶段的主要任务,而在这一过程中的记录测量方法是否正确、统计分析方法选择是否合适、结果解释是否客观准确都是研究结果是否准确的潜在影响因素。

二、药物方面的因素

1. 药物的剂型和给药途径　药物可制成多种剂型,并根据患者的具体情况采用适当的给药途径。药物剂型不同,给药途径可能不同,吸收速率和分布范围可能不同,从而影响药物的疗效。采用不同的给药途径,药物吸收快慢的顺序依次为静脉注射、吸入、舌下、直肠、肌内注射、皮下注射和口服、皮肤。给药途径不同,不仅会影响药物的疗效,药物产生的副作用部位和反应也往往不同。

2. 制药工艺　药物颗粒的大小、纯度的不同都可能影响药物本身的效应和不良反应。纯度低或杂质含量高会影响药物的吸收,也会引起过敏反应。同一种剂型的药物如果制药工艺不同,即使其纯度、崩解度等指标都符合规定,在服用后的血药浓度也可能有较大差异,从而进一步影响疗效。因此,严格控制制药工艺是保证药效和减少不良反应的重要途径。

3. 给药次数、时间与剂量　给药次数、间隔时间、剂量与疗程都是决定药物效应和不良反应的重要因素。单位时间内的给药总量不变,两次给药间隔时间长则每次用药量就较大,血药浓度波动也较大,这时需注意血药浓度峰值是否超过最小中毒量;给药时间的选定应从药物的性质、药物的作用部位、影响药物吸收和分布的因素、起效时间、机体的昼夜节律等多个方面考虑。如食物会影响某些药物的吸收,为提高吸收率和吸收速度,应空腹服用,但同时要根据药物对胃肠道的刺激性情况来决定服药时间。

4. 药物相互作用　药物相互作用指两种或两种以上药物同时或先后序贯使用时,它们之间发生相互影响,最终导致药物的效应或毒性发生变化。药物相互作用主要表现在药剂学、药动学或药效学方面。如经肾小管分泌的药物丙磺舒可抑制青霉素的分泌而延长其效应。

5. 药物的耐受性与耐药性　耐受性(tolerance)指机体在连续多次用药后对药物的反应性降低。有的药物仅在很少几次的应用后,机体就迅速产生耐受性,称为急性耐受性。有时患者对一种药物产生耐受后,在应用其他同一类药物时也产生耐受性。耐药性(resistance)指病原体或肿瘤细胞对反复应用的药物的敏感性降低。反复应用抗菌药物,特别是剂量不足时容易产生耐药性。

三、机体方面的因素

药物的效应是药物和机体相互作用的结果,而两者的相互作用则受药物和机体等多种因素的影响。这些因素既会引起个体对药物的吸收、分布、代谢和排泄的差异,导致药物在作用部位的浓度和存在时间不同;也会引起机体对药物反应的差异。同一给药方案对不同的患者可能产生不同的疗效,这就是个体差异(individual variation)。

1. 年龄因素 不同年龄的人对药物的反应不仅有量的差别,也有质的不同。婴幼儿的生理生化功能尚未发育成熟,老年人的器官功能下降,药物代谢水平较慢,致使药物消除减慢,易发生不良反应。因此,婴幼儿及老年人的用药不能简单地按体重或体表面积折算,而应充分考虑其生理特征,初步拟定用药量,观察药物反应并随时调整给药方案。

2. 性别因素 男性与女性对多数药物的反应差异不大,但对性激素的反应有明显不同。女性的体重一般轻于男性,在使用治疗指数(半数致死量与半数有效量的比值)较低的药物时可能需减小剂量。此外,女性应特别考虑月经、妊娠、分娩、哺乳等特殊时期的用药情况。

3. 营养因素 营养不良时体重轻,全身状况不佳,应激功能、免疫功能、代偿调节功能均可降低,进一步影响药物的疗效和不良反应。因此,临床试验中受试者的纳入需要考虑营养状况,对营养不良的受试者要适当补充营养和降低剂量。

4. 精神因素 患者的精神状态和心理因素会影响药物的疗效,如情绪激动可使血压升高、安慰剂的使用对许多病症可产生一定的效果。因此,医护人员应重视与患者的沟通,关心与爱护患者,赢得患者的信任,帮助患者树立战胜疾病的信心,有利于减轻患者的痛苦和促进疾病的康复。

5. 病理因素 在不同疾病情况下,机体的调节功能将会改变,药物作用呈现不同的效应强度,甚至发生质的差异。如当伴随严重肝功能不良时,在肝脏代谢的许多药物转化速度减慢,作用增强,作用时间延长;相反,某些需在肝转化才有活性的药物(如可的松、泼尼松等),其作用减弱。因此,在应用主要经肝脏灭活或损害肝脏的药物时需酌减用量。肾功能不全患者可使主要经肾脏排泄的药物(如磺胺类、庆大霉素等)消除减慢,易引起蓄积性中毒。因此,肾功能不全者应避免使用对肾脏有损害的药物。

6. 生活习惯与环境因素 食物可以影响药物的作用,如某些食物可减少药物在肠道的代谢,提高药物的吸收量和峰浓度;长期吸烟能诱导肝药酶,加速咖啡因、氨茶碱等药物的代谢,因此吸烟者对这些药物的耐受力增高;饮酒者用药时需考虑乙醇本身的药理作用和乙醇对药动学的影响。另外,环境污染后,空气中的含铅微粒、有机溶剂及其接触时间、剂量等也能影响药物的作用。

第八节　随机对照试验在治疗肾脏疾病药物
临床研究中的应用

　　临床试验(clinical trial)是在人群中进行的前瞻性研究,其目的是评估相关干预措施(intervention)的有效性(effectiveness)和具体疗效。临床试验必须具备几个因素:首先,必须是前瞻性研究,即入选的研究对象需要前瞻性随访观察,任何一个入组的研究对象都有一个明确设定的起始时间,然后顺序向前观察随访,任何回顾性研究(如病例对照研究或者利用住院/门诊信息开展的研究)均不属于临床试验;其次,必须是研究干预措施,包括任何预防、诊断/治疗性药物、治疗策略、设备或生活方式等,因此任何有关随访性研究而不加以主动干预措施的研究均属于观察性研究而非临床试验;最后,必须设立对照组,通常是接受目前已知的标准治疗模式,在基线上应当尽可能地保证研究组和对照组之间最大程度匹配,这样两组之间疗效上的差异才能说明是和干预措施相关的。在两组匹配上最理想的方法是随机。

　　随机对照试验(randomized controlled trial,RCT)的核心是随机。每个受试者有同等机会分配到治疗组或对照组,因此两组(或多组)在基线上除干预措施外,其他均是匹配的,能够去除很多因偏倚或混杂因素对结果产生的影响。随机对照试验成为目前评估干预措施有效性的"金标准"。

一、随机对照试验的重要意义

　　在慢性肾脏病患者中开展临床试验研究最早可以追溯到 20 世纪 60 年代,在肾病综合征患者中探讨糖皮质激素对比激素联合免疫抑制治疗的研究,而后续的系列临床试验成为推动慢性肾脏病治疗的重要基石和临床实践指南制定的主要依据。

　　例如 1984 年 Ponticelli 等在 62 例膜性肾病患者中采用随机对照试验证明糖皮质激素联合应用苯丁酸氮芥较对照组显著提高肾病综合征缓解率(72% vs 30%)和稳定肾功能,该研究奠定了膜性肾病的激素联合细胞毒性药物/免疫抑制治疗的基础,在此之后陆续开展的随机对照试验推动形成目前较为成熟的膜性肾病的一线治疗方案。自 20 世纪 90 年代初,学者们开展了血管紧张素转换酶抑制药(ACEI)治疗肾病的随机对照试验。无论是1996 年的 AIPRI 研究、1997 的年 REIN 研究、2005 年侯凡凡院士开展的贝那普利治疗晚期慢性肾功能不全患者有效性和安全性的随机双盲对照研究,还是后续的 RENNAL 研究等均证实,尤其是血管紧张素受体阻滞药(ARB)在糖尿病或非糖尿病肾病中的肾脏保护效应,也正是这一系列里程碑式的研究使得肾素-血管紧张素-醛固酮系统(RAAS)拮抗剂的应用成为慢性肾脏病的主要干预措施之一,临床实践也显示 RAAS 拮抗剂的使用显著减少终末期肾病的发生。

二、随机对照试验的设计和实施

随机对照试验的最终目的是对 1 种或几种干预措施的疗效和安全性进行评价。临床试验按照不同的研究阶段分为 Ⅰ、Ⅱ、Ⅲ 和 Ⅳ 期,本章第一节已阐述。

随机对照试验研究从目标治疗人群中筛选符合入选标准的患者(符合研究的纳入标准以及排除标准),然后通过随机系统分为治疗组和干预组,经过一段时间的随访来评价干预措施的疗效和安全性。在临床试验设计和运行过程中有几个核心要点需要注意:①随机对照试验的核心是真正意义上的随机,只有如此才能真正做到两组完全匹配,从而去除偏倚和混杂因素,真实地评价干预措施的疗效和安全性;②从目标人群到入组对象,这中间会产生偏倚,这种选择上的偏倚有可能会影响将来研究结果的推广性;③在实际执行过程中,随机后的患者可能产生治疗时的换组(cross)、人群的失访,这些也必然会产生一定的偏倚。以下就有关在肾脏疾病研究设计中的一些具体事项——阐述。

1. 研究对象的确立　对一个试验的实施而言,成功的关键在于能够找到足够数量的研究对象,并且在预期的研究时间内获得足够的终点事件数,才能获得预期的研究把握度,这可能是我们在研究中确定入选标准和排除标准时要重点考虑的问题。

首先,必须要找到合适的人群,任何干预措施既有有效的一面,也有副作用的风险,试验设计的关键是要尽量选择干预措施对其产生的副作用较小的人群。只有做到精准的人群设计,才能真正客观地评估某一干预措施的疗效和安全性。例如对于一直以来存在争议的血管紧张素转换酶抑制药(ACEI)联合血管紧张素受体阻滞药(ARB)治疗慢性肾脏病的疗效和安全性,目前国际指南并不推荐。但 ACEI 联合 ARB 治疗较单药治疗的最重要的疗效是能够额外降低蛋白尿,因此伴有显性蛋白尿的患者人群应该是这一治疗策略的最可靠的适应人群。ONTARGET 研究中入选的研究对象主要是心血管疾病而非伴有蛋白尿的人群,这也许是没有发现雷米普利联合替米沙坦较单独雷米普利的疗效在肾脏保护方面的优势的原因。在随后的 NA-NEPHRON-D 研究中入选伴有显性蛋白尿的人群,发现 ACEI 联合 ARB 在疗效上可能优于单纯 ARB(HR:0.78;95% CI:0.58~1.05),但最终由于发生高钾血症和急性肾损伤的副作用风险过大而提前终止了试验。该研究中选取的研究对象主要为平均年龄在 60 岁以上且伴有糖尿病的退伍老兵,本身可能已经存在肾脏动脉硬化的基础病变,属于 ACEI 联合 ARB 治疗发生高钾血症或急性肾损伤(AKI)副作用的高风险人群。

其次,应选择代表性人群进行研究,这样得出的最终结果推广到我们希望的目标人群才更具有说服性。单中心或单一种族研究可能会带来一定人群选择上的偏倚。我们以评价糖皮质激素治疗 IgA 肾病(IgAN)的 2 个大的多中心临床试验为例,一个是来自德国的多中心随机对照 STOP-IgAN 研究,研究共入组 162 例患者,发现在充分支持治疗的情况下,糖皮质激素或联合免疫抑制剂没有产生任何的肾脏额外保护效应;另一个是由北京大学第一医院联合澳大利亚乔治研究所牵头的一个国际多中心随机双盲对照 TESTING 研究,共入组 262 例 IgA 肾病患者,发现应用糖皮质激素可以显著降低蛋白尿,同时减少 2/3 以上的肾衰竭风险。这 2 个研究在纳入患者的蛋白尿程度或者血压、肾功能水平上均存在一定的相似性,但为何结果会有很大的差异呢?仔细分析后可以发现,首先尽管 STOP 研究对照组的患者本身蛋白尿水平持续升高,但是患者的预后较好,肾小球滤过率(GFR)下降速率非常慢,原因可能是该研究主要选择门诊的老年患者,预后差的可能已经发生了肾脏不良事件,而在门诊遗留下来的绝大部分都是肾功能趋于稳定的患者,本身预后很好,因此也就显示不出激素的疗效;而同样的蛋白尿水平,TESTING 研究组患者每年的 GFR 下降速率为 STOP 研究组的 2 倍以上,因其选择的基本是肾活检后新诊断的患者,其中相当一部分是高危患者,肾功能进展快,因此能够显示出激素的疗效。由此可见,一旦入选了代表性有偏倚的人群,就有可能会得出有偏差的结果。

再次,要考虑研究的实际可行性。尽量入选高危人群,以期达到预定的终点事件数。但是如果对患者限制得过窄又会影响患者的代表性,增加患者筛选的困难,因此在实际入选过程中要注意平衡这两个方面的要求。一个简单有效的方法即是在代表性人群中进行相应的验证。例如在研究血浆置换治疗重型新月体性 IgA 肾病的研究中,发现新月体性 IgA 肾病在北京大学第一医院肾内科肾活检患者中所占的比例不到 5%;如果入选标准定为血清肌酐>200μmol/L 的患者,患者中新月体性 IgA 肾病所占的比例高达 60%,比较容易筛选,相对代表性也大。但是由于患者相对病情轻,1 年随访结束时会发生终点事件的数目少,所需的样本量也大,至少需要筛选 4 000 例才可以完成入组的样本量,考虑血浆置换的成本,显然所需的研究经费和研究持续时间也大。反之如果入选血清肌酐>500μmol/L 的患者,整体所需的成本要低很多,但是这样患者的代表性也相对差,这就需要研究者通过衡量多个方面的因素具体制订入选标准。

总之,在确定研究对象时,要从研究的科学性和实际可行性两个角度考虑,具体设计自身的临床试验。

2. 干预措施的选择 干预措施(intervention)通常是临床试验设计的核心目标,通常研究的措施包括验证性措施(confirmatory)及探索性措施(exploratory)两种类型。验证性措施往往是现存的但是存在一定不确定性的治疗措施,通过高质量的临床试验评价其准确的疗效和安全性;而探索性措施往往是一些新药物的使用或全新的治疗策略,能够为疾病治疗带来一些革新,具有重要意义。然而有些人会片面地认为只有全新的研究才是有意义的研究,这种想法显然是错误的,因为通常一种得到广泛认同的治疗措施往往需要 1 个或几个高质量的临床试验予以证实。作为肾脏疾病的研究者首先需要仔细评估一些现有的临床证据,是否已经有足够强有力的证据来支持相关干预措施的选择。如高尿酸血症是肾内科非常常见的疾病状态,有不少研究也认为高尿酸血症是患者发生肾脏不良事件的独立危险因素,降低尿酸可以延缓肾脏疾病进展,但是目前仍然缺乏大样本、高质量的临床试验予以证实。

3. 临床试验的实施 在确定好研究目的及研究对象后,具体实施过程还需要考虑以下问题。

（1）做好资源整合：临床研究与基础研究的最大的不同之处在于它需要一个完整的研究队伍。临床研究需要临床医生发现临床问题，需要和临床试验学家（有经验的研究医生本身具有这个角色的能力和经验）、统计学家合作设计临床研究，需要组织好参与试验的临床医生实施研究，还需要有经验的质量控制协调员按照 GCP 要求进行质量控制，当然更需要根据研究具体方案申请足够的基金，调整研究计划以确保临床试验的最关键部分的执行。

（2）做好各种准备工作：避免在研究过程中出现方案的重大修改，包括制订好研究方案和操作手册、获得伦理的审批、确定好招募计划、准备好电子数据表格和数据库。如开展大型临床研究，最好之前做好预测试或数据调查，充分考虑临床试验的难度。

（3）做好质量控制：记录好在研究执行过程中每次的监察与会议讨论。如果是多中心研究需要在质量控制协调员的监督下确保研究的质量，特别是保证数据的真实性；标准化的操作流程应当包括操作手册、人员培训、定期报告和团队会议；数据管理的质量控制，确保数据的及时收集、录入，分析数据的完整性、准确性和真实性，任何数据必须要有原始记录（source data）的支持。

（4）做好数据收集：临床试验本身是一个难度非常大的研究类型，往往要耗费大量的成本（包括时间和金钱），研究者当然是希望尽可能多地收集到数据以便后续使用，但要注意过于繁杂的数据收集（too much data）必然花费更多的成本，增加试验的难度及参与研究医生的工作负担，从而影响试验的进度和质量。因此，在研究设计阶段必须明确研究主要是想解决什么问题，有针对性地设计需要收集的数据项目，使研究变得简易可行，毕竟完成试验才是最为重要的。

4. 样本量的计算　随机对照试验的本质是对目标人群进行抽样研究，因此存在抽样误差。为了准确评估干预措施的疗效和安全性，可通过扩大样本量，减少抽样误差来实现。然而一味地增大样本量会显著增加临床试验的成本，因此需要合理计算样本量。样本量的计算主要考虑以下几个因素：①研究的把握度（power），第二类错误即 β 值，$1-\beta$ 值就是研究的把握度，通常考虑至少 80%，最好在 90% 以上，把握度越大，样本量也就越大；②第一类错误，即 α 值，要求控制在 5% 以下；③研究的假设检验，也就是选择优效性检验、等效性检验还是非劣效性检验；④干预措施的疗效估计；⑤研究的终点类型，是连续性变量还是分类变量；⑥研究的随访时间；⑦患者失访率，通常失访率越低越好，要求控制在10% 以内。计算样本量需要研究者提供以上数据，然后由专业统计人士或借助统计软件（如 PASS）进行计算。

研究人员还需要重点考虑以下情况：①对干预措施预期疗效的合理估计，疗效越好所需的样本量就越小。疗效估计需要结合既往研究、系统综述和荟萃分析结果，通常小的临床试验会过大评估干预措施的疗效。例如一项有关强化降压对于肾脏保护的 REIN-2 研究在样本量计算时，估算在伴有蛋白尿的患者中血压控制到 130/80mmHg 以下较常规降压 140/90mmHg 降低肾衰竭的风险高达 50%，计算仅需要 320 例患者，显然过高估计了强化降压的疗效，因为在荟萃分析结果显示强化降压降低肾衰竭仅仅在 20% ~ 30%，所以本研究得出强化降压对于减少肾衰竭或者保护心血管没有获益可能是一个假阴性结果。②重点考虑终点事件的发生率,终点事件的发生率越高,所需要的样本量也就越小。另一个有关强化降压的 ACCORD 研究中评估对照组的每年心血管事件(终点事件)发生率为4%,计算样本量为 4 200 例,而事实上对照组的终点事件发生率只有 2%,存在研究的把握度不够,最终得出强化降压无益的结论。所以大多数研究为了降低研究成本和样本量,往往喜欢选择高危患者作为入选标准。

5. 随机分组的实现 在临床试验中,保证试验科学性的最重要的一点是要做到准确的随机,确保基线资料匹配,控制混杂因素或偏倚。例如在西那卡塞治疗透析患者甲状旁腺功能亢进的随机对照试验(EVOLVE 研究)中入组 3 883 例透析患者,随机分组为西那卡塞组和安慰剂组,结果发现西那卡塞治疗并没有降低心血管疾病风险(HR:0.93;95% CI:0.85~1.02;$P=0.11$),但是西那卡塞组患者较安慰剂组患者的平均年龄小 1 岁。目前许多研究报道,透析患者的年龄是影响心血管疾病风险或死亡的重要危险因素,就是这仅仅 1 岁的差别足以对研究结果产生重要影响,当校正了年龄等基线危险因素后发现西那卡塞可以明显降低心血管疾病风险(HR:0.88;95% CI:0.79~0.97;$P=0.008$)或死亡风险(HR:0.86;95% CI:0.78~0.96;$P=0.006$)。通过以上例子可以发现,科学的随机是保证 2 组患者匹配的基石,也是临床试验的核心所在。常用的随机化方法详见本章第三节。

6. 对照组的设置 设置对照组(control)的主要目的是去除包括疾病自然转归、回归中位及安慰剂作用的影响。临床上有些疾病可以自发性地趋于好转,例如急性肾小管坏死或损伤可以自行恢复、膜性肾病部分患者也可自发缓解,若不设置对照组,干预措施的疗效可能会有误,从而对结果产生影响。回归中位作用是指体内任何随时间波动的指标可能会存在类似的影响,例如体温、血压、血糖和血脂。例如人体血压是存在波动的,活动、情绪激动等都会导致血压出现短暂升高,如果在测量血压时恰好处于患者血压升高的那一刻,这种血压升高即使不经过任何治疗也会"回归正常";同样蛋白尿也会随时间出现很大的波动,包括一些活动、饮食因素都会一过性影响尿中的蛋白水平,但是这些也会随着时间趋于平稳,如果不设置对照组,这些指标的下降会被误认为是治疗措施的作用。安慰剂同样在临床试验研究中起到重要作用,特别是许多主观指标如疼痛、生活质量等,容易受到治疗措施的影响,通过设置安慰剂对照可以去除这一非特异性作用,从而获得干预措施的真实疗效。但设置对照或者安慰剂对照并不等于不治疗,通常根据医学伦理学方面的要求,选取现有证据情况下最好的治疗方法。

本章第三节中已介绍,临床试验常见的对照组类型中包含安慰剂对照,但很多肾脏病学者在开展临床试验时往往不太重视安慰剂,认为会增加临床试验的困难,事实上增加安慰剂对照不仅可以提高患者的依从性,也可以提高临床试验的质量。当然给患者安慰剂并不是不给患者有效的治疗,事实上无论患者分配到治疗组还是对照组都应当接受目前已经确认的最佳治疗策略。

7. 盲法试验的设置 随机过程只是保证临床试验在基线资料的匹配,而在临床试验执行过程中常常会发生患者退出或失访的情况,而这些可能是受到干预因素的影响,并非随机发生。例如若提前知晓患者分配在对照组,首先患者在心理上会认为自己没有接受有效的治疗而选择中途退出研究,研究者也可能会给对照组患者增加更多的其他治疗;而对于研究某些风险性治疗(如糖皮质激素治疗)时,如果患者提前知晓自己被分配在干预组,可能会因担心药物副作用而主动退出;在评估结果时,分配到治疗组患者更容易报告阳性感受,研究者因主观上希望得到阳性结果,因此也会在评估上偏向于治疗组。所以使用盲法就显得尤为重要,使包括参加研究的医生、研究对象、资料收集人员、结果评估人员及统计人员在内的相关人员均不清楚分组情况,尽最大可能保证两组的匹配。

8. 临床试验的结局 研究的结局(outcome)包括有效性结局和安全性结局,因此在关注治疗措施的疗效时要综合考虑。例如糖皮质激素治疗 IgA 肾病可以减少因肾衰竭导致死亡事件的发生(直接作用),但却会增高因感染导致的死亡的发生率(间接作用),这一间接作用可能会降低激素治疗的直接作用。因此当 TESTING 研究结果提示足量激素治疗可以减少 2/3 的肾衰竭作用,但是同时增加 5 倍的副作用风险时,那么即便足量激素治疗有很好的疗效,仍然不能广泛应用于临床治疗。因此,临床试验在分析研究结局时一定要全盘考虑,要强调收集和评价所有结局指标(all outcomes)。

如何设置肾脏疾病药物临床试验的结局终点也是一个难点,好的临床试验一定是结局指标要"足够硬",毫无疑问终末期肾病(end-stage renal disease,ESRD)是理想的硬终点,但是如果达到这些终点需要若干年的时间,会给试验开展增加很多难度。例如某临床试验入选一个 GFR 为 60ml/min 的肾小球疾病患者,如果以平均每年 GFR 下降 4ml/min 计算,那么进展至 ESRD 至少需要 12 年,因此很少有临床试验完全采用 ESRD 作为主要终点事件。目前血清肌酐倍增(doubling serum creatinine,相当于 GFR 下降 57%)已成为公认的 ESRD 的替代终点,实际上现有临床试验的肾脏终点几乎都采用包括血清肌酐倍增在内的复合终点事件(composite end point)。此外,很多学者在探讨一些更为容易的替代终点事件。近期基于国际慢性肾脏病预后协作组(CKD Prognosis Consortium)对 35 个队列涉及 170 万和 12 344 个终末期肾病事件的分析发现,GFR 下降 30% 和 40% 也是一个比较可靠的 ESRD 的替代终点,这一结果与基于 37 个临床试验进行的荟萃分析结果一致。因此,美国的国家肾脏病基金会(NKF)和食品药品管理局(FDA)推荐以上 2 个终点也可以作为临床试验的可接受的终点事件,尤其是 GFR 下降 40% 更为可靠。但是假如干预措施短期内会对 GFR 产生急性影响,可能会使应用受到限制。例如强化降压和应用 RAAS 拮抗剂本身短时间来看会导致 GFR 下降,但是长期反而会减少 ESRD 的发生;此外有些措施本身不会影响 GFR,但是会影响肌酐的产生(例如蛋白摄入的限制),从而影响估算 GFR,这样也会导致临床试验的结果产生偏倚。因此,这些替代终点仍然需要进一步的评估。

9. 临床试验的数据分析和报告 临床试验的数据分析通常按照所研究变量的不同类型采用不同的检验方法,对于二分类变量多采用卡方检验,非正态分布采用非参数检验,而对于研究干预措施产生的预后,则根据临床试验中受试者的随访时间采用生存分析

（survival analysis）或 Cox 比例风险（Cox proportional hazard）分析来实现。在进行数据分析前，应该充分考虑以下几个问题，并且事先写进研究方案和统计分析计划（statistical analysis plan，SAP）中。

（1）应当考虑到交叉（crossover）问题，分配到治疗组的患者没有接受研究的治疗，或者分配到对照组的患者却得到干预治疗。可采用意向性分析或符合方案集方法，详见本章第五节。

（2）应当在试验开始前定义好亚组分析，并且报告亚组分析的数量。亚组分析是针对试验队列中的一个子集按照随机分组进行比较，实施这些分析主要是发现亚组间的效应修饰（effect modification）或者交互作用（interaction）。例如在美国非裔慢性肾病和高血压研究（African American Study of Kidney Disease and Hypertension，AASK）强化降压的研究中发现，在肾脏保护方面，强化降压组（血压低于 125/75mmHg）与常规降压组（血压降至 140/90mmHg）之间没有统计学差异，但通过亚组分析后发现，对于基线合并蛋白尿的患者给予强化降压措施可以明显延缓肾功能恶化，提示蛋白尿和强化降压的疗效存在交互作用。因此改善全球肾脏病预后组织（KDIGO）临床实践指南中推荐，对于伴有蛋白尿的慢性肾脏病患者应采取强化降压，而对于不伴有蛋白尿的肾脏病患者推荐达到常规降压目标。但并非所有亚组分析均能得到令人信服的结果，因为亚组人数必定少于研究整体人数，可能存在对数据把握度不够难以发现重要差异，因此要综合判断亚组分析的阴性结果；同样当亚组分析做得足够多时出现假阳性结果的概率也会上升。

（3）正确对待中期分析。在统计分析报告中，中期分析主要用于监察试验的安全性和有效性，如果看到干预措施具有明确的有效性、安全性问题或者无益性，可终止试验的继续进行。例如 SPRINT 研究的中期分析发现明确强化降压到 120mmHg 以下对于包括慢性肾脏病（CKD）在内的心血管高危人群具有显著的心血管保护效应而提前终止；CREDENCE 研究的中期分析发现钠-葡萄糖耦联转运体 2（SGLT-2）抑制剂能显著降低 2 型糖尿病合并慢性肾脏病患者的主要终点事件发生率而提前终止；TESTING 研究因为发现足量糖皮质激素治疗 IgA 肾病的安全性存在风险而及时终止研究，并及时调整了方案（ERA-EDTA 2016 维也纳 late-breaking trials section）；REIN-2 研究因为发现肾炎患者强化降压到 130/80mmHg 以下没有额外的肾脏获益而终止试验。中期分析实际上是重复分析试验结果（"多次窥视"），是多重假设检验的一种形式，会增加发生第一类错误的可能性。因此需要降低每次中期分析的 α 值，以确保总体 α 值近似等于 0.05，可采用 Bonferroni 法，即当检验的总次数为 N 时，$\alpha_i = \alpha/N$；也可采用 O'Brien-Fleming 法，即最初的检验中使用很小的 α_i，以后每次检验逐渐增加。但是根据中期分析决定是否终止试验研究时要慎重，提前终止试验就意味着有可能无法得到许多有本来有意义的研究结果，因此不到万不得已，不要轻易终止试验。

10. 临床试验的伦理问题　医学研究应当遵从以下基本的伦理原则：①尊重、不伤害个体原则，也就是所有人员有权决定是否参与研究，而且允许参与者在任何时间点退出研究，要充分保护决策能力不足的弱势参与者，因此充分的知情同意交代是必须的。②有利

(beneficence)原则,要求从研究中获得的科学知识必须大于对参与者造成的不利和风险,并且要将风险降低到最低,风险包括身体和心理的伤害,如保护患者的隐私信息,监测不良风险。大部分临床试验建立独立数据和安全监察委员会(DSMC),他们可以定期审查研究数据,并且可以在发生非预期的伤害时有权终止研究。③公平(justice)原则,即公平选择研究对象,不能因为弱势群体容易获得、合作和随访而选择他们进入研究。

在临床研究中,部分研究人员有时会不够重视伦理的问题,由此可能会危及整个研究。例如 COOPERATE 是一个评估联合应用血管紧张素转换酶抑制药(ACEI)和血管紧张素受体阻滞药(ARB)对于慢性肾脏病保护作用的随机对照试验,该研究发现双阻断治疗较单药治疗可以显著降低蛋白尿和肾衰竭的风险。该试验于 2003 年在著名医学期刊《柳叶刀》上发表,并被广泛引用超过 900 多次,但是发表 6 年后《柳叶刀》杂志社进行调查时发现该研究未经伦理委员会批准,书面知情同意书也是在研究进行过程中获得的(而非入组前),事实上该研究也存在其他重要问题,因此该研究最终被杂志撤稿。

(贾晓灿 施 念 施学忠 刘 健 吕继成 张军军)

参考文献

[1] 陈峰,于浩. 临床试验精选案例统计学解读[M]. 北京:人民卫生出版社,2015.

[2] 陈峰,夏结来. 临床试验统计学[M]. 北京:人民卫生出版社,2018.

[3] 周贤忠,刘仁沛. 临床试验的设计与分析:概念与方法学[M]. 2 版. 中国药学会药物临床评价研究专业委员会,译. 北京:北京大学医学出版社,2010.

[4] 胡良平,陶丽新. 临床试验设计与统计分析[M]. 北京:军事医学科学出版社,2013.

[5] 金丕焕,邓伟. 临床试验[M]. 上海:复旦大学出版社,2004.

[6] SHIH W J,AISNER J. Statistical design and analysis of clinical trials principles and methods[M]. Boca Raton:CRC Press,2016.

[7] TAL J. Strategy and statistics in clinical trials a non-statistician's guide to thinking,designing,and executing[M]. Morgan Kaufmann:Elsevier,2011.

[8] PARK J J H,HSU G,SIDEN E G,et al. An overview of precision oncology basket and umbrella trials for clinicians[J]. CA:a cancer journal for clinicians,2020,70(2):125-137.

[9] WOODLE E S,GILL J S,CLARK S,et al. Early corticosteroid cessation vs long-term corticosteroid therapy in kidney transplant recipients long-term outcomes of a randomized clinical trial[J]. JAMA surgery,2021, 156(4):307-314.

[10] GORDON A C,MASON A J,THIRUNAVUKKARASU N,et al. Effect of early vasopressin vs norepinephrine on kidney failure in patients with septic shock the VANISH randomized clinical trial[J]. JAMA, 2016,316(5):509-518.

[11] ROTHMAN K J,GREENLAND S,LASH T L. Modern epidemiology[M]. 3rd ed. Philadelphia:Lippincott Williams & Wilkins,2008.

[12] CATTRAN D C,APPEL G B,HEBERT L A,et al. Cyclosporine in patients with steroid-resistant membranous nephropathy:a randomized trial[J]. Kidney international,2001,59(4):1484-1490.

[13] HOU F F,ZHANG X,ZHANG G H,et al. Efficacy and safety of benazepril for advanced chronic renal in-

sufficiency[J]. The New England journal of medicine,2006,354(2):131-140.

[14] JAMES M T,HEMMELGARN B R,TONELLI M. Early recognition and prevention of chronic kidney disease[J]. The lancet,2010,375(9722):1296-1309.

[15] XIE X F,LIU Y X,PERKOVIC V,et al. Renin-angiotensin system inhibitors and kidney and cardiovascular outcomes in patients with CKD:a bayesian network meta-analysis of randomized clinical trials[J]. American journal of kidney diseases,2016,67(5):728-741.

[16] MANN J F E,SCHMIEDER R E,MCQUEEN M,et al. Renal outcomes with telmisartan,ramipril,or both, in people at high vascular risk (the ONTARGET study):a multicentre, randomised, double-blind, controlled trial[J]. The lancet,2008,372(9638):547-553.

[17] FRIED L F,EMANUELE N,ZHANG J H,et al. Combined angiotensin inhibition for the treatment of diabetic nephropathy[J]. The New England journal of medicine,2013,369(20):1892-1903.

[18] RUGGENENTI P,PERNA A,LORIGA G,et al. Blood-pressure control for renoprotection in patients with non-diabetic chronic renal disease (REIN-2):multicentre, randomised controlled trial[J]. The lancet, 2005,365(9463):939-946.

[19] CUSHMAN W C,EVANS G W,BYINGTON R P,et al. Effects of intensive blood-pressure control in type 2 diabetes mellitus[J]. The New England journal of medicine,2010,362(17):1575-1585.

[20] CHERTOW G M,BLOCK G A,CORREA-ROTTER R,et al. Effect of cinacalcet on cardiovascular disease in patients undergoing dialysis[J]. The New England journal of medicine,2012,367(26):2482-2494.

[21] PERKOVIC V,NEAL B. Trials in kidney disease—time to evolve[J]. The New England journal of medicine,2012,367(26):2541-2542.

[22] CORESH J,TURIN T C,MATSUSHITA K,et al. Decline in estimated glomerular filtration rate and subsequent risk of end-stage renal disease and mortality[J]. JAMA,2014,311(24):2518-2531.

[23] LEVEY A S,INKER L A,MATSUSHITA K,et al. GFR decline as an end point for clinical trials in CKD: a scientific workshop sponsored by the National Kidney Foundation and the US Food and Drug Administration[J]. American journal of kidney diseases,2014,64(6):821-835.

[24] APPEL L J,WRIGHT J T,GREENE T,et al. Intensive blood-pressure control in hypertensive chronic kidney disease[J]. The New England journal of medicine,2010,363(10):918-929.

[25] WRIGHT J T,WHELTON P K,REBOUSSIN D M. A randomized trial of intensive versus standard blood-pressure control[J]. The New England journal of medicine,2016,374(23):2294.

[26] WRIGHT J T,WILLIAMSON J D,WHELTON P K,et al. A randomized trial of intensive versus standard blood-pressure control[J]. The New England journal of medicine,2015,373(22):2103-2116.

[27] PERKOVIC V,JARDINE M J,NEAL B,et al. Canagliflozin and renal outcomes in type 2 diabetes and nephropathy[J]. The New England journal of medicine,2019,380(24):2295-2306.

[28] NAKAO N,YOSHIMURA A,MORITA H,et al. Combination treatment of angiotensin-Ⅱ receptor blocker and angiotensin-converting-enzyme inhibitor in non-diabetic renal disease (COOPERATE):a randomised controlled trial[J]. Lancet,2003,361(9352):117-124.

[29] Retraction—Combination treatment of angiotensin-Ⅱ receptor blocker and angiotensin-converting-enzyme inhibitor in non-diabetic renal disease (COOPERATE):a randomised controlled trial[J]. Lancet,2009, 374(9697):1226.

第二章

治疗原发性肾小球病药物临床试验

第一节　原发性肾小球病概述

肾小球疾病是一类以血尿、蛋白尿、水肿、高血压和不同程度肾功能损害为临床表现的肾脏疾病。免疫介导的炎症反应是其主要发病机制,单纯累及肾脏的称为原发性肾小球疾病,继发于全身系统性病变的称为继发性肾小球疾病。常见的原发性肾小球疾病包括:表现为急性肾小球肾炎的急性链球菌感染后肾小球肾炎,可表现为急进性肾小球肾炎的系膜毛细血管增生性肾小球肾炎,多数表现为慢性肾小球肾炎的 IgA 肾病、局灶节段性肾小球硬化,以及主要表现为肾病综合征的微小病变肾病、膜性肾病和 C3 肾病。

一、急性链球菌感染后肾小球肾炎

急性链球菌感染后肾小球肾炎(APSGN)是全球范围内急性肾小球肾炎的最常见的病因。部分 A 组乙型溶血性链球菌(如 12 型和 49 型)具有致肾炎性抗原,如肾炎相关纤溶酶受体和链球菌致热外毒素等,其感染后形成的免疫复合物与急性链球菌感染后肾小球肾炎发病相关。5~12 岁的儿童和 60 岁以上的老年人是其易感人群。临床主要表现为急性肾炎综合征,部分患者可合并心力衰竭、脑病、急性肾损伤,血检可见低补体血症和抗链球菌溶血素 O 升高。其病理特点为电镜下显示上皮下驼峰样物质沉积,以及免疫荧光下显示系膜区和毛细血管壁 IgG 和 C3 颗粒样沉积。多数患者可在发病 2 周内得到病情缓解,但存在少部分患者遗留高血压、蛋白尿、肾功能不全等。

治疗以限盐限水,对症支持治疗为主。确诊时仍存在链球菌感染者可应用青霉素抗感染治疗,对青霉素过敏者可考虑使用红霉素。发生急性肾损伤的患者需透析治疗。高血压患者建议使用袢利尿药控制血压。

二、微小病变性肾小球病

微小病变性肾小球病又称"肾小球微小病变"(minimal change disease,MCD),是儿童肾病综合征的最常见的类型,约占成人肾病综合征的15%。尽管MCD的发病机制尚不确定,且在不同亚型中可能存在不同的发病机制,但目前研究认为,免疫功能异常和足细胞修饰协同作用导致基底膜完整性的破坏。患者往往起病急骤,水肿明显,大量蛋白尿,血尿不严重,低白蛋白血症,可合并感染、血栓栓塞、急性肾损伤等情况。病理特点为光镜下肾小球大致正常,电镜下仅表现为足细胞足突广泛融合。尽管本病存在5%~10%的发生自发缓解的可能性,但诸如感染、血栓栓塞之类的合并症导致患者死亡的风险升高,应尽早应用糖皮质激素治疗、维持疾病缓解。

现有针对MCD的治疗经验大多借鉴儿童MCD患者的循证医学证据。90%的患者经糖皮质激素治疗后可得到缓解,但有50%~65%的患者复发,10%~25%的患者频繁复发。建议频繁复发的患者采用长程小剂量激素维持,或口服环磷酰胺(cyclophosphamide,CTX)治疗。激素抵抗/依赖或禁忌使用CTX的频繁复发患者可使用环孢素(cyclosporine,CsA)/他克莫司(tacrolimus,TAC)联合小剂量激素治疗。如频繁复发或激素依赖患者在应用CTX和CsA治疗后仍存在疾病复发,可考虑试用利妥昔单抗(rituximab,RTX)治疗。左旋咪唑在儿童MCD患者中的应用有助于减少激素用量和减少患者复发,但在成人中的应用经验十分有限。同样地,硫唑嘌呤、吗替麦考酚酯(mycophenolate mofetil,MMF)及血浆置换等治疗方法在MCD相关的难治性肾病综合征患者的治疗中具有潜在价值,需进一步研究。

三、特发性膜性肾病

特发性膜性肾病(idiopathic membranous nephropathy,IMN)是构成中老年患者原发性肾病综合征的常见疾病。40~50岁的人群好发。目前认为,自身抗体与肾小球足细胞的某些成分,如M型磷脂酶A_2受体(phospholipase A_2 receptor,PLA_2R)、1型血小板7A域(thrombospondin type-1 domain-containing 7A,THSD7A)等结合,沉积于上皮细胞下,导致补体活化。临床多隐匿起病,水肿逐渐加重,大多表现为肾病综合征,血栓栓塞事件多发。光镜下可见基底膜弥漫增厚,钉突形成(嗜银染色),上皮细胞下、钉突之间颗粒状嗜复红蛋白沉积,免疫荧光下可见以IgG、C3为主的沿毛细血管壁的颗粒样沉积;电镜下可见基底膜增厚,上皮细胞足突融合,上皮下颗粒状电子致密物沉积。

非肾病水平蛋白尿患者的预后良好,可使用血管紧张素转换酶抑制药(angiotensin-converting enzyme inhibitor,ACEI)或血管紧张素受体阻滞药(angiotensin receptor blocker,ARB)减少尿蛋白。考虑到近30%的特发性膜性肾病患者存在自发缓解的可能性,对于蛋白尿定量为4~8g/24h且肌酐清除率基本正常的患者,也可应用ACEI或ARB治疗6个月,观察疗效,当病情不缓解甚至加重时加用免疫抑制治疗。重症患者往往单用激素治疗无效,激素联合细胞毒性药物或钙调神经蛋白抑制剂(calcineurin inhibitor,CNI)有一定疗效,建议糖皮质激素联合CTX/CsA/TAC治疗;其中,如伴有肌酐清除率下降者,更建议使用激素联合CTX治疗;初始治疗无效的患者可考虑更换为激素联合上述另一类免疫抑制剂治疗。复发患者可重复初始治疗方案 1 个疗程后评价疗效。对于难治性患者而言,RTX 试验性治疗可能是一种选择。激素联合 MMF、血浆置换及 RTX 等治疗手段在 IMN 患者中的应用值得进一步研究。

四、膜增生性肾小球肾炎

膜增生性肾小球肾炎(membranoproliferative glomerulonephritis,MPGN)又称系膜毛细血管性肾小球肾炎,原发性 MPGN 相对少见。多数患者青少年起病,半数患者发病前有呼吸道感染史。约半数患者表现为肾病综合征,部分表现为急性肾炎综合征或无症状性血尿和蛋白尿伴高血压,可伴肾功能不全。血检可见 C3 持续降低。光镜下可见系膜细胞增生及基质增多,插入肾小球基底膜与内皮细胞之间,导致基底膜增厚和双轨形成,血管球呈分叶状。根据免疫荧光结果可分为 3 型,与发病机制相关:Ⅰ 型为免疫复合物型,可见免疫球蛋白和补体沉积,电镜下可见系膜区和内皮下电子致密物沉积,绝大多数与感染、自身免疫病、单克隆丙球蛋白病等有关;Ⅱ 型为补体介导型,相对少见,免疫荧光下仅可见毛细血管壁和系膜区补体沉积,常与补体旁路途径异常活化有关;Ⅲ 型为免疫荧光下无免疫球蛋白和补体沉积,可能与内皮细胞损伤后修复有关。

在此仅介绍原发性免疫复合物型 MPGN 相关治疗的有限经验。患者可能从 ACEI 和 ARB 治疗中获益。在肾病水平蛋白尿患者中,糖皮质激素长期治疗可能有助于维持患者的肾功能稳定;但如足量激素治疗下未见疗效,则应停用激素或可考虑应用 CNI。如患者存在血清肌酐升高,建议初始治疗应用糖皮质激素;如疗效不佳,可考虑加用 CTX;如仍无理想疗效,或可加用 RTX。抗血小板治疗对 MPGN 并发的血栓问题有效,但对降低尿蛋白及改善预后的效果则需更多研究。

五、局灶节段性肾小球硬化

局灶节段性肾小球硬化(focal segmental glomerulosclerosis,FSGS)的发病率与人种相关,在亚洲人群中的比例相对较低,约占我国原发性肾小球病的 3.2% ~ 5.8%。FSGS 可分为遗传性、原发性、继发性 3 类。原发性 FSGS 可能与血液中存在的一种尚未确定的渗透因子相关。该病无显著的发病高峰。几乎所有患者都存在不同程度的蛋白尿,约半数患者有不同程度的血尿,部分伴有高血压、肾功能不全,常合并肾小管功能受损。肾脏病理是诊断的必要手段,光镜下的特征为肾小球局灶性节段性肾小球毛细血管袢闭塞和细胞外基质增多,电镜下可见到比较广泛的足突消失、内皮下血浆渗出、足突与肾小球基底膜分离等;一般需大于或等于 25 个肾小球的病理图像才可有效避免假阴性诊断。

积极治疗肾病综合征,使其缓解是干预患者预后的最重要的手段。非肾病水平蛋白尿患者可使用 ACEI 或 ARB 减少尿蛋白及防止肾小球硬化的进展。在肾功能较好的肾病综合征患者中,半数患者用糖皮质激素治疗有效但起效较慢。如患者存在肥胖、糖尿病、严重骨质疏松等激素使用的高危因素,可考虑采用 CNI(TAC/CsA)联合或不联合小剂量激素治疗。如糖皮质激素治疗超过 4 个月无效,需考虑激素抵抗,建议采用小剂量激素联合 CNI 治疗。考虑到 CNI 的肾脏毒性,如患者的肾脏病理提示存在严重血管/间质病变或 eGFR<30ml/(min·1.73m^2)等情况,建议使用 MMF 联合/不联合小剂量激素治疗。如激素、CNI 及 MMF 的疗效不佳,或可尝试加用细胞毒性药物、RTX、促肾上腺皮质激素、血浆置换、共刺激分子抑制剂阿巴西普(abatacept)和低密度脂蛋白分离术等手段。肾移植后短期内 FSGS 复发者则有相对较多的报道,推荐采用血浆置换(约 10 次)联合糖皮质激素治疗。

六、IgA 肾病

IgA 肾病是导致终末期肾病常见的原发性肾小球病。好发于青年,其中约 10% 为家族聚集性发病。临床主要表现为发作性肉眼血尿,或无症状镜下血尿,伴有不同程度的蛋白尿、高血压和肾功能损害,常伴上呼吸道感染。部分患者血检提示存在血清 IgA 增多及血清 IgA1 糖基化缺陷可能。肾脏免疫病理检查是确诊的必要手段,其特征为以 IgA 为主的免疫球蛋白在肾小球系膜区呈颗粒状或团块状弥漫沉积,常伴补体 C3 沉积。光镜下病变类型多种多样,对治疗选择和预后判断具有指导作用。自然病程中,50% 的患者在 20~25 年间可进展至终末期肾病。

治疗上应积极治疗和去除可能的皮肤黏膜感染。在限盐限水的基础上,足量应用 ACEI/ARB 严格控制血压,控制尿蛋白水平,同时可考虑加用鱼油治疗。如 ACEI/ARB 治疗后尿蛋白仍持续超过 1g/24h 或出现肾功能减退,建议加用激素冲击治疗或口服治疗 6~8 个月。对于进展性 IgA 肾病且病理以严重活动性病变为主、肾小球硬化不超过 50% 的患者,建议采用激素联合 CTX 序贯硫唑嘌呤治疗以延缓肾功能减退。

七、C3 肾病

C3 肾病包括致密物沉积病(dense deposit disease,DDD)和 C3 肾小球肾炎(C3 glomerulonephritis,C3GN)两类,其发病与补体旁路途径过度活化相关。多种补体成分沉积于肾小球,导致炎症细胞浸润和攻膜复合物的细胞毒性作用,进而导致电子致密物形成和肾小球炎症。临床表现为蛋白尿和/或血尿,可伴不同程度的肾功能损伤,可有 C3 肾炎因子(C3 nephritic factor,C3NeF)的检出和 C3 水平持续降低,疾病诊断依赖肾脏穿刺活检免疫荧光结果和血补体相关检验。两类疾病肾脏病理免疫荧光下可见 C3 沉积,但其电镜表现存在差异:DDD 可见肾小球基底膜均质飘带状电子致密物沉积,而 C3GN 则以内皮下和系膜区电子致密物沉积为主。DDD 多发于儿童,成人少见,部分与潜在的单克隆丙球蛋白病相关。DDD 一般预后较差;C3GN 的预后相对较好,但罕见完全缓解,部分患者可多年存在持续性蛋白尿,但肾功能保持相对稳定。

由于发病率低,C3GN 的相关治疗经验有限。如存在 H 因子遗传缺陷,建议间歇输注新鲜冷冻血浆。建议使用 ACEI/ARB 降低尿蛋白水平。对于存在大量蛋白尿和肾功能异常的患者,建议使用 MMF 联合口服糖皮质激素;如规律治疗 6 个月后无明显改善,建议改用依库珠单抗治疗。对于表现为快速进展性肾小球肾炎的患者,建议静脉应用免疫抑制剂,可考虑同时联合血浆置换或者依库珠单抗,随后序贯口服糖皮质激素联合 CTX 或 MMF 治疗。目前仍有多项抑制补体旁路途径各个环节的药物临床试验正在展开,如 C5a 受体口服抑制剂 avacopan、D 因子口服抑制剂 ACH0144471、抗 MASP2 单克隆抗体 OMS721 和皮下给药的 C3 抑制剂 APL2 等。

第二节　相关法律及技术规范要点

为有效保障受试人员权益和临床试验合理开展,药物临床试验相关法律法规相应出台,加强了对临床试验规范化的监管。目前我国尚无针对治疗原发性肾小球病药物的临床试验监管专项条例,因此治疗原发性肾小球病药物的临床试验需遵循《国际人用药物注册技术协调会临床试验质量管理规范》(ICH-GCP)、《中华人民共和国药品管理法》及其实施条例、《药品注册管理办法》和《药物临床试验质量管理规范》等国际与国内药品临床研究的一般原则,以及已发布的其他相关临床研究技术指导原则如《化学药物临床药代动力学研究技术指导原则》《化学药物和生物制品临床试验的生物统计学技术指导原则》《化学药物临床试验报告的结构与内容技术指导原则》等。此外,随着祖国医学研究的深入,部分中药或中成药对肾脏的保护能力逐步得到认可,并进入原发性肾小球病相关治疗药物临床试验阶段。《中药新药临床研究一般原则》作为中医药领域临床研究的行业规范,对中医药的教学、科研及临床研究具有指导意义,因此涉及中医药相关药物的临床试验需遵循《中药新药临床研究指导原则》。

第三节　临床试验设计

临床试验是在人体进行的医学试验,可理解为严密的临床观察,属于临床科研的范畴。它是循证医学的主要来源,其研究对象的基本单位是患者个体。研究者将研究对象随机分为试验组和对照组,给予试验组某种干预措施(新药或新疗法),给予对照组安慰剂或现有的或传统的治疗方法,然后通过收集一系列临床、实验室或物理等检查指标,随访观察并比较两组相应的疾病或健康状态差异,从而评价干预措施的效果。

一、临床试验的主要类型

1. 随机对照试验(randomized controlled trial,RCT)　是临床试验中应用最广的一种。

将对象随机分为试验组和对照组,或多种比较组,分别接受试验措施和对照措施。对照组是产生试验组对象的总体人群的一个随机样本,代表性较好。但是,在实际工作中完全随机化往往难以实现。

2. 非随机同期对照试验 是指对照组与试验组的对象同时进入研究,但是研究对象进入哪一组并非随机分配。这样的方法简便易行,易被研究对象和观察者所接受,有时是出于满足伦理学要求。但是这样的研究设计试验组和对照组对象的均衡性往往较差,较易影响临床试验的结论。

3. 交叉设计试验 即在试验过程中将研究对象随机分为两组,在第一阶段一组人群给予治疗措施而另一组则为对照组,治疗措施结束后两组对换进行第二阶段试验。此类设计仍需要在两阶段试验中设立一定时间长度的洗脱期。主要用于评价慢性易复发疾病,如哮喘。

二、新药的临床试验分期

目前国际公认的新药临床试验可分为临床前研究、Ⅰ期、Ⅱ期、Ⅲ期和Ⅳ期临床试验。

1. 临床前研究 药物的临床前研究主要包括药物合成工艺、药理作用、毒性反应、免疫学特征和遗传稳定性等研究,动物实验是临床前研究的核心内容,而实验动物则是药物临床前研究的最重要的实验材料和对象。根据人类原发性肾小球疾病不同的发病机制、病理类型和临床表现,已开发成功多种动物模型,如注射阿霉素制成的大鼠微小病变肾病模型,Heymann 肾炎大鼠模型模拟人类膜性肾病。在这些动物模型上,主要需要完成药物有效性和相关作用机制研究,如降低蛋白尿、减缓肾功能恶化速度、减少肾病相关并发症、对肾小球基底膜损伤的保护和相应细胞信号途径的影响等。

2. Ⅰ期临床试验 Ⅰ期临床试验是初步的临床药理学和人体安全性评估试验,主要观察人体对于新药的药动学和耐受程度,揭示药物在人体内的吸收、分布、清除的规律,为制定临床给药方案提供依据。治疗原发性肾小球疾病新药Ⅰ期临床试验对象一般选择18~45 岁的健康人,无严重心、肝、肾疾病,无主要体液常规及血液生化指标异常。男女各半,女性受试者需妊娠试验阴性,且无生育计划。药动学研究一般先进行单次给药,再进行多次给药。单次给药一般选择低、中、高三个剂量水平,其中应包含拟定的Ⅱ期临床试验剂量,高剂量应接近或等于人体最大耐受剂量。耐受性研究中剂量不断递增,根据动物实验数据由临床药理研究人员和临床医生共同商讨决定初始剂量,然后逐渐增加剂量,直至最大剂量。每个剂量组一般 5~6 人,最高剂量组可选择 8~10 人,为确保受试者安全,每个受试者只能接受一个剂量,不对同一个受试者进行剂量递增。Ⅰ期临床试验主要观察药物安全性和药代动力学指标,前者包括生命体征、心电数据、体液常规、主要生化指标、出凝血时间,根据具体药物需要还可进行 B 超、肺部 X 线摄片、脑电图等特殊检查。药动学指标主要包括 T_{max}、C_{max}、AUC、V_d、$t_{1/2}$、MRT、CL 等,受试者应避免剧烈运动,禁止食用刺激性食物和饮料,避免影响药物的药动学数据。

3. Ⅱ～Ⅲ期临床试验　Ⅱ期临床试验作为新药治疗作用的初步研究阶段,主要评价药物对目标适应证患者的治疗作用和安全性,为Ⅲ期临床试验方案设计和具体给药剂量提供依据。Ⅱ期临床试验受试者必须是原发性肾小球疾病患者,因原发性肾小球疾病是一大组疾病,不同病理类型的原发性肾小球疾病往往临床表现和进展不一致,因此,试验前应确定明确、可执行的入选标准、排除标准和剔除标准,为了提高试验组和对照组病例分配均衡性,应把与试验因素关系不大的条件尽量减少,如划定相对狭窄的年龄范围,统一病情程度、病种(选择同一种病理类型的原发性肾小球疾病)等。

Ⅱ期临床试验不仅要研究药物有效性,还必须同时了解患者服用药物的安全性,因此,本期研究的观察指标包括疗效和安全性两个方面。针对原发性肾小球疾病的疗效指标主要包括降低尿蛋白、尿红细胞、保护肾功能、减少心血管并发症等,安全性指标与Ⅰ期临床试验相似。为避免产生偏倚,根据研究目的和实施条件,可采用随机、单盲或双盲平行对照试验方法进行研究,以保证试验结果的可靠性和科学性。

Ⅲ期临床试验是新药治疗作用的确证研究阶段,是在前期研究结果基础上进一步评估药物对目标适应患者的治疗作用和安全性,需要足够样本量的随机双盲对照试验。Ⅲ期临床试验的试验药和对照一般至少各为300例;根据具体试验目的、统计方法、检验水准、标准疗法的预期阳性率等计算两组所需的病例数,同时还需将一定的随访脱落率考虑在内。通过样本量的精确计算、科学设计入选和排除标准、选择合适的观察指标,最终为新药临床注册提供充分的数据支持。

4. Ⅳ期临床试验　Ⅳ期临床试验是治疗原发性肾小球疾病药物在上市后应用的研究阶段,是观察在广泛使用条件下药物的疗效和不良反应。不仅可以进一步验证上市前药物的作用,还能通过扩大受试患者范围和数量,对在前期研究中临床试验的偏差进行纠正,弥补缺乏的数据和信息,探讨远期疗效和被忽略的不良反应,为临床合理用药,甚至扩大适应证积累基础数据。在原发性肾小球疾病药物上市后研究中,常常会纳入较Ⅲ期研究时病情更严重的受试者,例如,增加肾功能受损的等级,或有较多心血管并发症的肾病患者,进一步挖掘药物控制疾病及相关并发症的潜在作用。

三、试验设计的内容

1. 病例选择　即选择合适的研究对象,包括试验组和对照组。选择研究对象应制订严格的入选标准和排除标准,这些标准应以书面形式明确规定,并严格执行。入选标准应根据试验目的及试验药物的特征而定。临床试验较少对退出标准进行详细描述,包括有可能影响试验结果或结果判断的各种因素,也包括一些不安全或伦理的因素;退出标准也不宜过多,以使临床试验研究更具有代表性。根据伦理学要求,告知患者可随时甚至不需要理由即可退出临床试验。严重药物不良反应往往是患者退出试验的主要原因。此外,治疗原发性肾小球病药物的临床试验需要根据肾脏病的病情,制订试验终止标准和处理措施。各种入选标准及排除标准应具体、客观、可靠,能够简便实施。还应规定入选病例在何种情况下退出试验、何种情况下终止试验用药而不停止观察等。

2. 实验分组 循证医学的精髓部分是随机采样和分组,是保证试验结果客观和准确的基本措施。临床试验中对照组一般分为五类:安慰剂对照,空白对照,阳性药物对照,剂量-反应对照和外部对照。安慰剂的剂型和外观特性都与试验药物一致,但不含试验药物的有效成分。设置安慰剂对照的目的在于控制研究者、受试者、参与疗效和安全性评价的工作人员由于心理因素所形成的偏倚,减少受试者和研究者的主观期望效应,控制安慰作用。在应用安慰剂对照组时应注意伦理问题,当所研究的疾病尚无有效药物治疗时,可使用安慰剂对照,但如已有明确能给受试者带来益处的上市药物,则一般不再选择安慰剂对照。安慰剂对照常因受试者感觉到病情并未改善而容易中途退出试验,造成较多的病例脱落。因此,安慰剂对照的试验常要求是双盲的,这样观察者和被观察者在整个试验过程中不知道受试者接受的是何种处理,有助于更多被观察者更好地完成试验全过程。阳性药物对照是指在临床试验中采用已上市的有效药物作为试验药物的对照,作为阳性对照的药物必须是《中华人民共和国药典》中收载、医学界公认和疗效肯定的药物。同时,阳性药物对照组须按最优剂量和最优方案使用,否则可能得出不科学的结论。目前肾脏病领域的临床试验,往往采用阳性药物对照例如在研究降低尿蛋白或保护肾功能方面的新药时,常选择目前本专业国际指南明确推荐的血管紧张素转换酶抑制药或血管紧张素受体阻滞药,且往往会在试验的滴定过程中将其剂量逐渐增加到受试者能耐受的最大剂量。

可避免假阴性及假阳性结果,但安慰剂组必须以对患者不造成损害为前提。组间平行对照较易做到,应用较多。交叉对照及配对对照较难做到,但可比性更强,结果也更可靠。一般不宜仅作自身前后对照。入选病例应在试验条件稳定后,采用随机法分配,决定进入何组。尽量采用双盲法。实验分组的常用方法:①简单随机分组(simple randomization);②分层随机分组(stratified randomization);③整群随机分组(cluster randomization)。

3. 试验终点 试验终点是判断药物疗效和安全性的最重要的观察指标,也是一项研究主要欲达到的目标或回答的问题。试验终点一般包括疗效终点和安全性终点,疗效终点又分为主要疗效终点和次要疗效终点,治疗原发性肾小球病药物试验主要终点是最重要和主要的、对患者影响最大、患者最关心的临床事件,常设置全因死亡率、心血管死亡率、进入终末期肾病的进展率为主要终点,主要终点是被大家认可的,或临床应用更方便、价值更大的指标,次要终点也较重要,是用来支持主要结果指标的数据,能够反映干预所引起的主要指标变化,常设置尿蛋白转阴率、尿蛋白下降率>50%、血肌酐翻倍率为次要指标。

第四节 有效性评价

原发性肾小球病的有效性评价与疾病的临床表现、疾病类型相关,不能从一而论。但大多数原发性肾小球病均具有相近的临床特点,如尿蛋白增加、尿红细胞增加、进展至终末期肾病(ESRD)。针对以上临床特点,采用下述有效性评价指标。

一、尿蛋白

大多数原发性肾小球病患者如微小病变性肾小球病、膜性肾病,蛋白尿是主要临床表现之一,故尿蛋白是主要有效性评价指标。24 小时尿蛋白及尿白蛋白/肌酐比值(urine albumin-to-creatinine ratio,UACR)均可作为尿蛋白评价标准,用于蛋白尿分级,并受到 2012 年 KDIGO 推荐。其中表现为肾病综合征的患者采用以下定义进行有效性评估:完全缓解是指尿蛋白≤0.3g/24h;部分缓解是指尿蛋白<3.5g/24h,但尿蛋白≥0.3g/24h;未缓解/治疗抵抗定义为经治疗后仍存在肾病范围的蛋白尿(尿蛋白≥3.5g/24h);缓解时间定义为治疗起始至缓解所需的时间;复发定义为曾经部分/完全缓解的患者再次出现肾病范围的蛋白尿(尿蛋白≥3.5g/24h)。

二、肾功能评价

肾小球滤过率(glomerular filtration rate,GFR)用以评价肾脏滤过功能,是定义慢性肾脏病分期及终末期肾病的关键指标。目前临床上普遍采用公式计算估算 GFR(estimated GRR,eGFR)。MDRD 公式自 2002 年 KDOQI 指南推广,并经过简化、改良后广泛用于临床。CKD-EPI 公式在 2009 年经大样本临床研究得出后,显示出适用人群广泛、与预后关系密切等特点,受到 KDIGO 建议,是目前临床上主要采用的 eGFR 计算公式。ESRD 的定义基于 GFR,各种慢性肾脏病的终末阶段的 GFR 降至 $15ml/(min \cdot 1.73m^2)$ 以下时即可诊断。ESRD 的发生率、进展至 ESRD 的时间均可作为肾小球肾炎治疗效果的评价指标。

三、特异性指标

除以上评价指标外,不同类型的原发性肾小球病因临床表现及致病机制存在差异,分别有特异性疗效评价指标。如表现为肾炎综合征的急性链球菌感染后肾小球肾炎(APSGN)及 GFR 降低的患者,血压可成为有效性评价的一部分;针对 APSGN 患者,补体 C3 水平也是重要监测指标之一。一些新兴的特异性指标也逐渐被发现与疾病的预后相关,其中 IMN 患者的血清 PLA2R 抗体水平研究较为成熟,被认为具有 99% 的特异性及 50% ~ 80% 的敏感性,滴度与肾病综合征活动相关,与蛋白尿等经典指标结合,能在一定程度上提示疾病的转归,并指导临床用药。其他生物标志物,如 IgA 肾病中的 Gd-IgA1 也已受到临床研究者的广泛关注,但目前尚无足够的临床依据将其纳入药物临床试验的有效性评价体系中。

第五节　安全性评价

一、安全性评价的一般原则

在治疗原发性肾小球病药物的临床试验中,需要对受试者进行定期、准确的安全性评估,评估内容包括一般安全性指标及特殊安全性指标。其中一般安全性指标包括生命体征、三大常规、肝肾功能等,以及全因死亡率、严重不良事件(根据 ICH 临床安全数据管理指南定义);而特殊安全性指标是指根据方案中的试验药物特点、受试者特点等制订的针对性评价指标。同时,对于试验过程中脱落、退出、死亡的受试者还需进行细致的评估。

二、安全性指标

除一般安全性指标外,治疗原发性肾小球病药物的临床试验还应特别关注药物相关的特殊安全性指标。因此,下文将根据药物种类对其他安全性指标进行概述。

1. 糖皮质激素　需关注感染、新发糖尿病、新发高血压、骨折、骨坏死、消化道反应(包括胃肠道溃疡、穿孔及出血)、肝毒性(包括谷丙转氨酶、γ-谷氨酰转肽酶、碱性磷酸酶等水平升高)、血细胞减少和心血管事件等,以及其他较为少见的临床事件。如在口服甲泼尼龙治疗 IgA 肾病的临床研究中(NCT01560052)观察到肺栓塞、深静脉血栓形成等;在糖皮质激素单药或联合其他免疫抑制剂治疗 IgA 肾病的临床研究中(NCT00554502)观察到新发恶性肿瘤、体重增加(定义为首年增重值≥5kg)等。在上述安全性指标中,感染的发生率相对较高,包括呼吸道感染、隐球菌性脑膜炎、皮肤和关节奴卡菌感染、肛周脓肿、尿路感染等。

2. 钙调神经蛋白抑制剂(CNI)　感染、胃肠道反应、肝毒性同样是需要关注的安全性指标,另外考虑到 CNI 的肾毒性,需要更频繁地监测 CNI 的血药浓度及患者的肾功能情况(包括血清肌酐、血尿素氮、肾小球滤过率及尿量等);同时动态监测肾功能可用于评估药物肾毒性的可逆性或持续性。在他克莫司治疗成人微小病变性肾小球病综合征的临床研究中(ChiCTR-TRC-1100154),观察到类似于类固醇激素的糖代谢异常和更高概率的月经失调。

3. 烷化剂　烷化剂中的氮芥类药物关注骨髓抑制(包括白细胞、中性粒细胞、血小板减少及贫血)及代谢异常(尤其是糖耐量减低)等相关指标;感染、出血性膀胱炎是环磷酰胺药物临床试验中需要特别关注的临床事件。

4. 生物制剂　除上述免疫抑制剂的相关安全性指标外,生物制剂的相关临床试验尚需关注额外的指标,如过敏反应及心血管事件。Ruggenenti 等(2012)主持开展利妥昔单抗治疗特发性膜性肾病的研究中报道了哮喘、皮疹、低血压等不良反应,部分老年患者出现脑卒中、急性心肌梗死等心血管事件;虽然尚未有该药致进行性多灶性脑白质病的报道,但对于生物制剂尤其是新型生物制剂长期用药的临床试验安全性评价中,切不可遗漏神经系统病变的评估。

第六节　治疗原发性肾小球病药物、指南及临床研究

一、血管紧张素转换酶抑制药及血管紧张素受体阻滞药

ACEI 及 ARB 作用于肾素-血管紧张素-醛固酮系统,是肾脏病治疗的基础用药之一。其中,ACEI 能阻断血管紧张素Ⅱ(angiotensionⅡ,AngⅡ)生成,ARB 能阻断 AngⅡ与其 1型受体结合,从而阻断 AngⅡ的致病作用。ACEI 和 ARB 通过血流动力学效应和非血流动力学效应来发挥降低血压、减少尿蛋白、保护肾脏的作用。血流动力学效应指的是,ACEI 和 ARB 能扩张肾脏小动脉,而且扩张出球小动脉的作用大于扩张入球小动脉,从而降低肾脏内高灌注、高滤过和高血压。非血流动力学效应包括:①阻断了 AngⅡ使得肾小球滤过膜上小孔变大的效应,改善肾小球滤过膜选择通透性,使得尿蛋白的排泄减少;②保护肾小球足细胞;③减少肾小球内细胞外基质蓄积,延缓肾小球硬化进展。

但在使用过程中,也需要注意这两类药物的副作用,包括咳嗽、血钾升高和血肌酐升高等。双侧肾动脉狭窄、脱水患者及孕妇禁用这两类药物。使用 ACEI 咳嗽严重者可以切换为 ARB。在用药的头两个月血肌酐可轻度上升(<30%),无须停药;但若血肌酐升高>30%,提示肾缺血,应停用这两类药物,同时积极寻找肾缺血的病因并加以纠正,若肾缺血能被纠正且血肌酐能下降至基线水平,则可再用 ACEI/ARB,否则不宜再次使用。

2012 年 KDIGO 指南关于 ACEI/ARB 的应用推荐

1. IgA 肾病　对于 IgA 肾病,蛋白尿>1g/d 时,推荐长期口服 ACEI 或 ARB,并根据血压调整药物剂量(1B)。

对于蛋白尿在 0.5~1g/d,建议 ACEI 或 ARB 治疗(2D)。

建议逐渐增加 ACEI 或 ARB 剂量,至可耐受的剂量以使尿蛋白<1g/d(2C)。

2. 微小病变肾病(MCD)血压正常者无须服 ACEI 和 ARB 减少蛋白尿(2D)。

我国 ACEI/ARB 代表性临床研究:

南方医院肾科于 1999 年开始启动了 ESBARI 研究,该项随机、双盲研究的目的是确定洛汀新能否延缓 4 期非糖尿病肾病患者肾功能的恶化。入选患者根据血清肌酐水平被分成两组:第一组 1.5~3.0mg/dl,第二组 3.1~5.0mg/dl。第一组患者使用洛汀新 20mg/d;而第 2 组患者即重度肾功能不全的患者随机分成两组,一组用洛汀新 20mg/d,另外一组用安慰剂,两组患者如果血压不达标,均可加用其他降压药,平均观察时间 3.4 年。该研究发现,对于非糖尿病的第 4 期肾功能不全患者,洛汀新具有独立于降压作用之外的肾脏保护作用,且副作用发生率与安慰剂相同,具有良好的安全性。

二、糖皮质激素

糖皮质激素是治疗肾小球疾病的基础用药之一,具有强大的免疫抑制和抗炎作用。糖皮质激素的免疫抑制作用主要通过抑制巨噬细胞吞噬和处理抗原的作用;调节淋巴细胞数量和分布的变化;干扰和阻断淋巴细胞的识别;抑制抗体反应;阻碍补体成分附于细胞表面等机制实现。同时,糖皮质激素对炎症的各个阶段均有作用,可抑制白细胞、单核巨噬细胞在炎症区浸润;降低血管壁通透性和渗出;抑制炎症介质合成和释放;抑制炎症晚期的毛细血管增生,以及成纤维细胞增生,抑制胶原组织和疤痕组织形成,从而起到抑制非特殊性炎症作用。

糖皮质激素种类较多,根据半衰期不同,分为短效、中效、长效三大类(具体见表2-1):

短效:生物半衰期6~12小时,如可的松、氢化可的松。

中效:生物半衰期12~36小时,如泼尼松、泼尼松龙、甲泼尼龙。

长效:生物半衰期48~72小时,如地塞米松、倍他米松。

表 2-1　常用糖皮质激素类药物比较

类别	药物	等效剂量/mg	水盐代谢(比值)	抗炎作用(比值)	血浆半衰期/min	作用持续时间/h
短效	氢化可的松	20.00	1.0	1.0	90	8~12
	可的松	25.00	0.8	0.8	30	8~12
中效	泼尼松	5.00	0.8	3.5	60	12~36
	泼尼松龙	5.00	0.8	4.0	200	12~36
	甲泼尼龙	4.00	0.5	5.0	180	12~36
长效	地塞米松	0.75	0	30.0	100~300	36~54
	倍他米松	0.60	0	25.0~35.0	100~300	36~54

注:表中水盐代谢、抗炎作用的比值均以氢化可的松为1计;等效剂量以氢化可的松为标准计。

目前在肾脏病治疗领域应用较多的为中效糖皮质激素,即泼尼松、泼尼松龙和甲泼尼龙。糖皮质激素的用药原则为初量足、减量慢、维持长。成人口服剂量泼尼松(龙)一般不超过1mg/(kg·d)(最大剂量不超过80mg/d),或甲泼尼龙0.8mg/(kg·d)。为最大程度地减少其对HPA轴的抑制作用,推荐清晨一次顿服。当肾病患者存在严重水肿时,因胃肠道水肿影响激素的口服吸收,推荐甲泼尼龙静脉用药。病情严重时,可采用甲泼尼龙静脉冲击治疗,剂量为0.5~1g/d,3天,必要时可重复1~2个疗程。

长期或大剂量使用糖皮质激素容易出现全身各个系统的不良反应,不良反应的严重程度与用药剂量和用药时间有关:消化系统(胃肠道出血、胰腺炎、消化道溃疡等),心血管系统(高血压、高脂血症、血栓形成、动脉粥样硬化),中枢神经系统(行为、认知、记忆和精神改变),免疫系统(免疫力低下、诱发或加重感染),皮肤(皮肤萎缩、伤口愈合延迟、痤疮、紫纹等），骨质疏松，糖尿病，白内障，青光眼，水电解质紊乱等。因此，合并上述情况的患者应慎用糖皮质激素，权衡激素使用的利弊。在激素减量的过程中需要注意停药反应和反跳现象。

糖皮质激素 2012 年 KDIGO 指南推荐：

1. 微小病变肾病（MCD）　推荐糖皮质激素作为 NS 初始治疗（1C）。建议每日顿服泼尼松或泼尼松龙 1mg/kg（最大剂量 80mg/d）或隔日顿服 2mg/kg（最大剂量 120mg/隔日）（2C）。如能耐受达到完全缓解的患者，建议起始的大剂量激素至少维持 4 周；未达到完全缓解的患者，建议起始的大剂量激素最长可维持至 16 周（2C）。达到完全缓解的患者，建议激素在 6 个月疗程内缓慢减量（2D）。非频繁复发患者，建议采用与初发 MCD 相同的治疗方案，重新大剂量激素治疗（2D）。

2. 成人特发性局灶节段性肾小球硬化（FSGS）　推荐只有临床表现 NS 的特发性 FSGS 用激素和免疫抑制剂（1C）。建议泼尼松每日顿服 1mg/kg（最大剂量 80mg/d）或隔日顿服 2mg/kg（最大剂量 120mg/隔日）（2C）。建议初始大剂量激素治疗至少 4 周；如患者能耐受，用至获得完全缓解，或最长可达 16 周（2D）。建议获得完全缓解后激素在 6 个月内缓慢减量（2D）。

3. 特发性膜性肾病（IMN）　不推荐单独用糖皮质激素作为 IMN 的初始治疗（1B）。需采用联合免疫抑制剂的方案。

4. 膜增生性肾小球肾炎（MPGN）　建议成人和儿童特发性 MPGN 患者，如临床表现 NS 和进行性肾功能减退者，需接受口服 CTX 或 MMF 治疗，联合隔日或每日小剂量激素，初始治疗疗程不超过 6 个月（2D）。

5. IgA 肾病　经过 3~6 个月优化支持治疗（包括服 ACEI/ARB 和控制血压）后，如尿蛋白仍持续≥1g/d 且 GFR>50ml/（min·1.73m^2）的患者，建议使用糖皮质激素治疗 6 个月（2C）。

我国糖皮质激素代表性临床研究：

北京大学第一医院牵头的甲泼尼龙对 IgA 肾病患者临床结局的影响（TESTING 研究，phase Ⅳ clinical trial），是一项全球多中心、随机、对照、双盲试验，旨在评价糖皮质激素治疗 IgA 肾病的长期疗效和安全性。TESTING 研究招募经过至少 3 个月 RAS 阻断剂严格控制血压等优化支持治疗后，蛋白尿>1g/d，并且 eGFR 在 20~120ml/（min·1.73m^2）的 IgAN 患者。经过洗脱期后经 1:1 随机分配至口服甲泼尼龙组［0.6~0.8mg/（kg·d），最大剂量 48mg/d］或相匹配的安慰剂组。结果显示：136 例口服甲泼尼龙的受试者中，20 例（14.7%）发生严重不良反应；而 126 例口服安慰组的受试者中 4 例发生严重不良反应（3.2%）。两组差别显著，P<0.001。主要原因为严重感染（8.1% vs 0），包括 2 人死亡。研究主要肾脏结局（包括终末期肾病、肾衰竭导致的死亡、肾小球滤过率下降 40% 等）在甲泼尼龙组发生 8 例（5.9%），在安慰剂组发生 20 例（15.9%），P=0.02。过多的严重不良事件的发生致使独立数据安全监查委员会建议提前终止该研究。

三、环磷酰胺

环磷酰胺属于烷化剂,在体外无活性,进入体内被肝脏或肿瘤内存在的过量的磷酰胺酶或磷酸酶水解转化为磷酸酰胺氮芥而起作用。CTX 属于细胞周期非特异性药物,其作用机制主要通过与 DNA 交联抑制 DNA 的合成,少数也可干扰 RNA 的功能,从而破坏细胞的转录和翻译过程。CTX 是目前广泛应用的抗肿瘤药物,同时也是临床应用最广泛的免疫抑制剂之一。CTX 能抑制细胞增殖,非特异性地杀伤抗原特异性小淋巴细胞,限制其转化为免疫母细胞。CTX 对 B 细胞有很强的抑制作用,可以使 B 细胞减少,在适当剂量下可以明显抑制抗体的产生。T 细胞的不同亚型对 CTX 的敏感性不同,Ts 细胞较敏感,Th 细胞较差。CTX 通过减少 T 细胞和 B 细胞从而抑制细胞免疫和体液免疫,其免疫抑制程度与剂量和疗程呈正相关。

环磷酰胺的毒副作用与剂量相关。早期不良反应包括骨髓抑制(白细胞减少最常见,其最低值在用药后 1~2 周出现,常在 2~3 周后可恢复)、感染、肝脏损害、消化系统症状(食欲减退、恶心、呕吐)、皮肤损害(色素沉着、黏膜溃疡、脱发等)、出血性膀胱炎等。远期副作用主要为性腺抑制和致癌风险。因此,CTX 禁用于妊娠及哺乳期妇女;而对于有骨髓抑制、感染、肝肾功能不全的患者慎用或禁用。

CTX 可以通过口服或静脉给药,其应用剂量在不同的疾病和患者中应个体化。对于肾功能不全的患者应减量,GFR 在 10~50ml/min 时调整为正常剂量的 75%;GFR<10ml/min 时剂量减半。应用 CTX 时需要注意水化,静脉给药时可以应用美司钠预防出血性膀胱炎。用药时应定期监测血常规并根据白细胞计数调整用药剂量。应用 CTX 时需评估药物累积剂量增加带来的收益和风险。

环磷酰胺 2012 年 KDIGO 指南推荐:

1. 对反复发作激素敏感性肾病综合征(steroid-sensitive NS,SSNS),推荐烷化剂作为激素替代药物,包括 CTX 或苯丁酸氮芥(1B)。对激素依赖 SSNS,建议烷化剂作为激素替代药物,包括 CTX 或苯丁酸氮芥(2C)。

(1)建议口服 CTX 2mg/(kg·d)治疗 8~12 周(最大累积剂量 168mg/kg)(2C)。

(2)建议糖皮质激素治疗缓解后再开始 CTX 治疗(2D)。

(3)不建议用第二个疗程的烷化剂(2D)。

2. 微小病变肾病(MCD) 对于成人初发 MCD,使用激素有相对禁忌证或不能耐受大剂量激素的患者,建议口服 CTX 或 CNI 治疗,方案同反复发作 MCD(2D)。反复发作和激素依赖 MCD,建议口服 CTX 2~2.5mg/(kg·d),共 8 周(2C)。

3. 特发性膜性肾病(IMN) 推荐初始治疗采用隔月交替的口服/静脉糖皮质激素及口服烷化剂,疗程 6 个月(1B)。周期性使用激素/烷化剂方案:第 1 个月甲泼尼龙(1g/d)静脉注射 3 天,继续口服甲泼尼龙[0.5mg/(kg·d)]27 天。第 2 个月口服 CTX[2.0mg/(kg·d)]30 天。第 3~6 个月重复第 1~2 个月的治疗方案。每 2 周监测一次 SCr、尿蛋白定量、血浆白蛋白及白细胞,持续 2 个月,随后每个月一次,持续 6 个月。如果白细胞<$3.5×10^9$/L,停止 CTX 治疗,直至白细胞恢复至>$4×10^9$/L。建议治疗首选环磷酰胺而非苯丁酸氮芥(2B)。建议每天持续(非周期性)口服烷化剂可能同样有效,但出现毒副作用的风险增加,尤其治疗超过 6 个月时(2C)。

4. 局灶节段性肾小球硬化(FSGS) 建议肾病综合征复发的 FSGS 患者,治疗建议口服 CTX 2~2.5mg/(kg·d),共 8 周 (2D)。

5. 膜增生性肾小球肾炎(MPGN) 如临床表现肾病综合征和进行性肾功能减退者,需接受口服 CTX 或 MMF 治疗,联合隔日或每日小剂量激素,初始治疗疗程不超过 6 个月(2D)。

6. 新月体型 IgA 肾病 建议对迅速进展的新月体型 IgAN 患者,采用激素联合 CTX 治疗 (2D)。

我国环磷酰胺代表性临床研究:

膜性肾病:四川省人民医院在 2018 年开展了比较单用他克莫司与糖皮质激素联合环磷酰胺治疗成人原发性膜性肾病的有效性及安全性:一项多中心随机、对照开放性研究。环磷酰胺组静脉给药,每 2 周按 750mg/m^2 药 1 次,持续 8 周,然后每 4 周给药 1 次,持续 16 周。累计疗程 24 周。他克莫司组剂量 0.05~0.1mg/(kg·d)。

IgA 肾病:广东省人民医院牵头了一项名为 Treatment of Prednisone Plus Cyclophospha-mide in Patients with Advanced-stage IgA Nephropathy (TOPplus-IgAN)的研究,研究对象为血肌酐升高但小于 3.0mg/dl 的 IgA 肾病患者,旨在比较激素+CTX 方案与单用激素方案治疗该类 IgA 肾病的有效性和安全性。干预组口服泼尼松 0.5mg/(kg·d),同时每月静滴 1g CTX,疗程为 6 个月;对照组口服泼尼松 0.5mg/(kg·d)。

四、环孢素

环孢素(CsA)主要通过以下机制治疗各类肾脏疾病①选择性免疫抑制作用:CsA 对 T 细胞激活的早期有强烈抑制作用,能阻断淋巴细胞在抗原刺激下的增生、分化和成熟,减少 IL-2 的产生,减少 T 细胞和 NK 细胞的细胞毒杀伤活力,从而发挥选择性抑制细胞免疫作用,改善肾病时的免疫功能紊乱,减轻免疫病理反应。②非免疫抑制作用:维持肾小球基底膜电荷屏障的稳定性,改善肾小球滤过膜对蛋白的通透性,改善肾内血流动力学,降低肾小球滤过压,从而减少尿蛋白的漏出。

治疗肾小球疾病时,CsA 的起始治疗剂量为 4~5mg/(kg·d),分 2 次口服。对肾功能不全却又处于允许程度的患者,起始剂量不应大于 2.5mg/(kg·d)。治疗期间需监测 CsA 的血药浓度,以减少其毒性。CsA 起效时间为 1~2 周,若单用效果不佳,推荐与小剂量糖皮质激素联用,若 3 个月后疗效仍不满意,则停用 CsA。使用过程中若血肌酐较前升高 30%,则需减量。

CsA 最常见的毒副作用为肾毒性、神经毒性及高血压。CsA 会引起肾小管间质及肾血管的改变,导致肾间质纤维化、肾血管钙化及肾小球硬化等。CsA 的肾毒性可分为急性肾毒性及慢性肾毒性。急性肾毒性呈剂量依赖性,其临床特征为开始治疗后早期出现,一过性的肾小球滤过率下降、高血压,在降低剂量或停药后迅速恢复正常。慢性肾毒性是由于血流动力学改变导致结构改变,为非剂量依赖性,改变不可逆,可导致肾功能异常及ESRD,组织学上表现为肾小管纤维化和萎缩,透明样组织代替小动脉平滑肌。环孢素的神经毒性包括震颤、头痛、睡眠障碍,严重者可发生脑病导致昏迷。在 CsA 使用过程中10% ~ 14%的患者可以发生高血压。其他不良反应还包括肝脏损害、胃肠道不适、高尿酸血症及痛风、多毛、牙龈增生及感染等。因此,对于肾功能不全、肾小管间质损伤明显、高血压及感染的患者,应用 CsA 治疗需慎重。使用过程中应监测血药浓度。同时,由于 CsA 在肝脏中代谢,需关注任何影响肝脏细胞色素 P450 代谢的药物都可能影响 CsA 的血药浓度。

环孢素 A 2012 年 KDIGO 指南推荐:

1. 特发性膜性肾病(IMN) 对符合初始治疗标准,但不愿意接受激素/烷化剂周期性治疗方案或存在禁忌证的 IMN 患者,推荐 CsA 治疗至少 6 个月,3.5 ~ 5.0mg/(kg·d)分两次口服,间隔12小时,同时联合泼尼松0.15mg/(kg·d),治疗6~12个月。建议从小剂量开始,逐渐增加,以减少急性肾毒性(1C)。若 CsA 治疗 IMN 6 个月无效,建议停用(2C)。若达到完全或部分缓解,且无 CNI 相关的肾毒性发生,建议在 4~8 周内将 CNI 的剂量减至初始剂量的 50%,全疗程至少 12 个月(2C)。对以烷化剂/激素为基础的初始治疗方案抵抗的 IMN 患者,建议 CNI 治疗(2C)。

2. 微小病变肾病(MCD) CTX 治疗后仍复发或要求保留生育能力的反复发作和激素依赖的 MCD 患者,建议 CsA 3~5mg/(kg·d),分次服用,治疗 1~2 年(2C)。

使用激素有相对禁忌证或者不能耐受大剂量激素的成人初发 MCD 患者(如为控制的糖尿病、精神因素、严重的骨质疏松),建议口服 CTX 或 CNI 治疗(2D)。

3. 局灶节段性肾小球硬化(FSGS) 使用激素有相对禁忌证或者不能耐受大剂量激素的成人特发性 FSGS 患者(如未控制的糖尿病、精神因素、严重的骨质疏松),推荐为一线用药(2D)。

对于激素抵抗 FSGS,建议予 CsA 3 ~ 5mg/(kg·d),分两次口服,至少 4 ~ 6 个月(2B)。如获得完全或部分缓解,建议 CsA 治疗至少持续 12 个月,然后再缓慢减量(2D)。

环孢素临床研究:

2010 年发表了一项前瞻性、随机、平行、开放性研究,将 52 例使用激素后首次复发的成人 MCD 患者随机分为 CsA+泼尼松组和单用泼尼松组。CsA+泼尼松组:CsA C2 为600~800ng/ml,平均剂量(1.8±0.4)mg/(kg·d),泼尼松起始剂量0.8mg/(kg·d);泼尼松单药组:起始剂量 1.0mg/(kg·d),每 4 周减量 10mg 直至剂量减至 10mg。结果显示:激素+CsA 组患者完全缓解率显著高于单用激素组,到达完全缓解的时间显著低于单用激素组。

第七节 特殊人群中进行的研究

特殊人群是指老年人、肝肾功能减退者、孕妇及哺乳期妇女、新生儿及儿童等处于特殊病理或生理状态下的人群。药物在特殊人群体内的过程,即药物的吸收、分布、代谢和清除过程有可能发生变化。药物在特殊人群中呈现的疗效及毒副作用差异较大,药物不良反应发生率高,因此不同于一般人群。而如何在特殊人群中顺利开展Ⅱ、Ⅲ和Ⅳ期临床试验仍缺乏共识或指导原则。原发性肾小球病的治疗主要包括非免疫抑制治疗、免疫抑制治疗及相关并发症治疗等。在原发性肾小球病治疗药物评估的研究中,通常会区别不同的肾功能分期,且经常对复杂的其他特殊人群予以排除。但原发性肾小球病的特殊人群患病率并不低,如何开展针对特殊人群的临床研究,保证对特殊人群使用治疗原发性肾小球病药物的疗效及安全,是治疗原发性肾小球病新药研究的一大重点及难点。

一、老年患者

第七次全国人口普查显示我国 65 岁以上的老年人已占总人口数的 13.50%。CKD的发病率随年龄增长而逐渐增加,老年人群的 CKD 患病率明显高于普通人群,>65 岁人群的 CKD 患病率甚至可高于20%。老年患者往往合并存在其他疾病,需同时使用其他治疗药物,容易导致用药依从性下降,甚至多种药物之间可能发生药物相互作用,对这部分患者开展有针对性的药物临床试验是十分必要的。

蛋白尿、高血压、高血糖、贫血及钙磷代谢紊乱等均是老年 CKD 进展的危险因素,也是老年人心脑血管死亡事件和全因死亡事件的危险因素。原发性肾小球病的治疗措施主要针对降低蛋白尿、控制血压、减少相关并发症等方面展开。通常情况下,原发性肾小球病可根据不同的病理类型选择使用免疫抑制治疗和/或非免疫抑制治疗。但考虑到患者老龄化、药物可能引起的并发症及不良反应,与成年人比较,老年人使用上述药物应更加谨慎,药物剂量可能要相对减小,给药方案的制订与普通人群也有所不同。

在新药的有效性和安全性研究中,必要时需设立老年(>65 岁)及老老年(>80 岁)等临床亚组进行评估,因药物在老年人体内的吸收、分布、代谢、排泄情况较年轻人已发生相应改变。而给药方案不同相互比较的研究中,需考虑老年患者用药的特殊性。CKD 患者常合并高血压、心脑血管疾病、代谢相关疾病等问题,老年患者与其他疾病共存的现象尤为突出,合并用药极为复杂。在治疗原发肾小球疾病药物临床试验的设计和实施中需考虑到药动学和/或药效学相互作用,必须注意有无不合理联合用药的情况并及时调整给药方案。

二、儿童患者

有部分病理类型的原发性肾小球病高发于儿童患者,如微小病变性肾小球病等,治疗原发性肾小球病新药的研发及给药方案的制订必须要进行儿童人群的临床试验。儿童的生长发育情况对药物的吸收、分布、代谢、排泄这4个过程均有影响,药物在儿童与成人体内的药动学特征存在较大差异,甚至在不同年龄组、不同发育进度上均有区别。在用于儿童临床试验开始前,必须要获取药物的相关数据和信息。首先,要确定药物的作用机制信息;其次,要获得处于生长发育期动物用药的综合评价,目的是确认该药不应改变受试者的生长发育及其最终的生殖能力;再次,在开始进行儿科研究之前,应当针对药物在成人试验中的安全性和有效性进行合理的综合评价,成人的临床试验数据应提供药物剂量、药物疗效、作用持续时间及体内生理过程等作为儿童临床试验的参考依据;最后,儿童的年龄也是影响药物作用的因素,需有足够的样本及分年龄层次进行有效性和安全性评估。而此类疾病如进展为终末期肾病、多种并发症等均会给儿童的生长发育带来负面影响,积极干预将对患者的后续生活质量有巨大影响。同时因儿童在药物使用的依从性及耐受性上均较成人有所不同,在新药的临床试验中必须充分保证受试者的知情权,必须于其法定监护人处取得完全的知情同意,在其法定监护人的配合帮助下完成研究过程。

三、妊娠期患者

使用肾病常用药物存在风险。原发性肾小球疾病患者常使用非免疫治疗的 ACEI,以及免疫治疗中的吗替麦考酚酯、环磷酰胺等药物。有研究表明这些药物对妊娠结局或胎儿方面有不良影响,需在妊娠期前停用相关药物。目前 FDA 制定了最新的妊娠/哺乳期用药规则,药物说明书中应针对孕妇、胎儿及哺乳期婴儿提供更多的有效信息,包括药物是否泌入乳汁、是否影响婴儿等数据,进一步加强妊娠期患者的安全用药。所以对妊娠期患者的治疗,通常会改用毒性较小的药物,但治疗效果可能减弱及妊娠本身会增大肾脏负荷,均会造成疾病的进一步发展。妊娠期患者的临床试验开始前,必须要获取动物实验中有关药物是否对胎畜有害及药物代谢是否透过胎盘等信息。另外,目前女性生育年龄的推迟呈增长趋势,肥胖率也逐年增加,这些都会增加需要药物治疗的妊娠期患者人数,以及原发性肾小球病患者妊娠期的危险程度。妊娠期治疗药物的临床试验至关重要,但基于伦理方面等原因,妊娠期人群一般不进行大规模的临床试验。对妊娠期人群的疾病控制程度及药物对胎儿的影响为此类特殊人群临床试验的主要研究问题,多数相关数据需在Ⅲ~Ⅳ期临床试验中逐步完善。

四、肝功能异常患者

肝脏是药物代谢和解毒的重要脏器。多数原发性肾小球病治疗药物进入人体后经肝脏生物转化、解毒和清除。肝脏的功能状态可改变药物的药动学特征,并进而影响药物的安全性和有效性,甚至对于经肝脏代谢灭活的药物,如可使其代谢受阻,导致药物蓄积,严重时可出现重大不良反应。只有经过药动学研究确定特殊人群的给药方案后,方可在以后开展的Ⅱ期或Ⅲ期临床试验中纳入该类特殊人群的受试者。而新药上市的产品说明书中注明此类人群是否需调整给药方案。肝功能不全患者应根据试验药物的具体不良反应,在研究者的密切指导和监测下使用临床试验药物,并积极监测此类人群的肝功能变化等指标。

第八节　临床研究实例介绍

一、短期静脉滴注甲泼尼龙后他克莫司单药方案治疗成人微小病变性肾小球病综合征(TAMER 研究,Ⅳ期临床试验)

(一)研究目的

比较短期静脉滴注甲泼尼龙后他克莫司单药方案与标准激素方案治疗成人微小病变性肾小球病综合征的有效性及安全性,希望能证明他克莫司方案的疗效非劣效于传统的标准激素方案,但安全性更好,并能避免大剂量、长疗程的糖皮质激素的众多副作用,提高患者的生活质量及生存率。

(二)入选标准

1. 签署书面知情同意书。

2. 年龄在 18~65 周岁的患者,男女不限。

3. 初发的肾病综合征(尿蛋白>3.5g/24h,血清白蛋白<30g/L)。

4. 经肾活检病理确诊为微小病变性肾小球病。

5. 尿量>600ml/24h,或经(扩容)利尿后尿量>1 000ml/24h。

6. 血清肌酐(SCr)≤133μmol/L。

7. 育龄期女性患者妊娠试验结果阴性,并同意采取避孕措施。

(三)排除标准

1. 未签署书面知情同意书,无法或不愿遵守研究者认可的研究方案。

2. 继发性微小病变性肾小球病(肿瘤、药物等)。

3. 已接受过激素或其他免疫抑制剂(环磷酰胺、环孢素、吗替麦考酚酯等)治疗。

4. SCr>133μmol/L。

5. 确诊为糖尿病(定义为空腹血糖≥7.0mmol/L 或糖尿病症状+随机血糖≥11.1mmol/L 或餐后 2 小时血糖≥11.1mmol/L)或糖耐量减低(餐后 2 小时血糖为 7.8~11mmol/L)。

6. 已知对他克莫司、糖皮质激素,或对上述药物中的任何成分过敏。

7. HBV 血清学指标(HBsAg 和/或 HBeAg 和/或 HBcAb)阳性,HCV 阳性者或肝功能异常(GPT、GOT 或胆红素为正常值上限的 2 倍或 2 倍以上,并持续升高 2 周)。

8. 6 个月内有胰腺炎或明确的消化道溃疡和/或消化道出血史。

9. 先天性或获得性免疫缺陷,或合并活动性结核、活动性巨细胞病毒(CMV)等感染的患者。

10. 有其他严重的生理或心理疾病的患者。

11. 5 年内有恶性肿瘤病史。

12. 先天性心脏病、心律失常、心力衰竭等严重心血管疾病患者。

13. 合并严重感染需要静脉使用抗生素的患者。

14. 妊娠期、哺乳期或不愿采取避孕措施的女性患者。

15. 入组前 3 个月内参加过其他临床试验的患者。

16. 研究者判断患者的情况不适合参加此试验研究。

(四) 用药及分组

1. 研究药物

(1)他克莫司胶囊:0.5mg/粒、1mg/粒,50 粒/盒,安斯泰来制药公司生产。

(2)甲泼尼龙针:40mg/支,10 支/盒。

(3)泼尼松片:5mg/片,100 片/瓶。

2. 随机化方法　符合条件的患者将按 1∶1 的比例随机进入他克莫司组或激素组,计算机生成随机编码,根据随机编码制作随机信封,内附治疗组别。每个编码有相对应的随机信封,根据签署知情同意书的顺序从小到大给予患者编号。在分组时才能拆开对应的随机信封。一个试验编号使用后中途脱落,该编号则不能再使用。

3. 药品用法用量

(1)筛查期完善检查后,开始静脉滴注甲泼尼龙 40mg(体重≤60kg)或 60mg(体重>60kg),10 天后停药。

(2)他克莫司组:入组后(甲泼尼龙治疗第 8 天)开始加用他克莫司胶囊,空腹口服,起始剂量为 0.5~1mg,每 12 小时 1 次(血清白蛋白≤20g/L 或尿量<800ml 或扩容利尿后尿量<1 200ml 的患者,起始剂量为 0.5mg,每 12 小时 1 次),他克莫司治疗 5~7 天后测他克莫司的血药浓度,并复查 SCr,如 SCr 稳定或上升小于基础值的 30%,且无尿量减少,建议逐渐调整他克莫司的剂量至目标血清谷浓度为 5~10μg/L。

获得完全缓解的患者 8 周(他克莫司治疗至少 12 周,根据个体不同的治疗反应决定)后开始逐渐减少他克莫司的剂量(每 4 周减少的剂量≤治疗剂量的 25%,且每 4 周减少的剂量不超过 1mg,根据个体不同的治疗剂量决定),维持血清谷浓度为 3~8μg/L。总疗程约 36 周。

(3)激素组:入组后(甲泼尼龙停用后)开始口服泼尼松片,剂量为 1.0mg/(kg·d)(最大剂量不超过 80mg/d)晨起顿服。

获得完全缓解后 2 周(足量激素至少 6 周,根据个体不同的治疗反应决定)开始激素逐渐减量,以每周减 5mg/d 至剂量为 0.5mg/(kg·d),继以每 2 周减 5mg/d 至剂量为

20mg 隔日 1 次,并维持此剂量 8 周,再以每 2 周减 5mg 隔日 1 次直至完全停药。总疗程约 36 周。

(五)评价指标

1. 首要评价指标

(1)缓解率:包括完全缓解及部分缓解。完全缓解指尿蛋白降至 0.3g/24h 以下,且连续 2 次尿沉渣检查白蛋白阴性或痕迹。部分缓解指尿蛋白降至 0.3~3.5g/24h,且较基线值下降 50% 以上。

(2)新发糖尿病或糖耐量减低。

(3)骨质疏松症[双能 X 射线吸收法(DXA)检测骨密度,T 评分,诊断标准为通过 DXA 大致评价后的股骨颈或脊椎骨密度的 T 评分≤-2.5]。

(4)感染。

2. 次要评价指标

(1)达到完全缓解及部分缓解所需的时间。

(2)复发(尿蛋白>3g/24h,伴尿沉渣白蛋白+++或++++)。

(3)肾功能变化:血清肌酐、肾小球滤过率变化及血清肌酐翻倍(血清肌酐升高至基线值的 2 倍或 2 倍以上)。

(4)急性肾衰竭(短期内 SCr 升高至超过基线值的 50%)。

(5)治疗失败率、中止治疗的患者比例、转换成其他免疫抑制剂治疗的患者比例。

(6)肾活检病理变化。

(7)血糖、血脂谱、尿酸变化。

(8)向心性肥胖[采用向心性肥胖指数(COI)评估,评估方法为仰卧位,用卷尺测量 9 处周长:颈部最窄处、胸部(腋下顶部处)、腹部(脐平)、双上臂(腋下顶点处)、双大腿(腹股沟处)、双小腿(最粗部),COI 指数为躯干部周长之和除以四肢周长之和]。

(9)体重指数(BMI)变化。

(10)精神及心理状况异常[综合 SAS 焦虑自评量表、SDS 抑郁自评量表及中文健康问卷(CHQ-12)进行评估]。

(11)生活质量变化(采用 SF-36 量表评估)。

(12)不良事件(如消化道症状、失眠、肝损害、新发高血压、库欣综合征、痤疮等)的性质及比例。

(13)额外住院次数。

(六)安全性指标

1. 不良事件。

2. 实验室安全性指标

(1)肝功能:白蛋白、球蛋白、胆红素、谷丙转氨酶、谷草转氨酶。

(2)肾功能:肌酐、尿素氮、尿酸、eGFR。

(3)血糖:空腹血糖。

（4）血脂：胆固醇、甘油三酯、高密度脂蛋白、低密度脂蛋白。

（5）电解质：钾、钠、氯、钙等。

（6）血液学：红细胞计数、血红蛋白、血小板、白细胞计数、白细胞分类。

（7）尿妊娠试验：育龄妇女试验前进行尿妊娠试验。

3. 中途退出研究情况。

二、甲泼尼龙对 IgA 肾病患者临床结局的影响（TESTING 研究，Ⅳ期临床试验）

（一）研究目的

评价糖皮质激素治疗有进展风险的 IgA 肾病的疗效和安全性。

（二）入选标准

1. 签署书面知情同意书。

2. 经肾活检病理确诊为 IgA 肾病。

3. 最大程度使用 RAAS 拮抗剂，尿蛋白定量>1.0g/24h，eGFR 在 20~120ml/min。

（三）排除标准

1. 未签署书面知情同意书，无法或不愿遵守研究者认可的研究方案。

2. 有糖皮质激素进行免疫抑制治疗的指征，如在过去 12 个月内肾活检发现大于 50% 的肾小球中有新月体。

3. 有糖皮质激素进行免疫抑制治疗的禁忌证，如活动性感染，过去 5 年内的恶性肿瘤，妊娠期、哺乳期或不愿采取避孕措施的女性患者。

4. 入组前 12 个月内接受过全身免疫抑制治疗。

5. 恶性高血压或血压控制不良（收缩压>160mmHg 或舒张压>110mmHg）。

6. 存在肾功能不稳定的其他原因，如急性肾损伤。

7. 年龄<14 岁。

8. 继发性 IgA 肾病（如狼疮、肝硬化等）。

9. 研究者判断患者的情况不适合参加此试验研究。

（四）用药及分组

研究治疗包括口服 0.6~0.8mg/（kg·d）甲泼尼龙或匹配的安慰剂（四舍五入至最接近的 4mg，最大剂量为 48mg/d），持续 2 个月，然后每月逐渐减少 8mg/d，总治疗期为 6~8 个月。

（五）试验终点

主要终点为 eGFR 首次出现 50% 的下降，进展为 ESRD（定义为需要维持透析或肾移植，并由一个设盲的独立委员会裁决）或因肾病死亡。预先设定的探索终点包括：①eGFR 单独下降 25%，或是 ESRD、全因死亡的一部分原因；②血清肌酐水平的年变化率；③在 6、12 和 24 个月时的蛋白尿缓解情况；④随访结束时的血尿消失情况。

（六）安全性指标

预先确定的安全性指标包括全因死亡率、总严重不良事件、严重感染、新发糖尿病、胃肠道出血、骨折或骨坏死及心血管事件。严重不良事件是根据 ICH-GCP 定义的。

三、利妥昔单抗或环孢素治疗膜性肾病（Ⅳ期临床试验）

（一）研究目的
评价利妥昔单抗或环孢素治疗膜性肾病的疗效和安全性。

（二）入选标准
1. 签署书面知情同意书。
2. 经肾活检病理确诊为膜性肾病。
3. 年龄在 18~80 周岁的患者。
4. 尿蛋白定量>5.0g/24h，eGFR>40ml/min。
5. 随机分组前使用 RAAS 拮抗剂至少 3 个月，但尿蛋白下降低于 50%。

（三）排除标准
1. 未签署书面知情同意，无法或不愿遵守研究者认可的研究方案。
2. 年龄<18 周岁或年龄>80 周岁。
3. 研究者判断患者的情况不适合参加此试验研究。

（四）用药及分组
研究将患有膜性肾病、蛋白尿至少为 5g/24h、24 小时肌酐清除率至少为 40ml/（min·1.73m²）、接受 RAAS 拮抗剂治疗至少 3 个月者随机分为 2 组。接受静脉滴注利妥昔单抗（2 次滴注，每次 1 000mg，间隔 14 天；部分反应时在 6 个月时重复 1 次）或口服环孢素[开始剂量为 3.5mg/（kg·d），环孢素的靶谷血药浓度为 125~175μg/L，每 2 周评估 26 次血药浓度，直至达到靶谷血药浓度，持续 12 个月]治疗。随访 24 个月。

（五）试验终点
主要终点为进展为 ESRD（定义为需要维持透析或肾移植，并由一个设盲的独立委员会裁决）或死亡。预先设定的主要结果是 24 个月时的蛋白尿完全或部分缓解率，还评估了辅助检查的相关变化和安全性。

（六）安全性指标
预先确定的安全性指标包括全因死亡率、发生癌症、不良事件。

（田　炯　陈江华）

参 考 文 献

[1] 王海燕. 肾脏病临床概览[M]. 北京:北京大学医学出版社,2010.

[2] VIVARELLI M,MASSELLA L,RUGGIERO B,et al. Minimal change disease[J]. Clinical journal of the A-merican society of nephrology,2017,12(2):332-345.

[3] ROSENBERG A Z,KOPP J B. Focal segmental glomerulosclerosis[J]. Clinical journal of the American society of nephrology,2017,12(3):502-517.

[4] COUSER W G. Primary membranous nephropathy[J]. Clinical journal of the American society of nephrolo-

gy,2017,12(6):983-997.

[5] RODRIGUES J C,HAAS M,REICH H N. IgA nephropathy[J]. Clinical journal of the American society of nephrology,2017,12(4):677-686.

[6] SMITH R J H,APPEL G B,BLOM A M,et al. C3 glomerulopathy — understanding a rare complement-driven renal disease[J]. Nature reviews nephrology,2019,15(3):129-143.

[7] CATTRAN D C,FEEHALLY J,COOK H T,et al. Kidney Disease:Improving Global Outcomes (KDIGO) glomerulonephritis work group. KDIGO clinical practice guideline for glomerulonephritis[J]. Kidney international supplements,2012,2(2):139-274.

[8] 国家食品药品监督管理总局. 儿科人群药物临床试验技术指导原则[J]. 儿科药学杂志,2016,22 (4):43-47.

第三章

治疗肾性高血压药物临床试验

第一节 肾性高血压概述

一、肾性高血压疾病概述

肾性高血压主要是肾动脉病变和肾脏实质性病变引起的血压升高,分为肾血管性高血压与肾实质性高血压,是最常见的继发性高血压,占成人高血压的 5%,占儿童高血压的 60% 以上。而血压升高又可以加重肾功能损害,诱发心脑血管疾病发生,形成恶性循环。

肾血管性高血压的肾动脉病变主要是指单侧或双侧肾动脉入口、主干或其主要分支狭窄,主要病因:儿童多见于先天性肾动脉异常;青少年多见于肾动脉纤维肌发育不良、非特异性大动脉炎;中老年多见于肾动脉粥样硬化。其发病机制为肾脏缺血及肾素-血管紧张素-醛固酮系统激活导致肾血管收缩和水钠潴留。

肾实质性高血压主要由各种急、慢性肾小球肾炎,慢性肾盂肾炎,继发性肾小球肾炎等引起。肾素依赖性(肾素-血管紧张素系统激活)及容量依赖性(水钠潴留)是肾实质性高血压的主要发病机制;同时交感神经系统激活、内皮细胞功能紊乱、肾缺血、肾动脉构造异常、血管扩张压力感受器敏感性损害等也参与其发病机制。在慢性肾脏病中,高血压的发病率可高达 58.0%~86.2%。肾性高血压的病理生理、临床表现及治疗与普通人群高血压有较大差异,往往高血压更难控制。

根据《中国高血压防治指南》(2018 年修订版),非同日 3 次测量血压,收缩压≥140mmHg 和/或舒张压≥90mmHg 可诊断为高血压。根据血压升高水平,进一步分为高血压 1 级、2 级和 3 级。根据危险因素、靶器官损害及临床并发症,又可进行低危、中危、高危和很高危 4 个层次的心血管危险分层。若患者已出现肾功能受损(血清肌酐:男性>133μmol/L,女性>124μmol/L;或尿蛋白>300mg/24h),即存在临床并发症,无论是哪一级的高血压,其心血管疾病风险水平都是很高危组。故绝大多数肾性高血压患者其心血管疾病风险水平是很高危组。

一旦高血压确诊(血压>140/90mmHg),应在调节生活方式的同时,必要时启动抗高血压药治疗。改善全球肾脏病预后组织(KDIGO)建议尿白蛋白排泄率为30~300mg/24h的CKD患者的血压控制为血压≤130/80mmHg(2D证据),尿白蛋白排泄率>300mg/24h的CKD患者的血压控制为血压≤130/80mmHg(2C证据)。《中国肾性高血压管理指南》(2016年版)建议CKD患者的血压控制目标为血压<140/90mmHg,合并显性蛋白尿(即尿蛋白排泄率>300mg/24h)时的血压控制目标为血压≤130/80mmHg。对于老年(60~79岁)、合并糖尿病或肾透析患者,血压控制目标为血压<140/90mmHg。

二、治疗肾性高血压药物概述

肾血管性高血压的治疗主要采用血管介入治疗或手术治疗。介入治疗的安全性高、损伤小,可有效控制血压,及时治疗可逆转肾功能。通常肾血管性高血压首选的治疗药物为β受体拮抗剂和钙通道阻滞剂(CCB)这2类药物。

肾实质性高血压药物治疗的基本原则与普通人群高血压相同,即标准剂量起始,根据血压情况逐步增至耐受剂量;老年患者小剂量起始;从1种到多种,如单药剂量增至足量时血压仍未达标可考虑联合使用2种或2种以上抗高血压药;优先选择长效制剂;CCB、ACEI、ARB、利尿药及β受体拮抗剂这5类是主要抗高血压药。同时需根据肾功能分期、蛋白尿、水肿、靶器官有无损害及其他伴随疾病,个体化选择抗高血压药。以下肾性高血压的药物治疗往往指的是肾实质性高血压的治疗。

1. 肾素-血管紧张素-醛固酮系统(RAAS)拮抗剂 包括血管紧张素转换酶抑制药(ACEI)、血管紧张素受体阻滞药(ARB)、肾素抑制药,是治疗肾性高血压的基石,同时也具有肾脏及心血管保护作用。既能控制血压,又具有降蛋白尿及改善心功能的作用,对于高血压伴CKD的患者,尤其合并蛋白尿的患者应首选。但双侧肾动脉狭窄性肾血管性高血压、伴高钾血症、血清肌酐>265.2μmol/L、严重水肿、低血容量患者慎用。

(1)血管紧张素转换酶抑制药:如卡托普利、培哚普利、福辛普利、贝那普利、依那普利等。

(2)血管紧张素受体阻滞药:如氯沙坦、缬沙坦、厄贝沙坦、坎地沙坦、替米沙坦、奥美沙坦酯等。

(3)肾素抑制药:如瑞米吉仑、依那吉仑、阿利吉仑等。

(4)盐皮质激素受体拮抗剂:如依普利酮、非奈利酮等。

(5)其他:如沙库巴曲缬沙坦。

2. 钙通道阻滞剂(CCB) 对于肾功能下降明显(血清肌酐>265.2μmol/L),疑有肾动脉狭窄、大量蛋白尿、水肿明显的患者,宜首先用CCB。CCB的降压效果显著,治疗禁忌证相对少。如硝苯地平、氨氯地平、尼群地平、非洛地平、拉西地平、贝尼地平等。

3. 交感神经阻滞药

(1)中枢性抗高血压药:如可乐定、甲基多巴。

（2）神经节阻滞药：如美卡拉明。

（3）抗去甲肾上腺素能神经末梢药：如利血平、胍乙啶。

（4）肾上腺素受体拮抗剂：①β受体拮抗剂，如普萘洛尔、美托洛尔；②$α_1$受体拮抗剂，如哌唑嗪、特拉唑嗪、多沙唑嗪；③α、β受体拮抗剂，如拉贝洛尔、卡维地洛、阿罗洛尔等。

4. 利尿药　如氢氯噻嗪、吲达帕胺、呋塞米、螺内酯等。

5. 血管扩张药

（1）直接扩张血管药：如肼屈嗪、硝普钠。

（2）钾通道开放药：如二氮嗪、吡那地尔、米诺地尔。

第二节　相关法律及技术规范要点

随着对肾性高血压及原发性高血压的发病机制研究的不断深入，以及相关学科如基因及蛋白质组学、分子生物学、药学等学科的高速发展，我国新型抗高血压制剂的研发工作正蓬勃发展。同时人类社会化进程的不断推进、饮食结构及生活方式的改变导致高血压及肾病的发病率逐年升高，肾性高血压并发症的致残/致死率不容忽视，急需一些有潜力的新型降压制剂面世。规范治疗肾性高血压药物的临床试验为临床使用治疗肾性高血压药物的安全性和有效性提供保证。除遵守第一章第二节下所述的我国临床试验的相关法律法规外，现虽无针对性的新型治疗肾性高血压药物临床试验研究的相关技术指导原则，但国内外颁布的一些抗高血压药临床研究相关指导原则具有较高的指导参考意义。如2000年国际人用药物注册技术协调会（ICH）的E12指导原则系统介绍了美国、欧洲、日本三方共同的抗高血压药临床研究指导原则的基本要求和建议；2004年欧洲药品审评署（EMEA）颁布了欧盟地区的《抗高血压新药临床研究技术指导原则》，2010年EMEA颁布了第3版《抗高血压新药临床研究技术指导原则》。早在1993年卫生部就颁布了在我国注册新的抗高血压药开展临床研究的相关技术指导原则，在2007年颁布了《抗高血压药物临床试验技术指导原则（第二稿）》（中国指导原则）。同时国内的药物临床试验水平提高，国际合作不断增加，基于不同种群、不同国情的全球性药物临床试验指导方案也需各方参与制订，为治疗肾性高血压药物的临床试验有序开展提供指导方针。

第三节　临床试验设计

新型药物临床试验非常重要，决定着该药是否能够成功应用于临床，被临床医生及患者所接受。若设计不恰当，可能造成一个有潜力的新型药物研发前功尽弃，或是推广至临床的新型药物有很多缺陷及弊端影响治疗效果，更甚者可能出现严重副作用危及患者生命。治疗肾性高血压药物的临床试验设计与一般药物基本相同,国际公认的化学药物临床试验分别为临床前研究及Ⅰ、Ⅱ、Ⅲ和Ⅳ期临床试验。

1. 临床前研究 临床前研究的目的是考察待研究的治疗肾性高血压药物在动物体内外的药效学、药动学及安全性。药效学研究是用来评价新药的生物活性和作用机制,而明确新药对治疗肾性高血压是否有效(控制血压及蛋白尿、延缓肾功能进展及保护心脑血管等作用)。药动学研究包括药物的吸收、分布、代谢和排泄,给出有关药物动力学参数,根据这些参数指导临床用药方案的制定。安全性研究是明确药物剂量与毒性作用的相关性、毒性作用的性质和选择性以及安全剂量范围等,确保药物的安全性是一切临床试验的前提。

临床前研究以体内试验为主,体内与体外试验相结合,选用2种以上动物模型。一般采用成年和健康的动物,常用动物有小鼠、金黄地鼠、大鼠、豚鼠、兔、犬、小型猪等。其中一种为啮齿动物,另一种为非啮齿动物(如犬、小型猪或猴等)。试验组的组数及每组动物数的设定应以能够科学合理地解释所获得的试验结果,恰当地反映有生物学意义的作用,并符合统计学要求为原则。小动物每组一般不少于10只,大动物每组一般不少于6只。做安全性评价时,动物一般要求雌雄各半。可选一肾一夹型(左侧肾动脉狭窄+右肾切除)、两肾一夹型(左侧肾动脉狭窄、右侧肾保留)、双肾双夹型、肾外包扎型高血压模型,以及腺嘌呤致大鼠慢性肾衰竭高血压模型。这些模型的高血压机制不同,一肾一夹型高血压模型主要是由于钠潴留和肾素-血管紧张素系统激活及交感神经活性增强。两肾一夹型高血压模型中肾素-血管紧张素系统激活占主要地位,肾动脉狭窄造成肾脏缺血,导致肾脏内肾素形成,进而增高血液中的血管紧张素含量,使血压升高。双肾双夹型高血压模型因持续缺血而激活肾素-血管紧张素系统、增加交感神经递质的释放、增加醛固酮和内皮素等活性物质的释放。肾外包扎型高血压模型是肾外异物包扎,造成压迫肾实质组织缺血,血压升高。腺嘌呤致大鼠慢性肾衰竭高血压模型是模拟慢性肾炎引起高血压。在新药试验过程中应设置阳性药物对照,如氨氯地平、缬沙坦、美托洛尔等药物。

2. Ⅰ期临床研究 Ⅰ期临床试验包括耐受性研究和药动学研究,其目的是研究人体对药物的耐受程度,并通过药动学研究了解药物在人体内的吸收、分布、转化、消除规律,为制订给药方案提供依据,以便进一步进行治疗试验。

(1)研究对象:治疗肾性高血压药物的Ⅰ期临床试验一般选择健康志愿者作为研究对象;男女各半;年龄在18~45岁;男性受试者的体重≥50kg,女性受试者的体重≥45kg,体重指数(BMI)为19~26kg/m²;体格检查、血常规、尿常规、大便常规+隐血、肝肾功能、血糖、乙肝表面抗原、心电图、胸部X线、腹部B超等项指标均在正常范围内;知情同意,志愿受试,获得知情同意书的过程符合GCP规定。

(2)样本量的确定:根据病例数应当符合统计学要求和最低病例数要求,Ⅰ期临床试验要求病例数为20~30例。筛选60名健康志愿者(男女各半)参加研究。

(3)耐受性研究观察:单剂量,即单次给药组,试验从低剂量开始,上一剂量组1/2的受试者未出现不良反应,方可进行下一剂量组的试验,不能同时进行2个剂量组的试验。

试验达到最大剂量仍无不良反应时,试验即可结束。若剂量递增到出现终止试验标准时虽未达到最大剂量,也应结束试验。多剂量,即多次给药组或连续给药组,确定耐受剂量。Ⅰ期临床试验应当先进行单剂量试验,再进行多剂量试验。Ⅰ期临床试验的剂量确定应当慎重,以保护受试者安全为原则。

（4）药动学:确定研究对象,服用临床推荐治疗剂量,观察,采集血液标本,测定及数据统计,测定 t_{max}（实测值）、C_{max}（实测值）、$AUC_{(0\sim t)}$、$AUC_{(0\sim \infty)}$、V_d、K_{el}、$t_{1/2}$、MRT、CL 或 CL/F。与其他药物一样,治疗肾性高血压药物通常是口服制剂,需考虑饮食、药物相互作用及种族、特殊人群等的影响。治疗肾性高血压药物常用于老年人及合并肝肾功能不全的患者,对老年人及肝肾功能不全患者应进行特殊研究。

（5）药效学:治疗肾性高血压药物的药效动力学研究一般应包括作用时间、血流动力参数（如血压、心输出量、体循环血管阻力）、心率和心律（心电图、24 小时动态血压）、神经-体液参数（如肾素-血管紧张素-醛固酮系统、交感神经系统等）及肾功能、心脏收缩及舒张功能、心脏冲动形成及传导、心肌耗氧量等。

3. Ⅱ、Ⅲ期临床研究　Ⅱ期临床试验为治疗作用初步评价阶段,Ⅲ期临床试验为治疗作用确证阶段。目的是验证药物对目标适应证患者的治疗作用和安全性,评价利益与风险关系,最终为药物注册申请的审查提供充分的依据。

（1）研究对象:参与治疗肾性高血压新药研究的患者需根据肾实质性高血压及肾血管性高血压不同进行分类研究,明确详细的入选标准、排除标准和剔除标准,并在试验中严格执行。以肾实质性高血压为例,首先需明确为肾实质性高血压患者,早期试验中应纳入轻至中度高血压患者,根据肾功能分期、24 小时尿蛋白等情况进行分组研究;后期研究中应纳入重度高血压患者、有合并症（如糖尿病、冠心病等）或并发症（肾性贫血、营养不良等）的患者。同时应在不同的人群中研究,包括不同的性别、年龄、人种或种族等,通常在同一试验中应尽可能涵盖全部亚组人群,而不是仅在亚组中进行研究。有些需根据研究目的可选择接受其他治疗无效或耐受性差的患者为研究对象等。每位入选患者需签署知情同意书。

（2）样本量的确定:足够的样本量可确保新药临床试验研究的可靠性,不必要的大样本则会增加临床试验的人力与物力。按照法规和统计计算取高值的原则确定样本量。根据法规规定,Ⅱ期临床试验的试验组和对照组至少各 100 例,Ⅲ期临床试验的试验组和对照组至少各 300 例;根据统计原理（非劣效性或优效性检验）计算要达到试验预期目的所需的病例数,该病例数往往大于法规给出的样本量。还需考虑到至少会有 20% 的脱落率。试验药和对照药差异的界值一般应来自权威的文献或 meta 分析的结果。

（3）试验方法:原则上采用随机双盲平行对照试验方法（RCT 研究）,即研究者和受试者均不知道试验的分组;有试验组和对照组设计的试验;试验组与对照组是同时进行的。具有能够最大限度地避免临床试验设计与实施中可能出现的各种偏倚、平衡混杂因素、提高统计学检验的有效性等诸多优点,被公认为是评价干预措施的金标准,也是循证医学的主要依据。对照组的类型主要包括安慰剂对照、不同剂量和方案的受试药物对照、阳性药物(已确知疗效的治疗肾性高血压药物)对照。在整个试验完成后,经过统计,随后召开揭盲会议,才能确认某个受试者所用的药物。药物临床研究可采用新药单一治疗研究方案,但对于肾性高血压患者,往往单药控制血压效果不佳,需联合降压。可以联合其他效果已知的治疗肾性高血压药物,观察联合用药的效果。

常在2~4周的清洗期后进行疗效探索性试验,一般清洗期根据治疗肾性高血压药物的半衰期长短而定,需经过5个药物半衰期,目的是排除先前药物的影响,同时使患者的血压恢复至治疗期水平,洗脱期间给安慰剂。抗肾性高血压药的降压作用一般在4~8周发挥作用。在剂量递增试验中,对于每个剂量水平,治疗时间都要足够长,每种剂量至少持续4周。在确证性临床研究中,应用治疗肾性高血压药物至少应持续观察2~3个月,以确定降压疗效。至少持续6个月,以确定长期不良反应。

(4)数据统计分析:在药物临床试验研究中,数据统计分析具有重要地位,贯穿在整个临床试验的阶段。统计分析计划的内容涵盖设计的类型、比较的类型、随机化与盲法、主要指标和次要指标的定义与测量、检验假设、数据集的定义、疗效及安全性评价和统计分析的详细计划。故在治疗肾性高血压药物的临床研究设计初期,需考虑数据统计分析。

4. Ⅳ期临床试验 Ⅳ期临床试验是治疗肾性高血压药物在获准上市后仍然需要进行进一步的研究,观察该药在广泛使用条件下的降压疗效和不良反应。Ⅳ期临床试验中,受试的患者数量更多、临床伴随症状更多且更复杂、往往有特殊人群(如老年人、儿童、慢性肾衰竭患者、肝功能异常患者等),可发现上市前临床研究中发生率低的不良反应或被忽略的问题,可以更好、更完善地认识到该药的疗效、不良反应及使用注意事项等,明确长时间使用的受益/风险比。

(1)研究对象:受试人群应尽可能地扩大。以治疗肾实质性高血压药物为例,临床明确为肾实质性高血压患者,纳入不同的性别、年龄、人群、种族;考虑肾功能分期(包括透析患者)、蛋白尿水平、高血压分级、水肿状态、肾脏原发性疾病种类,同时兼顾有合并症(糖尿病、高脂血症、高尿酸血症等)、高血压并发症(心功能不全等)及慢性肾脏病并发症(肾性贫血、高血钾等)的患者,设置不同的亚组进行研究。

(2)样本量的确定:病例数应当符合统计学要求和最低病例数要求,Ⅳ期临床试验的最低病例数(试验组)为2 000例。

第四节 有效性评价

一、有效性评价的一般原则

抗肾性高血压治疗旨在降低由高血压引起的靶器官损伤及心脑血管并发症的发生率及死亡率。降压作用是治疗肾性高血压药物有效性的主要评价指标(药物对收缩压及舒张压的作用),靶器官保护作用(对心、脑、肾、眼、周围血管等脏器的保护)也是抗肾性高血压治疗的重要评价指标。

二、有效性评价的指标和标准

1. 血压　评价降压作用的主要指标是降压幅度(血压下降的绝对值)。降压幅度是指与基础血压相比,给药间隔末(谷值时)的血压降低幅度。降压幅度与对照组进行比较,需要有统计学和临床意义。通常,研究结束时的降压幅度是最主要的终点指标,但研究过程中降压作用的时程变化也很有意义。

评价降压作用的次要指标通常由有效率、达标率、谷峰比等相对指标组成(血压下降的相对率)。一般有效定义为血压达到正常(收缩压/舒张压<140/90mmHg)或收缩压降低>20mmHg 和/或舒张压降低>10mmHg;谷峰比是指一个药物在谷值时的降压效应与峰值时的降压效应比值,较高的谷峰比值(≥50%)可避免在峰作用时血压过度下降,而在谷时仍保持大部分峰值效应,使血压在 24 小时内维持稳定水平,可单次给药 24 小时稳定降压。血压测量方法学和仪器设备的标准化在血压评价中非常重要,诊室血压因简单和易于重复,仍是诊断高血压的基本方法。当然需注意有无"白大衣高血压""隐匿性高血压"及情绪、运动、进食、吸烟、饮酒等因素对血压的偶然影响。动态血压(ABPM)是治疗肾性高血压药物临床研究的另一重要的监测血压的方法。《抗高血压药物临床试验技术指导原则(第二稿)》(中国指导原则)指出新药的临床试验中必须在一定病例数的患者中开展 ABPM 的研究。ABPM 可获知更多的血压数据,对于整日血压的变化可以提供更全面的结果,包括 24 小时降压幅度、日间(清醒时)降压幅度、夜间(睡眠时)降压幅度、降压幅度的谷峰比值、血压变化曲线、血压变异型、血压有无晨峰现象等。如血压变化曲线异常,更易引起心、脑、肾、血管等靶器官损害;血压晨峰可认为与脑卒中和心肌梗死等事件高发相关。这些 ABPM 指标是普通诊室血压所观察不到的,因而具有非常高的临床价值。故推荐在治疗肾性高血压新药的临床研究中 ABPM 是非常重要的手段,其相关数据是评价新药有效性的重要指标。

2. 靶器官保护作用　观察治疗肾性高血压新药对心、脑、肾、眼、血管等靶器官是否有保护作用,监测主要脏器和组织损伤的进展和恢复程度,可提供该药物疗效的更多信息,建议在治疗肾性高血压药物的长期临床研究中应该进行其对靶器官保护作用的考察。肾性高血压患者绝大多数具有肾功能不全、蛋白尿、血尿等情况,需观察尿常规、尿蛋白定量、血清肌酐、血尿素氮、血尿酸、肾小球滤过率、肾动脉血流灌注等传统指标。然而,肾脏有强大的储备能力,建议可观察一些肾功能损害的早期生物标志物,如尿白蛋白/肌酐比值、肾脏损伤分子-1(KIM-1)、人中性粒细胞明胶酶相关脂质运载蛋白(NAGL)、胱抑素 C、微球蛋白等。关于心脏,需随访心肌蛋白、心电图、心脏超声、X 线胸片、冠状动脉计算机体层血管成像(CTA)、心脏磁共振成像(MRI)、磁共振血管造影(MRA)、心肌核素显像(ECT)和运动试验等指标;关于脑,需随访颅脑 MRI、头颅 MRI 或 CTA、经颅多普勒超声等指标;关于血管,需随访眼底检查、颈动脉内膜中层厚度(IMT)和粥样斑块、脉搏波传导速度(PWV)、踝臂血压指数(ABI)等。

3. 心血管并发症及死亡率 在治疗肾性高血压药物的临床研究中,其对心血管并发症和死亡率的降低是提示新药有效性的一个重要方面。有研究表明,尽管不同药物的血压下降程度相似,但对心血管疾病发病及死亡的影响未必是一样的。我国、ICH 及 EMEA 的指导原则中都指出,对心血管并发症及死亡率的观察是抗高血压新药临床试验中的一个重要环节。

三、有效性评价的策略

1. 量效关系 一般至少采用 3 个剂量分组(除安慰剂组外),通过量效关系研究明确量效关系曲线的关键部分,了解无效剂量、产生疗效的最小剂量、量效关系曲线斜坡部分的剂量、最大作用剂量。如果量效关系呈正相关,即使未使用安慰剂,也能有力证明药物的降压效应。例如可观察某新药对肾性高血压的治疗作用,可通过设置低剂量组、中等剂量组和高剂量组观察不同组别的降压效果,若存在剂量越高降压效果越好的情况,即使无安慰剂对照组,也可推断该新药有较好的降压效应。同时还可确定药物的最大使用剂量。

2. 治疗肾性高血压药物的绝对与相对疗效研究 通过安慰剂短期对照研究(4~12周),观察治疗肾性高血压药物的降压绝对疗效。如新药与现行标准治疗药物之间的比较研究,可观察到与现有药物相比,新药的相对疗效和特点。例如某种新的治疗肾性高血压药物与缬沙坦(80mg,每日 1 次;缬沙坦是现治疗肾性高血压的常用药物)组相比较其疗效,降压效果确切,同时还有降低蛋白尿及保护肾脏等作用。通过恰当的试验设计及统计分析,可观察某新药与缬沙坦的相对疗效。

第五节 安全性评价

对于安全性评价,我国抗高血压指导原则建议至少需要 500~1 500 名受试者(其中应该包括 300~600 个患者治疗 6 个月,100 个患者治疗 1 年)的安全性数据,但也指出该数据量仍偏小。如果根据药物不良反应发生率为(1~2)/500 为例,则需要观察至少 2 000例患者。鉴于抗高血压药对人体的不良影响都需长期观察,因此评估药物的安全性时,需要更大和更长期的安全性数据库。

治疗肾性高血压药物除常用的安全性指标外,还需要特别关注一些其他安全性指标。药物常用的安全性指标有半数有效量、半数致死量、治疗指数、药物不良反应、安全范围、药物的"三致作用"(致癌、致畸、致突变)。

治疗肾性高血压药物特别需观察的一些安全性指标如下:

1. 低血压(尤其是直立性低血压)和血压反跳 直立性低血压是由于体位的改变,如从平卧位突然转为直立,或长时间站立发生的脑供血不足引起的低血压。通常认为,站立后收缩压较平卧位时下降 20mmHg 或舒张压下降 10mmHg,即为直立性低血压。反跳现象是指长时间使用药物治疗疾病,突然停药后,原来的症状复发并加剧的现象。

2. 影响心率/心律的作用 观察药物对于正常心率/心律和心律失常的影响。主要是定期监测心率、记录心电图(包括 24 小时动态心电图),注意观察药物对心肌复极的影响,评价药物是否有延长 Q-T 间期及致心律失常的作用。

3. 对靶器官损伤的作用 需观察研究前及研究后的靶器官(心、脑、肾、眼、血管等)损伤的相关实验室及影像学检查。肾性高血压患者都存在不同程度的血尿、蛋白尿、肾功能不全,需重点观察肾脏。以肾脏为例,需完善研究前后的尿液分析、尿蛋白定量、血尿、肾功能、肾脏及肾动脉 B 超等,同时需注意慢性肾功能不全的并发症,如电解质、酸碱平衡紊乱(高钾血症、严重酸中毒)等。以心脏为例,需完善研究前后的心电图(必要时动态心电图)、心脏超声、心肌蛋白等指标。若在早期研究中发现对某脏器有特殊影响,需在研究前后重点观察。必要时需要研究药物对主要器官系统,特别是心、肾、脑的局部灌流的影响。

4. 对伴随疾病的作用 肾性高血压常见的伴随疾病包括糖尿病、缺血性心脏病、心力衰竭、脑血管病及周围动脉闭塞性疾病。临床试验中入选合并上述伴随疾病的肾性高血压患者有利于观察药物对于并发症的作用,必要时应该开展合并症患者的专门研究。

5. 对伴随危险因素的作用 应对葡萄糖代谢、脂质代谢、尿酸代谢及水与电解质平衡进行特别研究。

6. 对生活质量的影响 生活质量是主观感受,通常利用量表来评价,如世界卫生组织生活质量量表 WHOQOL。

7. 对可能合并使用的其他药物之间的相互作用 肾性高血压患者通常合并症较多,合并使用的药物种类多,应对可能存在的合并用的药物之间的相互作用进行评价。

8. 对心血管疾病发病与死亡的长期影响。

需特别注意,在肾性高血压患者中不乏慢性肾衰竭尿毒症维持性透析患者(血液透析及腹膜透析)。治疗肾性高血压药物的使用中,需注意肾功能不全患者是否需调整药物量、透析是否会影响药物浓度、治疗肾性高血压药物是否被透析清除等。

第六节 特殊人群中进行的研究

特殊人群是指肝肾功能不全患者、老年人、孕妇或哺乳期妇女、新生儿或儿童、免疫力低下或免疫抑制状态患者、合并其他特殊治疗(如腹膜透析、血液透析)的患者等人群。药物在特殊人群体内的活性及吸收、分布、代谢和清除过程发生变化,导致药物在特殊人群中呈现的疗效及毒副作用差异较大,药物不良反应发生率高。所以在治疗肾性高血压新药研究中,如何开展针对特殊人群的临床研究,保证在特殊人群中治疗肾性高血压药物的疗效及安全性是一重大课题。

一、肾功能不全患者

肾性高血压患者往往合并不同程度的肾功能不全,肾功能损害可使药物的代谢、排泄过程受影响,进一步影响药物及其活性代谢产物的药理作用强度及维持时间,产生或加重不良反应。例如肾功能不全患者使用 ARB/ACEI 类抗高血压药时需谨慎,此类药物可引起肾功能的进一步损害及高钾血症等;利尿类药物也可导致肾功能损伤及电解质、尿酸异常。肾性高血压患者常需要几个抗高血压药联合降压,同时存在较多的合并症及并发症,合并用药较多。因此,在肾性高血压患者的抗高血压药临床试验中需要考虑患者的肾功能、电解质等情况。结合药动学及药效学,考虑药物相互作用,全面评价抗高血压药的有效性及安全性。

二、腹膜透析患者

腹膜透析患者中难治性高血压导致的卒中、心脑血管事件是患者死亡的主要原因。2015 年国际腹膜透析协会(ISPD)提出维持性腹膜透析患者的目标血压<140/90mmHg,并与年龄无关。腹膜透析患者的血压控制不佳的原因主要与容量超负荷及残余肾功能减退密切相关。因此,在腹膜透析患者中进行治疗肾性高血压药物的临床试验时,需考虑患者的容量状态、透析方案及残余肾功能等。

三、血液透析患者

与非透析患者相比,维持性血液透析患者经历间断性血液透析治疗,其血压变化可随透析治疗而发生周期性变化(总体透析过程中血压逐渐下降,而透析间期血压逐渐上升)。除非透析患者常见的血压影响因素外,容量负荷、心肌收缩力和外周血管阻力(较高的透析液钙浓度影响)等也是重要的血压构成因素。2005 年 KDIGO 指南提出维持性血液透析患者透析前血压控制在 140/90mmHg,透析后血压控制在 130/80mmHg。DOPPS 研究发现,与收缩压(SBP)为 130~139mmHg 相比,透析患者的 SBP 超过 160mmHg 的比例增加 20%,其死亡风险增加 16%,提示透析前血压控制在 130~160mmHg 是合适的。

血液透析患者的高血压总体治疗方案:①调整干体重及控制透析间期体重增长;②调整透析液中的某些离子浓度及改进透析治疗;③调整抗高血压药(注意药物的血浆蛋白结合率等)。结合以上降压治疗原则,在血液透析患者中进行治疗肾性高血压药物的临床试验时,需要考虑患者体重达标情况、透析充分性、透析期和透析间期的血压、药物清除率等情况。

例如观察氯沙坦在透析后正常容量的肾性高血压患者中的作用(ACTRN12615001322527)。

(1)研究对象:纳入透析后正常容量的高血压患者。

（2）研究目标：氯沙坦对正常容量的透析高血压患者有改善血压的作用。

（3）样本量的确定：基于随机对照试验的统计优势设计试验的样本量。

（4）入选标准：年龄在 30~80 岁，每周 3 次规律透析，至少透析 12 个月，透析后收缩压>140mmHg，患者自愿签署知情同意书。

（5）排除标准：既往存在心脏疾病、肿瘤、囊肿性肾病，曾应用 ARB 治疗，透析前低血压（收缩压<110mmHg），血压>200/100mmHg。

（6）研究方法：多中心、前瞻性、随机、平行、单盲的临床试验，并且通过伦理委员会批准。

（7）分组：一组为标准对照组（接受除 RAAS 拮抗剂之外的抗高血压药，如 CCB、利尿药、β 受体拮抗剂，根据成本效益及可行性，由专家组确定）；另一组为治疗组（只接受氯沙坦治疗或联合其他抗高血压药治疗），随访观察 8 周。治疗组氯沙坦 50mg，每日 1 次起始，观察 3 周以防止低血压发生；若已用三联抗高血压药（CCB、利尿药及 β 受体拮抗剂），透析前血压仍大于 180mmHg，氯沙坦的起始剂量为 50~100mg，每日 1 次。

（8）主要终点事件：透析前血压控制达标至小于 140/90mmHg，并维持 4 周。

（9）次要终点事件：全因死亡率。

（10）疗效指标：观察透析前、透析中和透析后的血压。

（11）安全性指标：不良反应（如头痛等）、电解质紊乱（如高钾血症等）。

（12）数据统计：数据结果采用平均值及百分比表示，采用 Wilcoxon 检验、Cohen 检验等统计方法。

第七节　临床研究实例介绍

治疗肾血管性高血压主要通过介入及手术治疗，故本章以介绍肾实质性高血压药物临床试验为主。然而，针对治疗肾性高血压新药研究案例不多，也可以参考一般人群高血压新药的临床试验，需注意肾功能、肾有效血流量、电解质、水肿等情况。

一、脑钠肽治疗人类高血压的临床试验研究（NCT00953472，Ⅰ期临床试验）

纳入 8 例患者。

1. 研究类型　非随机、单中心、开放性。分为脑钠肽 10μg/kg（2 例）、7μg/kg（2 例）、5μg/kg（2 例）和 2μg/kg（2 例），1 周前开始减少食盐摄取量。

2. 入选标准　年龄>18 岁；高血压 1 级（收缩压为 140~159mmHg 或舒张压为 90~99mmHg），必须稳定至少 1 个月。

3. 排除标准

（1）充血性心力衰竭[任何级别的美国纽约心脏病协会（NYHA）分级]。

（2）射血分数（EF）<50%。

（3）筛查后 3 个月内发生心肌梗死。

（4）筛查后 14 天内出现不稳定型心绞痛或有心肌缺血迹象。

（5）中至重度肺动脉高压。

（6）瓣膜狭窄、肥厚，限制型或梗阻性心肌病，缩窄性心包炎，原发性肺动脉高压。

（7）活检证实的活动性心肌炎。

（8）在筛查后 14 天内持续室性心动过速（VT）或室颤（V-fib）。

（9）持续心房纤颤。

（10）二、三度房室传导阻滞，无永久性心脏起搏器。

（11）3 个月内有脑血管意外，或有其他明显中枢神经系统灌注受损的证据。

（12）总胆红素>15mg/L 或 GOT 和 GPT 为正常范围上限的 1.5 倍。

（13）eGFR<60ml/min（Cockcroft-Gault 方程）评价肾功能不全。

（14）血清钠<125mmol/L 或血清钠>160mmol/L。

（15）血清钾<3.5mmol/L 或血清钾>5.0mmol/L。

（16）服用激素避孕药的妇女。

（17）体重指数（BMI）>35kg/m²。

4. 主要终点事件　注射脑钠肽（BNP）后的血压变化情况。

二、KBP-5074（盐皮质激素受体拮抗剂）治疗进展性慢性高血压肾病患者的Ⅱb期临床试验（NCT03574363）

1. 研究对象　中至重度肾功能不全合并血压控制不佳的患者。

2. 临床设计类型　随机、双盲、安慰剂对照、多中性研究，观察 KBP-5074 的安全性及疗效。

3. 样本量　纳入 240 例患者。

4. 分组　随机以 1∶1∶1 的比例分为 3 组：BP-5074 0.25mg，每日 1 次，口服；KBP-5074 0.5mg，每日 1 次，口服；安慰剂对照组。

该研究包括 4 周的筛选期；2 周的非盲（安慰剂）导入期；84 天的双盲治疗期；治疗后 4 周的安全随访期。

5. 入选标准

（1）男性或女性，年龄在 18~85 岁。

（2）体重指数（BMI）为 19~45kg/m²。

（3）CKD 3b~4 期（即 eGFR 为 15~44ml/min）。

（4）未控制的高血压：安静状态下测量，至少连续 2 次收缩压平均值在 140~179mmHg（在安慰剂导入期末时）；现已使用 2 种或 2 种以上抗高血压药（如 CCB、ACEI、ARB、利尿药），其中必须有 1 种是高效利尿药（除非有禁忌证），或者是对 2 种以上抗高血压药有耐药性。

（5）血清钾<4.8mmol/L。

（6）有生育潜力的妇女必须同意研究期间及研究结束后的90天内使用2种以上公认的有效避孕方法。

（7）有生育能力的男性伴侣必须同意使用避孕套和杀精剂，而女性伴侣必须使用有效的避孕措施；男性必须避免捐献精子（从开始研究药物至最后一次使用研究药物后至少90天）。

（8）签署知情同意书，并遵守协议要求。

6. 排除标准

（1）安静状态下至少连续2次收缩压平均值<140mmHg或>180mmHg（在安慰剂导入期末时）。

（2）血清钾>4.8mmol/L。

（3）在导入期时药物依从性差。

（4）目前正在使用或前3个月内使用除KBP-5074外的盐皮质激素受体拮抗剂（如螺内酯或依普利酮），或者目前正在使用任何补钾制剂。

（5）长期或间断使用降血钾药，如降血脂树脂等。

（6）筛查前3个月内长期或间断使用保钾利尿药。

（7）已知对盐皮质激素受体拮抗剂（如螺内酯或依普利酮）有禁忌证、过敏史或不良反应等。

（8）曾有过因高血钾，停用及减量使用ACEI或ARB；或筛选前2周血钾>5.6mmol/L。

（9）肾动脉狭窄或肾血管性高血压病史。

（10）筛查前3个月内或正在接受血液透析或腹膜透析，或急性肾损伤发作患者。

（11）肾移植患者，或即将行肾移植的患者。

（12）筛查前3个月内急性心力衰竭（包括慢性心力衰竭急性加重），或心功能Ⅲ~Ⅳ级患者，或有左室流出道梗阻的患者。

（13）有心脏、大脑或颈动脉疾病（如急性冠脉综合征、卒中、短暂性脑缺血发作）；筛查前6个月内有心血管手术或介入治疗（如心脏消融术、冠状动脉血运重建术等）。

（14）筛查前3个月内出现心律失常病史，如有症状的心动过缓、室性心律失常、二度或三度房室传导阻滞、新发或未治疗的心房颤动等。

（15）筛查或第1天Q-T间期矫正：男性的Q-T间期>450毫秒，女性的Q-T间期>470毫秒。

（16）Q-T间期延长史。

（17）心脏猝死或长Q-T间期综合征病史或家族史。

（18）有心脏移植病史，或有左心室辅助装置。

（19）急性或慢性肝炎（包括传染性肝炎、代谢性肝炎、自身免疫性肝炎、遗传性肝等)、肝硬化或肝肿瘤病史。

(20)可能影响口服药物吸收及利用的胃肠道手术史。

(21)筛查时或导入期结束时显著的肝功能异常(氨基转移酶>3×正常值上限或胆红素>2×正常值上限)。

(22)HIV、HBsAg 或丙肝病毒抗体阳性。

(23)过去 5 年内有恶性肿瘤病史,除外皮肤基底或切除的皮疹鳞状细胞癌或原位癌,前列腺原位癌,宫颈原位癌,胃原位癌。

(24)筛查前 6 个月内有处方滥用史、违禁药品使用史、酒精滥用史。

(25)药物筛选试验阳性(不包括医生开具处方或大麻所致的结果阳性)。

(26)已知妊娠期或哺乳期女性患者。

(27)曾参与任何 KBP-5074 研究。

(28)筛选前 30 天或 5 个半衰期内参与任何其他产品研究。

(29)已知使用影响细胞色素 P450 酶活性或中等强度 CYP3A4 抑制剂(如伊曲康唑、氟康唑、红霉素、克拉霉素、雷尼替丁)或诱导剂(如利福平、卡马西平、苯巴比妥)。

(30)筛查前 30 天内有献血或大量失血(失血量>500ml)。

(31)研究人员的雇员或家属成员。

(32)不遵守研究协议和要求的患者。

7. 评价指标

(1)主要终点指标:从基线到第 84 天的收缩压变化情况。

(2)次要终点指标:从基线到第 84 天的舒张压变化情况、24 小时动态血压变化情况、UACR 变化情况。

(3)其他终点指标:KBP-5074 的浓度(总共抽取 120 例患者行血浆药动学检测,每组40 例)。

8. 安全性指标　在整个研究过程中,密切随访血钾、血清肌酐和血压等情况。

三、阿利吉仑(SPP100)治疗肾性高血压的研究(NCT00299832,Ⅲ期临床试验)

1. 研究对象　高血压合并肾功能不全的患者。

2. 研究目的　观察 8 周阿利吉仑治疗肾性高血压的安全性、疗效及药动学。

3. 临床设计类型　非随机、多中心、开放式研究。

4. 入选标准　20~80 岁的患者;男性或女性;门诊患者;血清肌酐升高。

5. 排除标准　患者有恶性高血压倾向;有明显过敏史的患者;已接受其他研究药物的患者。

6. 疗效指标

(1)主要终点事件:观察 8 周治疗后的副作用。

（2）次要终点事件：观察 8 周治疗后的收缩压及舒张压与基线变化情况；观察 8 周治疗后的平均坐位收缩压<140mmHg 或血压降低>20mmHg；平均坐位舒张压<90mmHg 或 8 周后血压降低>10mmHg；8 周后血压<140/90mmHg。

四、氯沙坦和贝那普利单独及联合用药治疗肾性高血压患者的临床试验研究

1. 研究对象　肾性高血压患者。

2. 入选标准

（1）经肾穿刺活检证实的慢性肾小球肾炎患者。

（2）伴有高血压，收缩压为 140~180mmHg，舒张压为 90~120mmHg。

（3）尿蛋白为 1.0~3.0g/24h。

（4）有轻至中度肾功能不全，血清肌酐为 132~265μmol/L。

3. 排除标准

（1）排除各种继发性肾脏疾病，如糖尿病肾病、高血压肾损害、狼疮肾炎、血管炎等。

（2）研究前 6 个月无各种加重肾功能恶化的因素存在，如心力衰竭、尿路梗阻、感染等。

4. 终止标准　治疗期间出现头晕、皮疹、瘙痒、直立性低血压即停药。

5. 研究方法及设计类型　入选前 2 周开始停用原有的抗高血压药，未使用抗高血压药的新患者采用非抗高血压药的一般治疗。

采用随机双盲分组法分组，氯沙坦组：口服氯沙坦 50mg/d，治疗 12 周；贝那普利组：口服贝那普利 10mg/d，治疗 12 周；联合用药组：口服氯沙坦 50mg/d+贝那普利 10mg/d，治疗 12 周。

6. 疗效指标

（1）血压：测量 3 次，取平均值。有效为血压达到正常（收缩压/舒张压<140/90mmHg）或收缩压降低>20mmHg 和/或舒张压降低>10mmHg。

（2）尿蛋白定量：每 6 周测定 1 次。

（3）血清肌酐、血尿酸、肝功能、血钾：每 4~6 周测定 1 次。

7. 安全性指标　有无药物不良反应，如咳嗽、血管性水肿、肝功能异常、头痛、头晕、乏力等。

8. 数据统计　利用统计软件，对于年龄、肾功能等计量资料，以均数即标准差采用 t 检验；对于计数资料，采用卡方（X^2）检验。

五、观察长效硝苯地平控释片 60mg 治疗肾性高血压的疗效及安全性（NCT03194633）

1. 研究对象　肾性高血压患者。

2. 临床设计类型　多中心、前瞻性、队列、观察性研究。

3. 样本量 1 023 例患者。

4. 入选标准

(1)年龄在 18~70 岁的男性或女性患者。

(2)诊断为 CKD(eGFR>15ml/min)和高血压(未透析或肾脏替代治疗)。

(3)接受 RAAS 拮抗剂或因禁忌证未接受 RAAS 拮抗剂治疗的血压仍不达标患者(诊室血压为收缩压>140mmHg 和舒张压>80mmHg)。

(4)之前未接受硝苯地平控释片(60mg,每日 1 次)治疗的患者。

(5)根据研究人员诊疗常规确定的患者。

(6)签署知情同意书。

5. 排除标准

(1)有接受 60mg 硝苯地平控释片的禁忌证。

(2)患者参与其他临床研究。

6. 评价指标

(1)主要终点指标:从基线到 12 周末诊室收缩压的改变情况。

(2)次要终点指标:根据基线血压分为 2 个亚组(SBP 140~160mmHg 和 SBP>160mmHg),观察收缩压及舒张压从基线到第 12 周的变化情况;根据不同的肾功能分期(CKD 1~5 期),观察收缩压及舒张压从基线到第 12 周的变化情况;观察第 12 周的收缩压及舒张压控制情况。

7. 安全性指标 不良反应及严重副作用等。

(徐丽梨 王伟铭)

参考文献

[1] 中国高血压防治指南修订委员会. 中国高血压防治指南 2010[J]. 中华心血管病杂志,2011,39(7):579-616.

[2] 国家食品药品监督管理局. 化学药物临床药代动力学研究技术指导原则[EB/OL]. (2005-03-18)[2021-08-18]. https://www. nmpa. gov. cn/wwwroot/gsz05106/07. pdf.

[3] 孙宁玲. 高血压治疗学[M]. 北京:人民卫生出版社,2009.

[4] 康彩练,马坤. 不同版本《抗高血压药物注册临床研究指导原则》的评析[J]. 继续医学教育,2006,20(34):37-38.

[5] 中国医师协会肾脏内科医师分会,中国中西医结合学会肾脏疾病专业委员会,解放军总医院肾脏病科国家慢性肾病临床医学研究中心,等. 中国肾性高血压管理指南 2016(简版)[J]. 中华医学杂志,2017,97(20):1547-1555.

[6] 韩荣旗,雷亚峰,杨应军,等. 肾性高血压降压药物的合理选用[J]. 中国药物与临床,2013,13(3):348-349.

[7] AFTAB R A,KHAN A H,ADNAN A S,et al. Efficacy of losartan in the management of post-dialysis euvolemic hypertension (HELD-trial):a single-blind randomized control trail[J]. Scientific reports,2016,6(1):241-248.

第四章

治疗肾性贫血药物临床试验

第一节 肾性贫血概述

贫血不仅在慢性肾脏病（CKD）人群中发病率高，而且贫血的发生率随肾功能的下降逐渐增加，当 CKD 患者进入第 5 期时贫血已非常普遍。贫血对患者的长期存活及生活质量均有重要影响。纠正 CKD 患者的贫血具有重要临床意义。

一、肾性贫血的定义及发生机制

1. 肾性贫血的定义　肾性贫血是各种肾脏病致肾功能下降时，肾脏红细胞生成素（EPO）生成减少及血浆中一些毒性物质干扰红细胞生成并缩短其寿命而导致的贫血。

贫血的诊断标准：依据世界卫生组织（WHO）推荐，居住于海平面水平地区的成年人，男性血红蛋白<130g/L，成年非妊娠女性血红蛋白<120g/L，成年妊娠女性血红蛋白<110g/L，可诊断为贫血。在诊断肾性贫血时，需酌情考虑居住地海拔高度对血红蛋白的影响。

2. 肾性贫血的发生机制　哪些因素可能引发肾病患者发生肾性贫血呢？当肾功能开始受损时，慢性肾病患者体内由肾脏分泌产生的促红细胞生成素的总量将不能满足身体的需要，此为引发肾性贫血的最主要原因之一。除此以外，慢性肾功能不全患者，体内堆积大量代谢毒素，缩减了红细胞存活时间；铁摄入减少及铁丢失增多，红细胞合成不足；慢性肾病患者长期控制蛋白质的摄入量，而尿蛋白则不断地从患者体内流失；慢性肾病患者多发生出血倾向。这些情况都有可能导致慢性肾病患者发生肾性贫血。肾功能不全，若伴发铁缺乏、叶酸或维生素 B_{12} 缺乏，或伴发消化道出血等失血情况，这些也参与贫血的发生。

肾性贫血的发生机制具体如下。

（1）红细胞生成减少：常见因素有促红细胞生成素减少、红细胞生成抑制因子作用、维生素及营养缺乏、微量元素失衡。

（2）红细胞寿命缩短：常见因素有尿毒症毒素作用、内分泌激素作用、红细胞脆性增加及脾功能亢进等。

（3）红细胞丢失增加：绝大多数肾性贫血病例有肾功能异常，尿素氮（BUN）和血清肌酐（SCr）的水平升高呈氮质血症或尿毒症水平，且贫血与肾功能损害呈平行关系。形态上多呈正常细胞性贫血、小细胞低色素性贫血，巨幼细胞贫血和铁粒幼细胞贫血也可发生，外周血象可见少数形态不规则细胞，如"芒刺"细胞，其出现的频率大致与尿毒症程度呈正相关。骨髓象红细胞系统增生近于正常，网织红细胞指数稍低或正常，表现为非增生性贫血。

二、中国肾性贫血的流行病学状况与诊疗现状

CKD 已经成为我国的一个重要公共健康问题，而贫血是 CKD 患者最常见的并发症之一。随着肾功能减退，贫血的发生率逐渐升高，贫血的程度逐步加重。中国 CKD 患病率约占成年人群的 10.8%（1.2 亿人），其中 50% 以上患者合并贫血；约有一半的新透析患者在透析前未进行贫血纠正治疗，且已接受贫血纠正治疗的另一半患者也存在达标率低和依从性差的问题。非透析（ND）、腹膜透析（PD）及血液透析（HD）的 CKD 患者，其贫血发病率与诊疗情况有所不同。

（一）贫血的危害

贫血将降低患者生活质量，增加心血管疾病及死亡风险。贫血患者氧分压降低，致心脏负荷增加，呈现高输出状态，久之将导致左心室肥大，乃至全心扩大和心力衰竭，增加患者病死率；文献报道，Hb 每下降 5g/L 是左心室质量指数（LVMI）增加的独立预测因子。心血管疾病是 CKD 患者最主要的并发症，也是导致患者死亡的首要原因。国内研究发现贫血是 CKD 患者发生心血管事件的独立危险因素。Hb 每增加 10g/L，发生心血管事件的相对危险度下降约 17%。

贫血导致的心血管疾病风险还与 CKD 严重程度呈正相关。因此，在 CKD 早期就重视贫血的诊断和治疗，对降低心血管并发症及死亡率均有重要意义。

（二）慢性肾脏病贫血的治疗现状

ND-CKD 患者贫血的知晓率及重视程度较低，只有 39.8% 的贫血患者进行了红细胞生成刺激剂（ESA）治疗，27.1% 患者进行了铁剂治疗。其中，有 22.7% 的患者在 Hb 低至70g/L 时，才开始贫血治疗。在这些接受贫血治疗的 ND-CKD 患者中，只有 8.2% 的患者的 Hb 水平达到靶目标值（110～120g/L），提示我国 ND-CKD 贫血治疗不及时，且达标率较低。而在所有 ND-CKD 贫血患者中，尽管铁缺乏比例达 37.0%，但只有 27.1% 患者接受了铁剂治疗，且在接受铁剂治疗的患者中只有 7.5% 接受更有效的静脉补充治疗，提示我国有待进一步优化 ND-CKD 贫血的治疗方式。

2011 年，上海市 12 家综合医院对接受腹膜透析治疗至少 3 个月的 262 例患者进行了调查，结果显示，即便有 94.78% 的 PD-CKD 患者接受了贫血治疗，但血红蛋白

(Hb)<110g/L 的比率仍高达 59.14%,提示贫血治疗应尽早、足量。

一项对 2007—2014 年维持性 HD-CKD 患者($n = 517$)的回顾性研究显示,仅 35.2% 患者 Hb 值达标(110~120g/L),患者 Hb 达标率控制尚不理想。透析龄、血全段甲状旁腺素(iPTH)及血清白蛋白水平是影响维持性 HD-CKD 患者 Hb 达标的独立影响因素。而维持性 HD-CKD 患者 Hb 未达标将增加患者心脑血管死亡及全因死亡。

(三) 贫血治疗的获益

1. 改善患者生活质量　相较于非重组人促红素(rHuEPO)治疗的 ND-CKD 患者,rHuEPO 治疗不仅纠正了患者贫血,而且显著改善了患者生活质量和运动能力,且未增加不良事件(高血压、癫痫等)的发生率及不良反应的停药率。

2. 降低心血管疾病风险　CKD 贫血可导致左心室肥大,显著增加心血管疾病的风险,且与 CKD 严重程度呈正相关,据此推论纠正贫血可能改善心功能,进而减少心血管事件发生风险。

3. 延缓肾衰竭进程　ESA 可能发挥直接的肾保护作用,从而延缓 CKD 进展。无论是透析前 CKD 患者还是透析 CKD 患者,都需尽早进行贫血筛查,并及时给予适当的贫血治疗,以防范贫血危害并从中获益。

三、肾性贫血的评估

1. 评估贫血的频率　凡临床症状、体征或其他医学指标提示贫血时应及时测量 Hb;测量频率根据透析方式、有无贫血和红细胞生成素治疗情况而定,见图 4-1。

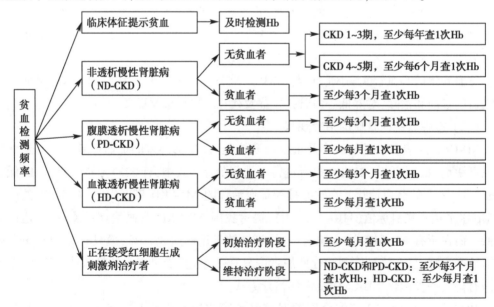

图 4-1　贫血检测频率

（1）非透析慢性肾脏病患者：无贫血者，CKD 1~3 期至少每年测量血红蛋白 1 次，CKD 4~5 期至少每 6 个月测量血红蛋白 1 次；有贫血者，至少每 3 个月测量血红蛋白 1 次。

（2）腹膜透析慢性肾脏病患者：无贫血者，至少每 3 个月测量血红蛋白 1 次；有贫血者，至少每月测量血红蛋白 1 次。

（3）血液透析慢性肾脏病患者：无贫血者，至少每 3 个月测量血红蛋白 1 次；有贫血者，至少每月测量血红蛋白 1 次。

（4）正在接受红细胞生成刺激剂治疗的患者：初始治疗阶段，至少每月测量血红蛋白 1 次；维持治疗阶段，非透析慢性肾脏病患者和腹膜透析慢性肾脏病患者，至少每 3 个月测量血红蛋白 1 次；血液透析慢性肾脏病患者，至少每月测量血红蛋白 1 次。

2. 评估肾性贫血的实验室指标 贫血的诊断主要依靠血红蛋白检测，但需要结合其他指标以评估贫血的严重程度，并与其他疾病引起的贫血进行鉴别诊断。

（1）血细胞计数：Hb 浓度、红细胞计数及相关指标（包括平均红细胞体积、平均红细胞血红蛋白量及平均血红蛋白浓度）、白细胞计数和分类及血小板计数。

（2）网织红细胞计数。

（3）铁储备和铁利用指标：血清铁蛋白浓度、转铁蛋白饱和度。

（4）未能明确贫血病因时，尚应检验血清叶酸、维生素 B_{12}、粪便隐血，并做骨髓穿刺检查等。

四、肾性贫血的治疗

（一）铁剂治疗

铁是合成血红蛋白的基本原料。流行病学及临床试验结果证实：CKD 贫血患者中常常存在一定程度的铁缺乏。铁缺乏是导致红细胞生成刺激剂（ESA）治疗反应差的主要原因。CKD 患者营养不良致铁摄入减少，消化道出血、化验抽血及 HD 患者管路失血致铁丢失增加（HD 患者每年丢失 1~2g 元素铁），这些因素都可引起绝对铁缺乏；使用 ESA 后超生理速度的红细胞生成显著增加了铁的需求。此需求超过了储存铁的释放能力及转铁蛋白结合铁转输到骨髓的能力，导致功能性铁缺乏（相对铁缺乏）。此外炎症反应状态可诱导肝脏增加铁调素合成，进而抑制胃肠道铁吸收及利用。

因此，CKD 贫血患者应常规进行铁状态评估。若有绝对或相对铁缺乏时，应仔细寻找铁缺乏原因，并根据患者的铁状态及时按需补铁。有效的铁剂补充，可以改善贫血，减少 ESA 剂量，甚至有些轻度贫血患者不使用 ESA 也能改善。

1. 铁状态的评价指标 临床上常用血清铁蛋白（SF）作为铁储存状态指标，转铁蛋白饱和度（TSAT）作为铁利用状态指标。需要注意的是，SF 及 TSAT 的特异性均差，其检验结果受炎症、营养不良等多种因素影响，因此对其检验结果一定要正确判读，必要时辅以血清高敏 C 反应蛋白（hsCRP）及营养不良指标检验来综合判断。

有条件的单位还可以进行低色素性红细胞百分比(正常值<6%)及网织红细胞血红蛋白含量(正常值>29pg/cell)检验,来作为铁利用状态的评价指标。

2. 铁状态评估频率　ND-CKD 患者至少每 3 个月监测铁状态 1 次;PD-CKD 患者至少每 3 个月监测铁状态 1 次;HD-CKD 患者至少每 1~3 个月监测铁状态 1 次。

当出现以下情况时需要增加铁状态的监测频率,以决定是否开始、继续或停止铁剂治疗:开始 ESA 治疗时、调整 ESA 剂量时、有出血存在时、静脉铁剂治疗后监测疗效时、有其他导致铁状态改变的情况如合并炎症时。

需要注意的是,凡使用静脉铁剂的患者,必须在停用静脉铁剂 1 周后,才能取血检测上述反映铁状态的指标,否则检验结果将受用药影响而失准。

3. 铁剂的治疗指征与用药途径(图 4-2)

(1)对 ND-CKD 贫血患者,转铁蛋白饱和度(TSAT)≤20% 和/或铁蛋白≤100μg/L 时需要补铁。可尝试进行为期 1~3 个月的口服铁剂治疗,若无效或不耐受可以改用静脉铁剂治疗。

非透析患者的补铁途径取决于铁缺乏/贫血的严重程度、静脉通道的建立、口服补铁的治疗反应、口服铁剂或静脉铁剂的治疗耐受性以及患者依从度等。

(2)对 PD-CKD 贫血患者,转铁蛋白饱和度(TSAT)≤20% 和/或铁蛋白≤100μg/L 时需要补铁。虽可先口服铁剂,但其疗效不如静脉铁剂治疗。为此,若非保留静脉通路备血液透析用,则推荐直接用静脉铁剂治疗。

(3)对 HD-CKD 贫血患者,转铁蛋白饱和度(TSAT)≤20% 和/或铁蛋白≤200μg/L 时需要补铁。推荐使用铁剂治疗。

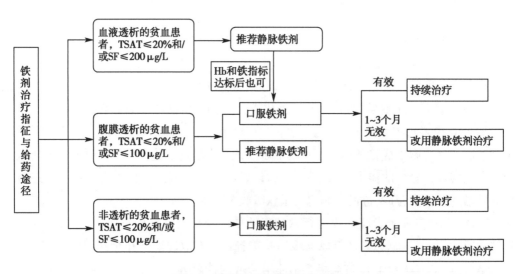

图 4-2　铁剂治疗指征与给药途径

4. 铁剂的用法及用量　补铁治疗分为初始治疗阶段和维持治疗阶段。

(1)铁剂治疗的目标值范围:ND-CKD 和 PD-CKD 患者的目标值范围:20% <TSAT<50%,且 100μg/L<血清铁蛋白<500μg/L。HD-CKD 患者的目标值范围:20% <TSAT<50%,且

200μg/L<血清铁蛋白<500μg/L。

(2)口服补铁:每日应予元素铁200mg,1~3个月后评价铁状态。

(3)静脉补铁:①初始治疗阶段,一个疗程的蔗糖铁或右旋糖酐铁的剂量常为1 000mg(如100mg/次,每周3次)。一个疗程完成后,铁状态尚未达标,可以再重复治疗一个疗程。②维持治疗阶段,当铁状态达标后,给予的剂量和时间间隔应根据患者铁状态、对铁剂的反应、血红蛋白水平、ESA用量、对ESA的反应及近期并发症等情况调整,每周平均需要蔗糖铁或右旋糖酐铁量约为50mg。

5. 铁剂治疗注意事项

(1)初次使用静脉铁剂治疗时,必须按照产品说明书先做过敏试验,无过敏反应患者才可应用。静脉铁剂输注应缓慢。首次输注后要严密观察患者1小时。

(2)要备好复苏急救药品;医护人员要受过专业培训,能及时判断及处理严重不良反应。

(3)有全身活动性感染及严重肝病时,应禁用静脉铁剂治疗。

(4)补充静脉铁剂应防止铁过载,铁过载可导致内脏含铁血黄素沉积。

(二) 红细胞生成刺激剂治疗

1. 红细胞生成刺激剂治疗前准备

(1)接受ESA治疗之前,应权衡因减少输血和缓解贫血相关症状带来的利与弊。

(2)接受ESA治疗之前,应处理好各种导致贫血的可逆性因素(包括铁缺乏和炎症状态等)。

(3)对于既往有卒中史的患者,或CKD合并活动性恶性肿瘤的患者,尤其以治愈肿瘤作为治疗目标者,应谨慎应用ESA。

2. 红细胞生成刺激剂治疗时机

(1)ND-CKD患者:应在Hb<100g/L时启动ESA治疗。

(2)PD-CKD和HD-CKD患者:由于透析患者Hb下降速度比非透析患者快,为避免其Hb低于90g/L,应在Hb<100g/L时即启动ESA治疗。

3. 红细胞生成刺激剂治疗靶目标

(1)血红蛋白≥115g/L,但不推荐>130g/L以上。

(2)依据患者年龄、透析方式及透析时间长短、ESA治疗时间长短以及是否并发其他疾病等情况,靶目标值可适当地进行个体化调整(常为110~120g/L)。

4. 红细胞生成刺激剂初始剂量及用量调整(图4-3)

(1)推荐根据患者的血红蛋白水平、体重、临床情况、ESA类型以及给药途径决定ESA初始用药剂量。对于CKD透析和非透析患者,重组人促红素的初始剂量建议为100~150U/(kg·周),分2~3次注射,或10 000U,每周1次,皮下或静脉给药(非血液透析患者一般皆用皮下注射)。

(2)初始ESA治疗的目标是血红蛋白水平每月增加10~20g/L,应避免1个月内血红蛋白水平增幅超过20g/L。

（3）ESA 初始治疗期间应每月至少监测血红蛋白水平 1 次。

（4）应根据患者的血红蛋白水平、血红蛋白变化速度、目前 ESA 的使用剂量以及临床情况等多种因素调整 ESA 剂量。推荐在 ESA 治疗 1 个月后再调整剂量。

如果 Hb 升高未达目标值，可将 ESA 的剂量增加，每次增加 20U/kg，每周 3 次；或 10 000U，每 2 周 3 次。如果 Hb 水平升高且接近 130g/L，或在任意 4 周内 Hb 水平升高超过 20g/L，应将剂量降低约 25%。

当 Hb 水平达到目标值范围时，应减少 ESA 剂量，但不应完全停止给药。停止给予 ESA，尤其是长时间停药，可能导致 Hb 持续降低，使 Hb 降低到目标范围以下。10% ~ 20% 的 CKD 贫血患者对 ESA 呈低反应。若治疗期间，患者出现 ESA 低反应性，其诊断和处理参见 ESA 低反应性的原因及处理。

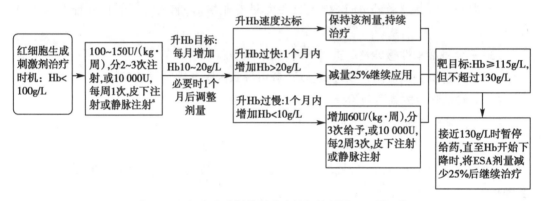

图 4-3　红细胞生成刺激剂治疗的初始剂量及用量调整

a：可根据实际情况采用不同频次的治疗方案，例如 10 000U，

每周 1 次；5 000U，每周 2 次；3 000U，每周 3 次。

5. 红细胞生成刺激剂用药途径

（1）接受血液滤过或血液透析治疗的患者：建议采用静脉或皮下注射方式给药。与等效的静脉给药相比，皮下注射可以降低药物的用量。

（2）非透析患者和腹膜透析患者：建议采用皮下注射途径给药。推荐采用预充式注射器注射，使用方便，并可减少污染。

6. 红细胞生成刺激剂低反应性概念及处理

（1）红细胞生成刺激剂低反应性概念及类型：按照患者体重计算的适量 ESA 治疗 1 个月后，Hb 水平与基线值相比无增加，将患者归类为初始 ESA 治疗反应低下。稳定剂量的 ESA 治疗后，为维持 Hb 稳定需要两次增加 ESA 剂量且增加的剂量超过稳定剂量的 50%，则将患者归类为获得性 ESA 反应低下。

（2）红细胞生成刺激剂低反应性的原因：最常见原因为铁缺乏，其他原因包括合并炎性疾病、慢性失血、甲状旁腺功能亢进、纤维性骨炎、铝中毒、血红蛋白病、恶性肿瘤、营养不良、溶血、透析不充分、应用血管紧张素转换酶抑制药（ACEI）或血管紧张素受体阻滞药（ARB）、脾功能亢进、rHuEPO 抗体介导的纯红细胞再生障碍性贫血（PRCA）等情况。

（3）红细胞生成刺激剂低反应性的处理：①评估患者 ESA 低反应性的类型，针对 ESA 低反应性的特定原因进行治疗；②对纠正原发病因后仍存在 ESA 低反应性的患者，建议采用个体化方案进行治疗，并评估 Hb 水平下降、继续 ESA 治疗和输血治疗的风险；③对初始和获得性治疗反应低下患者，最大剂量不应高于初始剂量或稳定剂量（基于体重计算）的 2 倍。

7. 红细胞生成刺激剂治疗的不良反应

（1）高血压：所有 CKD 患者都应监测血压，尤其是初始接受 ESA 治疗时。使用 ESA 的 CKD 贫血患者，轻度的血压升高应当看作是改善贫血所产生的反应而非副作用，一般无须因高血压而停止或中断 ESA 的治疗，除非是难以控制的高血压。

（2）癫痫：应用 ESA 治疗的患者，无须担心癫痫发作或癫痫发作频率的改变而限制患者的活动。癫痫病史不是 ESA 的治疗禁忌证。当患者伴有不可控制的高血压升高过高或体重增加过多时，应防止治疗过程中的癫痫发作。

（3）透析通路血栓：使用 ESA 的血液透析患者，不论其血管通路是自体内瘘还是人造血管，无须增加对血管通路的检测，亦无须增加肝素用量。

（4）肌痛及输液样反应：通常发生在应用 ESA 1~2 小时后，表现为肌痛、骨骼疼痛、低热、出汗等症状，可持续 12 小时。2 周后可自行消失。症状较重者可给予非甾体抗炎药治疗并减慢 ESA 的输注速度。

（5）rHuEPO 抗体介导纯红细胞再生障碍性贫血（PRCA）：PRCA 的主要表现为进行性严重贫血（Hb 水平常以每周 5~10g/L 的速度下降），伴网织红细胞显著减少或缺如（绝对计数常小于 10×10^9/L）；外周血的血小板和白细胞计数正常；骨髓幼红细胞系列显著减少，甚至完全缺乏，粒细胞和巨核细胞系列增生正常；血清 rHuEPO 抗体检测阳性。疑似或确诊时应停用任何种类的红细胞生成素制剂，可试用免疫抑制剂、雄激素、大剂量静脉丙种球蛋白治疗，必要时输血，最有效的治疗是肾移植。

（6）其他并发症：偶有引起高血钾的报道（发生率小于 1%）；有促肿瘤进展或复发的风险。

（三）输血治疗

1. 输血原则

（1）对于肾性贫血治疗，在病情允许的情况下应尽量避免输注红细胞，减少输血反应的风险。

（2）适合器官移植的患者，在病情允许的情况下应避免输注红细胞，以减少发生同种致敏的风险。

2. 适应证及注意事项　红细胞成分输血的指征应遵循输血法及患者的具体情况，包括：已出现贫血相关症状及体征的严重贫血者，如急性失血致血流动力学不稳定者；手术失血需要补充血容量者；伴慢性失血的 ESA 不敏感患者。

红细胞成分输血时应遵从以下原则：①确定贫血的性质及纠正的可能性，使可纠正的贫血得到相应的治疗；②确定红细胞成分输血可以减轻相应症状及体征，如果输注红细胞不能逆转症状及体征,则不要输血。

慢性贫血治疗时,需要权衡红细胞成分输血治疗和 ESA 治疗的利弊,出现下列情况时可进行红细胞成分输血治疗:①ESA 治疗无效(如血红蛋白病、骨髓衰竭、ESA 耐药);②ESA 治疗的风险超过其治疗获益(如既往或现在患有恶性肿瘤,既往有卒中史);③不能仅根据血红蛋白的变化来判断非急性贫血 CKD 患者是否需要输血治疗,而应根据贫血所导致的症状来判断。

注意事项:血红蛋白≥100g/L 时,不推荐输血;患者血红蛋白<70g/L,血容量基本正常或低血容量已被纠正,需要提高血液携氧能力时应考虑输血;因红细胞破坏过多、丢失或生成障碍引起的慢性贫血,血红蛋白<60g/L,并伴有缺氧症状时可考虑输血;患者不能耐受贫血所带来的心肌缺氧或心力衰竭,安静时心率>100 次/min,活动后心率>120 次/min或出现奔马律时可考虑输血。高危患者(年龄>65 岁,合并心血管和/或呼吸道疾病)对贫血耐受性差,血红蛋白<80g/L 时可考虑输血治疗;紧急情况下,当输注红细胞的利大于弊时,可考虑输注红细胞治疗。这些情况包括:需要快速纠正贫血来稳定患者全身情况时(如急性出血、不稳定性冠心病);术前需要快速纠正血红蛋白水平时。

3. 输血相关风险 包括溶血反应、发热反应、过敏反应、急性肺损伤、枸橼酸盐中毒和高钾血症、移植物抗宿主病、病毒传播和血液污染等。因此,提倡在衡量输血与其他贫血治疗方式的利弊之后,谨慎选择输血。

第二节 相关伦理原则与法规

治疗肾性贫血的药物临床研究,指新型药物开发研究后期的临床药理学研究以及对新药物用于人体的安全性和有效性研究。由于我国一直未制定关于肾性贫血新型治疗药物开展临床研究的相关技术指导及法律法规,所以所有治疗肾性贫血的药物临床试验均遵循《国际人用药物注册技术协调会临床试验质量管理规范》(ICH-GCP)、《中华人民共和国药品管理法》及其实施条例、《药品注册管理办法》和《药物临床试验质量管理规范》等药品临床研究的一般原则,以及已发布的其他相关临床研究技术指导原则,如《化学药物临床药代动力学研究技术指导原则》《化学药物和生物制品临床试验的生物统计学技术指导原则》《化学药物临床试验报告的结构与内容技术指导原则》等。

一、基本的伦理学原则

伦理学基本原则是反映某一医学发展阶段及特定社会背景之中的医学道德理论的体现。药物临床试验的伦理学是医学伦理学的一个重要领域,其与医学伦理学的理论基础、主要原理和基本原则都是完全统一的。它的首要目的就是维护受试者的权利、尊严、安全和利益,从而促进临床试验健康、科学、规范的发展。结合国内药物临床试验运行情况,我国公认的基本伦理学原则如下。

1. 受试者利益第一原则 人体研究必须以维护受试者利益作为根本前提的原则,研究者必须在任何情况下都把受试者的切身利益放在优先考虑的地位。国际上许多准则和我国相关法规及准则都将受试者的个人利益置于首要地位,《赫尔辛基宣言》是目前世界上唯一一部针对医生开展临床试验的伦理规范,文中指出:受试者的权益、安全和健康必须高于对科学和社会利益的考虑。我国《药物临床试验质量管理规范》也做出了同样的规定。因此,在整个药物临床试验过程中均应该严格执行这一基本原则。

2. 知情同意原则 所有的临床试验在实施之前都必须获得受试者自愿的同意,"知情同意"是为了尊重受试者的自主权利而设立的。我国《药物临床试验质量管理规范》中明确指出"伦理审查与知情同意是保障受试者权益的重要措施""受试者参加试验是自愿的,可以拒绝参加或者有权在试验任何阶段随时退出试验而不会遭到歧视或者报复,其医疗待遇与权益不会受到影响"。知情同意是一切涉及人体研究活动和行为的伦理学基础,目的是确保受试者能够在无任何外界压力下了解主要过程,真正理解临床试验并且愿意参加研究。

3. 有利无伤原则 包含两部分内容,无伤即不伤害,一般指解除或减轻受试者的痛苦,治愈疾病或缓解症状,在经济上减少开支,尽可能避免受试者损害与疾病发展甚至死亡的发生。而有利一般被称为积极的有利,指在不伤害受试者的前提下,增进受试者和社会利益。

4. 弱势群体保护原则 弱势群体是指那些(相对或绝对)没有能力维护自身利益的人群,《赫尔辛基宣言》指出医学研究应遵从伦理标准,对所有的人加以尊重并保护他们的健康和权益。有些受试人群是弱势群体需加以特别保护。一般而言,临床研究应该先从弱势程度较小的人群开始,再涉及弱势程度较大的人群。

5. 合理应用盲法对照和安慰剂原则 在药物临床试验中设置盲法对照以及安慰剂来正确判定试验结果客观效应的一种科学原则,也是医学的一个伦理原则。人体试验不仅受机体内在状态和试验条件的制约,而且受心理、社会等因素的影响,试验过程中必须合理使用双盲法和安慰剂,才能产生科学可靠的结果。

6. 独立的伦理审评原则 在研究开始前进行伦理审查,并且对已批准的研究进行跟踪审查直至研究结束为止。伦理委员会的决定必须独立于申办者、研究者,并且避免任何不适当影响。

二、伦理委员会的组建和运作

伦理委员会(ethics committee,EC),也可称为"institutional review board",不同国家的称谓不同,但基本概念一致。是由医学专业人员、法律专业人员及非医务人员组成的独立组织,其职责为审查临床试验方案是否符合伦理道德,并为之提供公众保障,确保受试者的安全、健康和权益受到保护。伦理委员会组成和运行的四项基本原则包括:独立、有效、多元与透明。

1. 伦理委员会的组成　我国《药物临床试验质量管理规范》要求伦理委员会至少由5人组成，包括医学专业和非医学专业人员，不同性别，有伦理或法律专业人员参加，至少1名非临床研究单位人员。伦理委员会设主任委员一名，副主任委员若干名，由委员推举产生。伦理委员会还可以聘请独立顾问或委任常任独立顾问，但是独立顾问不具有投票权。

2. 伦理委员会的职责　伦理委员会的职责为审查监督临床试验方案及其附件是否合乎伦理道德和科学，并为之提供公证保证，确保受试者的安全、健康和权益受到保护。

3. 伦理委员会审查　伦理委员会审查的三项基本原则是尊重、有利无伤害和公正。

(1)伦理委员会审查的主要任务：审查研究方案及设计依据，应特别注意签署知情同意书的过程、文件、研究方案的适宜性和可行性。

(2)加快审查主要依据以下情况：方案的非实质性修改，且不影响研究的受益风险比；方案实施时发生严重不良事件且事件的类型、程度与发生率均在预期范围内等情况可以提交加快审查。

(3)跟踪审查：伦理委员会对所有批准的研究项目的进展均进行跟踪审查，即从作出决定开始到研究终止。

4. 伦理委员会的评估　一些国家特别是美国，根据伦理法律规范、伦理委员会的章程、标准操作规程以及实际运作，已经建立了较为成熟和完备的认证体系。人体研究保护体系（Human Research Protection Program）是美国人体研究保护项目认证协会（Association for the Accreditation of Human Research Protection Program，AAHRPP）所组织开展的针对临床研究的系统而全面的认证，其认证的核心是以伦理委员会为切入点构建人体研究保护体系。人体研究保护体系达到了科学和伦理的最高标准，其使命是为尊重受试者的权利、安全和福利提供保证，一般需要履行以下职责：①建立一种常规工作程序，为保护人体研究中的受试者而进行监督、评估，并持续提高研究的质量；②提供完备的综合性资源来支持保护受试者在研究中的基本权益；③为研究者及其团队提供人体研究中的受试者保护伦理知识的培训；④必要时，对研究进行协调并直接对受试者关注的问题作出回应。虽然，我国在GCP复核时提出了伦理检查条款，并实施了检查，但是总体来说对伦理委员会的检查与评估的制度和体系尚不完善。

三、药物临床试验过程中的受试者保护

药物临床试验申请资料通过伦理审查和受试者签署知情同意书，并不意味着已经完成了伦理学保护过程，真正要实现对受试者的保护还需要在试验实施的过程中不断地规范。

1. 规范招募受试者及签署知情同意书　公开公平地招募合适的受试者在临床试验中是至关重要的，因此对于招募资料应列为伦理审查的重点内容之一，从而避免招募信息对受试者造成的诱导或胁迫。知情同意包括了知情同意书文本和知情同意过程，是尊重

受试者权利的集中体现,受试者有权不参加试验,即使签署了知情同意书,也可在任何时候退出试验。

2. 加强药物临床试验的伦理跟踪审查　伦理委员会通过对研究过程的审查,了解项目研究进展情况,如是否存在方案的修改,严重不良事件的发生、处理、报告情况,以及项目新的信息收集等方面,以实现伦理跟踪审查。伦理委员会应针对以上跟踪审查方式建立相应的标准操作规程和程序,以及定期进行跟踪审查;特别是在受试者出现紧急医学不良反应时,研究机构所建立和实施的医疗救治相关技术、程序和措施应明确,这一点尤为重要。

3. "无过错责任原则"与建立保险制度　所谓"无过错责任原则"是指对于药品生产企业或研究者不存在过错,而又发生了受试者人身伤害,法律规定其应当承担民事责任的,行为人应当对其行为所造成的损害承担民事责任。我国目前还没有建立针对临床试验的基金或保险制度,出现不良反应时一般由临床试验机构进行救治,申办方负责相关费用。我国应尽快实施强制要求申办方必须为受试者购买意外保险,以更好地保障临床试验中受到伤害的受试者。

4. 保护受试者的隐私权　临床试验过程中普遍存在保密及隐私权问题。受试者的各种自然情况、健康状况、临床试验的各种数据及其他相关个人信息均属于隐私内容,应当予以充分保密。近些年来,一些试验项目要求获得受试者遗传和家族等方面的信息,由此新增加了受试者隐私问题,必要时应签署隐私信息保护补充协议。

5. 强化严重不良事件的预防和处理意识　研究者在药物临床试验过程中应对受试者生命与健康利益具有高度责任心,在研究中尽量做到精益求精;同时,密切注意每一位受试者、每一个试验环节以及可能发生的危险。对于高风险试验,必要时必须停止或中断试验,以保护受试者的切身利益,制定相应的应急预案。

四、药物临床试验的相关法规

(一)《中华人民共和国药品管理法》

《中华人民共和国药品管理法》简称"《药品管理法》",是我国药品管理领域的最高法律,是由全国人民代表大会常务委员会会议通过、颁布。现行版本为 2019 年 8 月 26 日第十三届全国人大常务委员会第十二次会议第二次修订,自 2019 年 12 月 1 日起施行。

2019 年颁布实施的《药品管理法》包括:总则、药品研制和注册、药品上市许可持有人、药品生产、药品经营、医疗机构药事管理、药品上市后管理、药品价格和广告、药品储备和供应、监督管理、法律责任、附则,共十二章。

2019 年颁布的《药品管理法》要求:药品研制、生产、经营、使用活动的全过程,都要保证信息真实、准确、完整和可追溯。药企不光要对药品全生命周期担责,而且一旦违法,成本也大大增加。2019 年颁布的《药品管理法》对无证生产经营、生产销售假药等违法行为,罚款数额由货值金额的 2 倍至 5 倍提高到 15 倍至 30 倍,货值金额不足 10 万元的以

10万元计,也就是最低罚款150万元。生产销售劣药违法行为的罚款,也从货值金额的1倍至3倍提高到10倍至20倍。

2019年颁布的《药品管理法》规定:对生产销售假劣药违法行为责任人,由10年禁业提高到终身禁业;对生产销售假药被吊销许可证的企业,10年内不受理其相应申请;对生产销售假药和生产销售假药情节严重的,以及伪造编造许可证件、骗取许可证件等情节恶劣的违法行为,可以由公安机关对相关责任人员处五日以上十五日以下的拘留。

2019年颁布的《药品管理法》增加和完善了十多个条款,加快新药上市。

2019年颁布的《药品管理法》明确:从境外进口药品,即使在国外已经合法上市,也必须经过批准。不过,未经批准进口境外药品,虽然仍是违法行为,但不再以"假药"论处。对于进口少量境外合法上市的药品,情节较轻的,可以减轻或者免予处罚。

2019年颁布的《药品管理法》坚持线上线下相同标准、一体监管的原则,要求网售药品的经营主体,必须首先是取得许可证的实体企业。同时,该法规定了几类特殊管理药品不能在网上销售,为实践探索留有空间。

与药物临床试验相关的条例如下:

第十九条 开展药物临床试验,应当按照国务院药品监督管理部门的规定如实报送研制方法、质量指标、药理及毒理试验结果等有关数据、资料和样品,经国务院药品监督管理部门批准。国务院药品监督管理部门应当自受理临床试验申请之日起六十个工作日内决定是否同意并通知临床试验申办者,逾期未通知的,视为同意。其中,开展生物等效性试验的,报国务院药品监督管理部门备案。

开展药物临床试验,应当在具备相应条件的临床试验机构进行。药物临床试验机构实行备案管理,具体办法由国务院药品监督管理部门、国务院卫生健康主管部门共同制定。

第二十条 开展药物临床试验,应当符合伦理原则,制定临床试验方案,经伦理委员会审查同意。

伦理委员会应当建立伦理审查工作制度,保证伦理审查过程独立、客观、公正,监督规范开展药物临床试验,保障受试者合法权益,维护社会公共利益。

第二十一条 实施药物临床试验,应当向受试者或者其监护人如实说明和解释临床试验的目的和风险等详细情况,取得受试者或者其监护人自愿签署的知情同意书,并采取有效措施保护受试者合法权益。

第二十二条 药物临床试验期间,发现存在安全性问题或者其他风险的,临床试验申办者应当及时调整临床试验方案、暂停或者终止临床试验,并向国务院药品监督管理部门报告。必要时,国务院药品监督管理部门可以责令调整临床试验方案、暂停或者终止临床试验。

第二十三条 对正在开展临床试验的用于治疗严重危及生命且尚无有效治疗手段的疾病的药物,经医学观察可能获益,并且符合伦理原则的,经审查、知情同意后可以在开展临床试验的机构内用于其他病情相同的患者。

....

第一百二十五条　违反本法规定,有下列行为之一的,没收违法生产、销售的药品和违法所得以及包装材料、容器,责令停产停业整顿,并处五十万元以上五百万元以下的罚款;情节严重的,吊销药品批准证明文件、药品生产许可证、药品经营许可证,对法定代表人、主要负责人、直接负责的主管人员和其他责任人员处二万元以上二十万元以下的罚款,十年直至终身禁止从事药品生产经营活动:

(一)未经批准开展药物临床试验;

....

第一百二十七条　违反本法规定,有下列行为之一的,责令限期改正,给予警告;逾期不改正的,处十万元以上五十万元以下的罚款:

(一)开展生物等效性试验未备案;

(二)药物临床试验期间,发现存在安全性问题或者其他风险,临床试验申办者未及时调整临床试验方案、暂停或者终止临床试验,或者未向国务院药品监督管理部门报告;

....

(二)《药物临床试验质量管理规范》

《药物临床试验质量管理规范》(Good Clinical Practice,GCP)是世界上用于规范药物临床试验的通行规则。我国现行版为 2003 年颁布的 GCP。原国家食品药品监督管理部门起草了《药物临床试验质量管理规范(修订稿)》,先后于 2016 年 7 月 25 日、2017 年 10 月 23 日和 2018 年 7 月 17 日三次向社会公开征求意见。2018 年 GCP 修订的总体思路:遵循《药品管理法》及其实施条例,明确并提高药物临床试验各方职责要求,强化监管举措;落实药品医疗器械审评审批制度改革和鼓励创新意见,优化临床试验程序,规范质量要求,保障临床试验的科学性、真实性、可靠性;以当前 GCP 实施中存在的问题为导向,以科学性、可靠性为基准,增加保护受试者权益措施,强调社会公开和监管,明确相应的管理性要求;结合国情借鉴国际通行做法及管理理念,如 ICH 相关技术指导原则,FDA 和 EMA 相关法规;加强与《药品注册管理办法》等规章相关内容的衔接。新修订的《药物临床试验管理规范》(2020 年第 57 号)已于 2020 年 4 月 23 日印发,自 7 月 1 日起施行,章节由原来的 13 章 70 条调整为 9 章 83 条,保留了总则、研究者、申办者、试验方案、附则 5 个章节,增加了术语及其定义、伦理委员会、研究者手册、必备文件管理等 4 个章节,删除了临床试验前的准备与必要条件等 8 个章节。主要修改内容包括:

1. 充实总则内容,强化规范要求。将《药物临床试验质量管理规范》的适用范围修改明确为以注册为目的的药物临床试验应当执行本规范,其他临床试验可参照执行。增加受试者的权益和安全是考虑的首要因素,优先于科学和社会获益;增加伦理审查与知情同意是保障受试者权益的主要措施;增加临床试验应当建立相应的质量管理体系;增加临床试验的实施应当回避重大利益冲突等原则。

2. 规范伦理程序,强化伦理责任。将伦理委员会作为单独章节,强调伦理委员会职责:增加非治疗性临床试验时伦理委员会的审查要求;增加审查受试者是否存在被胁迫、利诱等不正当影响的情况;增加受理并处理受试者保护的要求;增加跟踪审查及审查频率;增加并明确关注研究者应该立即报告的事项;增加伦理委员会有权暂停、终止没有按照要求实施或者受试者出现非预期严重损害的临床试验。规范伦理委员会程序,调整伦理委员会的组成要求。调整伦理委员工作记录保存时间与必备文件保存时间一致。

3. 落实主体责任,提高试验质量。突出申办者主体责任:增加申办者是临床试验数据质量和可靠性的最终责任人的要求;增加申办者对外包工作的监管及合同的具体要求。构建质量管理体系:增加申办者应建立药物临床试验的质量管理体系的要求等。加强受试者的保护:增加申办者应把保护受试者的权益和安全以及试验结果的真实、可靠,作为临床试验的基本出发点;增加申办者在方案制定时,应明确保护受试者权益和安全;增加申办者和研究者应及时兑付给予受试者的补偿或赔偿。增加申办者制定监察计划应特别强调保护受试者的权益;优化安全性报告要求。

4. 加强研究管理,确保安全规范。加强研究管理:增加要求研究者具备承担临床试验的能力;增加研究者授权及监督职责;增加试验进展报告要求;增加试验记录和报告的要求;增加临床试验机构应当具有相应的内部管理部门;增加承担临床试验有关医学决策的人员要求;增加临床试验机构的信息化系统具备建立临床试验电子病历条件时,研究者应首选使用;明确源数据应具有可归因性、同时性、原始性、准确性、完整性、一致性和持久性。确保安全规范;对知情同意过程提出更规范、充分、公正的要求,增加知情同意书的内容(如儿童参加临床试验知情同意的要求);增加研究者和临床试验机构回避重大利益冲突要求;调整研究者向伦理委员会报告可疑非预期严重药物不良反应(SUSAR);增加临床试验机构计算机化系统应当具有完善的权限管理和稽查轨迹的要求等。

5. 强化技术指导,规范试验过程。增加专门章节对术语及其定义、试验方案、研究者手册、必备文件管理进行了阐述。对术语及定义、试验方案、必备文件管理的描述更加详细,操作性更强,更有利于临床试验的开展。鉴于世界医学大会《赫尔辛基宣言》版本不断更新,不再附世界医学大会《赫尔辛基宣言》内容,而将其作为总体的原则性要求。

(三)国际人用药物注册技术协调会

国际人用药物注册技术协调会(International Council for Harmonisation of Technical Requirements for Pharmaceuticals for Human Use,ICH)是由美国、日本和欧盟三方的政府药品注册部门和制药行业在 1996 年发起,对三方国家人用药品注册技术规定的现存差异进行协调的国际协调组织。ICH-GCP 作为药品注册的国际通用准则,也是这个行业的最高标准。这一规范已在欧盟国家,美国和日本三方公布实施,我国国家食品药品监督管理总局(CFDA)于 2017 年 6 月 19 日正式加入 ICH 成为其成员。CFDA 加入 ICH 体现出国际社会对中国政府药品审评审批制度改革的支持和信心。同时,也意味着中国的药品监管部门、制药行业和研发机构,将逐步转化和实施国际最高技术标准和指南,有望提升国内制药产业创新能力和国际竞争力。

　　ICH 于 2016 年 11 月 9 日发布了新版 GCP 指导原则——ICH E6(R2)。该指导原则是自 1996 年 5 月制定以来的首次修订,修订目的是鼓励在临床试验的方案设计、组织实施、监察、记录和报告中采用更加先进和高效的方法,如计算机化系统、基于风险的质量管理体系和中心化监察等,以保证受试者的权益和临床试验数据的质量。新版 GCP 指导原则未对原版进行结构和文字的修改,而是采用了补充条款的形式,共增加条款 26 条,涉及总则、名词解释、GCP 原则、研究者的职责、申办者的职责和临床试验保存文件等 6 个章节。我国在进行新药临床试验时,必须同时遵照我国 GCP 规定和 ICH-GCP 要求,以便临床试验得到规范。随着新药研究的快速发展,近年来越来越多的全球多中心药物试验已进入我国,所涉及的遵循法规和伦理问题都成为热点问题。因此,我们必须尽快适应药物临床试验所面临的法规修订、流程变更以及伦理学问题,切实保护受试者的权益。具体应该从科学技术、伦理、立法三个方面寻求对策。科学技术对策重点应该是重视在新药的研究和应用中可能出现的负面影响,以及所需要采取的必要措施,从而达到趋利避害的目的;伦理对策包括研究者要有科学研究道德,以及要提高或转变公众相应的科学伦理道德观念,这是保证新药研究造福于人类的前提;而制定相关的政策和法规,是规范科学家和公众伦理道德行为,保证新药研究健康发展和正确应用的强制性手段。只要从这些方面做出努力,就可以提高我国的临床试验伦理审查水平,进一步加强对受试者权益的保护,降低临床试验的安全风险。

第三节　临床试验设计

　　药物临床试验应根据合理的科学原则进行设计、操作、分析、评价以达到预期目的。一旦根据新药研发的需要确定了一项临床试验的目的,那么就要确定与之相应的试验设计方法。临床试验的设计应当符合“四性”原则,即代表性、重复性、随机性以及合理性。肾性贫血药物与一般临床试验设计基本相同,需在明确研究类型后考虑如下因素:立题依据、研究目的、研究方案、研究对象的选择、对照组的选择、样本量的确定、有效性及安全性指标、统计分析方法、结果的评价等。

　　如总论所述,药物临床试验分为Ⅰ、Ⅱ、Ⅲ、Ⅳ期,以下将根据不同分期对治疗肾性贫血药物临床试验的特点进行论述。

一、Ⅰ期临床试验

　　1. 研究目的　Ⅰ期临床试验是在新药开发过程中,将新药初次应用于人体的试验,以期了解人体对新药的耐受程度和药动学。

2. 研究对象　一般选择健康成年志愿者。

3. 样本量的确定　根据我国《药品注册管理办法》，化学药物Ⅰ期临床试验的最低病例数为 20~30 例。

4. 入选标准　治疗肾性贫血药物临床试验的受试者的入选标准通常为：①年龄 18~45 岁，通常选择男性；②体质量指数（BMI）在 18~30kg/m² ；③血红蛋白≤160g/L,铁蛋白水平、白细胞计数、红细胞计数正常。

5. 排除标准　治疗肾性贫血药物临床试验的受试者的排除标准通常为：①在三个月内参加其他临床试验或者献血的；②药物滥用史；③每日饮酒超过 20g 或吸烟超过 25 支；④可能影响研究药物的吸收、分布、代谢、消除或作用的疾病史；⑤收缩压低于 100mmHg 或高于 145mmHg,舒张压低于 50mmHg 或高于 95mmHg;心率低于 45 次/min 或高于 95 次/min。

6. 试验方法

（1）药动学研究：是通过研究新药在人体内的吸收、分布、生物转化与消除的规律，为后期给药方案的制订提供依据。药动学研究通常采集志愿者服用药物前以及服用试验药物后不同时间点的血液及尿液，对其进行样品药物浓度测定及数据统计分析。

（2）耐受性研究：耐受性试验可以观察人体对药物的耐受情况，为后期的临床试验用药提供相对安全的剂量范围。耐受性研究一般包括：①生命体征（体温、血压、心率、呼吸频率）；②一般情况，皮肤、胃肠道、呼吸、肌肉骨骼系统、神经系统等的反应以及其他未预料到的反应；③12 导联心电图；④血液及尿液分析。

（3）药效学研究：肾性贫血药物的药效学研究应包括以下参数：红细胞计数以及血细胞比容、血红蛋白水平、网织红细胞计数、网织红细胞血红蛋白含量、铁蛋白水平、转铁蛋白可溶性受体水平、内源性促红细胞生成素水平等。

二、Ⅱ、Ⅲ期临床试验

1. 研究目的　通过Ⅰ期临床试验，在健康人身上得到了药动学数据，而药物在患者状态的人体内的作用方式往往不同，Ⅱ期临床试验用药于肾性贫血患者，了解药物在患者体内的药动学情况。而Ⅲ期临床试验是在Ⅰ、Ⅱ期临床试验的基础上，将试验药物用于更大范围的肾性贫血患者，以进一步评价肾性贫血药物对患者的治疗作用和安全性，是治疗作用的确证阶段，也是为药品注册申请获得批准提供依据的关键阶段。

2. 研究设计类型　Ⅱ、Ⅲ期临床试验通常为具有足够样本量的随机双盲对照（也有许多选择随机开放性试验）、多中心临床试验。对照类型主要包括安慰剂及阳性药物对照。安慰剂对照可排除安慰剂效应及其他非药物因素的影响，应选择有效性检验，而阳性药物对照则采用已知的有效药物作为对照，可选择优效性检验或非劣效性检验。

3. 研究对象 肾性贫血药物的研究对象通常分为两种:非透析患者与透析患者。对于非透析患者,通常选择 CKD 3~4 期[估算肾小球滤过率<60ml/(min·1.73m²)],且近 3 个月内不会开始透析治疗者;对于透析患者,通常选择每周 3 次维持性血液透析或规律腹膜透析至少超过 4 个月者。此外,研究者对每一个临床试验选择的受试对象均需制定详细的入选标准、排除标准和剔除标准,并在试验中严格执行。

4. 样本量的确定 根据我国《药品注册管理办法》,化学药物Ⅱ期临床试验的病例数应不少于 100 例,Ⅲ期临床试验的病例数应不少于 300 例(试验组)。但在实际操作中,根据非劣效性检验或优效性检验计算出来的样本量往往大于法规给出的样本量,同时要考虑 20% 左右的脱落率,以保证足够的病例数。

5. 入选标准 受试者的入选标准通常为:①年龄 18~80 岁(对于儿童患者则为年龄小于 18 岁,体重≥10kg),性别不限;②对于非透析患者,血红蛋白<100g/L;对于透析患者,基线血红蛋白为 90~120g/L。此外,根据抗贫血药物种类不同,可能对其他指标有所要求,例如对于铁剂的研究要求受试者铁蛋白、转铁蛋白饱和度(TAST)低于一定水平,而对于非铁剂药物的研究则要求受试者铁蛋白、TAST 高于一定水平。

6. 排除标准 受试者的排除标准通常为:①有归因于其他非肾脏病病因的贫血,如溶血、出血或失血、慢性炎症性疾病或骨髓增生异常综合征等;②血栓栓塞事件;③在 8~12 周内进行过其他贫血药物例如 ESA、铁剂或输血治疗的;④合并乙型或丙型病毒性肝炎、心血管疾病(包括难以控制的高血压、NYHA Ⅲ级或Ⅳ级充血性心力衰竭、急性冠脉综合征)、严重的甲状旁腺功能亢进症(iPTH≥1 000ng/L)或有恶性肿瘤疾病史。

7. 疗效指标 疗效指标主要包括:①在治疗期间血红蛋白增加或降低 10g/L 以上的患者比例;②评估期内血红蛋白浓度到达 120g/L 以上、100~120g/L 范围内或 100g/L 以下的患者比例;③患者血红蛋白、红细胞计数、网织红细胞计数的平均变化(对于铁剂的研究还应当包括铁蛋白、TSAT 和血清磷酸盐的变化)。

8. 安全性指标 安全性指标主要包括以下几点:①生命体征(体温、血压、心率、呼吸频率)、体格检查;②不良事件的发生及其严重程度;③实验室检查例如肝肾功等。

三、Ⅳ期临床试验

1. 研究目的 Ⅳ期临床试验,又称为"上市后临床试验",即在新药上市后,临床广泛使用的条件下对新药的疗效和不良反应进行临床观察,进一步考察新药的有效性和安全性。

2. 研究设计类型 Ⅳ期临床试验通常为多中心开放性研究,且一般不要求设立对照组,但实际操作中采用随机对照设计的临床研究也逐渐增多。

3. 研究对象 肾性贫血药物的Ⅳ期临床试验的研究对象也分为透析患者与非透析患者,两者的范围都应在药物适应证内尽量扩大,包括不同性别、年龄、种族等。

4. 样本量的确定 根据我国《药品注册管理办法》,化学药物Ⅳ期临床的病例数应不少于 2 000 例,实际操作时应当考虑病例缺失等情况,适当增加样本量。

5. 安全性指标 治疗肾性贫血药物的Ⅳ期临床试验可选择与Ⅱ、Ⅲ期临床试验相类似的监测指标,亦可以选择某些临床事件的发生作为主要及次要观察终点。

第四节 有效性评价

一、有效性评价一般原则

我国指导原则中指出通常将血红蛋白(Hb)浓度检测作为治疗肾性贫血药物有效性的主要疗效指标,2004 年《欧洲最佳指南》(*European Best Practice Guidelines*,EBPGs)及 2006 年《肾脏病预后质量指南》(*Kidney Disease Outcome Quality Initiative*,K/DOQI)均明确指出,在评估贫血时,检测 Hb 浓度比检测血细胞比容(HCT)更容易、更稳定、更可靠,所以近年来肾性贫血诊疗指南中都不再用 HCT 作为诊断贫血的指标和治疗药物的主要疗效指标。健康人群及 CKD 患者均存在血红蛋白变异性,即血红蛋白值在目标范围内上下波动。鉴于 CKD 患者的血红蛋白变异度更高,且血红蛋白变异性可能与不良事件相关。因此,血红蛋白的波动性对患者预后的潜在影响应引起临床医生的重视。治疗肾性贫血的药物往往需要服用一段时间,因此在进行各种临床血生化检查评估其药物疗效的同时,更加注重通过患者服药后长期预后相关指标的变化,如近远期不良反应、全因死亡、生存率、生活质量、运动能力等,进行药物的有效性评价。

二、实验室检测疗效指标

肾性贫血治疗的疗效指标评价主要依靠检测血红蛋白浓度,但需要结合其他指标以评估贫血的严重程度及改善情况。需要检测治疗期间每次随访等指标变化率及其与基线比较的变化率以及随访结束后指标达标率。

1. 主要有效性指标 海平面水平地区,年龄≥15 岁,男性 Hb>130g/L,成年非妊娠女性 Hb>120g/L,成年妊娠女性 Hb>110g/L。需酌情考虑居住地海拔高度对血红蛋白的影响。

2. 次要有效性指标

(1)全血细胞计数:除外 Hb 浓度其他的红细胞指标[包括平均红细胞体积(MCV)、平均红细胞血红蛋白量(MCH)、平均血红蛋白浓度(MCHC)]、网织红细胞计数、白细胞计数和分类、血小板计数。

(2)反映铁储存状态指标:血清铁蛋白浓度。

(3)反映功能铁状态指标:转铁蛋白饱和度(TSAT)、低色素性红细胞的百分比(%

HRC)、网织红细胞血红蛋白含量(CHr)。

(4)其他与贫血相关的实验室检测指标：维生素 B_{12}、叶酸、血浆/血清 C 反应蛋白（CRP)、骨髓病理、粪便隐血。

(5)反映肾脏功能相关指标：估算肾小球滤过率(eGFR)、血清肌酐值。

三、其他疗效评价指标

1. 患者原先有明显临床症状，如乏力、易倦、头晕、眼花、耳鸣、心悸、气短、食欲缺乏、心率增快等贫血相关的临床表现等，经过治疗，每次访视时评估临床症状是否有变化，如减轻、无变化或加重，直至随访结束，评估症状消失的患者比例。

2. 在治疗肾性贫血时，不同药物的不良反应的发生率，包括高血压、卒中、血管通路血栓形成、头痛、恶心/呕吐、腹痛/烧灼感、便秘/腹泻、高血钾、血脂异常的发生率。在药物治疗及随访期间，每次访视时评估不良反应的发生率。

四、不同药物治疗的疗效指标

(一)红细胞生成刺激剂治疗的疗效指标

1. 红细胞生成刺激剂治疗的 Hb 靶目标值　随着指南和共识的更新，CKD 患者贫血治疗的 Hb 靶目标值也有所变化。2004 年 EBPGs 推荐无论年龄、性别及种族，CKD 患者 Hb 靶目标应大于 110g/L，且在开始治疗的 4 个月内达此目标值，对于血液透析患者，因透析后血液浓缩的风险，推荐透析前 Hb 水平不超过 140g/L。然而随着一系列随机对照研究的结果公布，更多的证据证实完全纠正 CKD 患者的贫血不能使患者获益，反而可能会带来一些不良反应。

《肾性贫血诊断与治疗中国专家共识(2018 修订版)》指出，当 Hb<100g/L 时可以开始 ESA 治疗。ESA 治疗有效评价的一个合理的目标是在治疗的每月增加 Hb 10~20g/L。如果 Hb 浓度升高过快(1 个月内 Hb 水平升高幅度超过 20g/L)，ESA 剂量应减少 25%；如 Hb 浓度升高过慢(1 个月内 Hb 水平升高幅度不足 10g/L)，ESA 剂量应增加。

随着 Hb 浓度增加，应监测血压反应，因为某些患者在治疗期间血压会升高，而研究表明过高剂量 ESA 的使用本身也会增加高血压、卒中、血管通路血栓形成等不良事件的发生。

2. 红细胞生成刺激剂治疗的最终目标值

(1)红细胞生成刺激剂治疗的目标值为 Hb≥115g/L，但不推荐 Hb>130g/L。既往实验研究 ESA 治疗至完全血红蛋白浓度正常化是否会导致生活质量进一步增加还不明确，但心血管和血栓栓塞的风险增加。当 Hb 浓度接近或者超过 130g/L 时，治疗的潜在益处减少并且死亡率和心血管并发症的风险增加。当 Hb 浓度接近 130g/L 时应暂停给药，直至 Hb 开始下降时，将 ESA 剂量减少 25% 后继续治疗。

（2）依据患者年龄、透析方式及透析时间长短、ESA 治疗时间长短以及是否并发其他疾病等情况，靶目标值可适当地进行个体化调整（常为 110~120g/L）。

（二）铁剂治疗的疗效指标

CKD 贫血患者中常常存在一定程度的铁缺乏，铁缺乏是导致红细胞生成刺激剂（ESA）治疗反应差的主要原因。给予充足的铁补充，不仅可以改善贫血，还可减少 ESA 的使用剂量，甚至在未使用 ESA 的情况下也能改善贫血。目前各大指南均已达成共识，治疗 CKD 患者贫血时需重视体内铁状态的评估，通过检测血清铁蛋白可反映铁储存状态，检测转铁蛋白饱和度（TSAT）、低色素性红细胞百分比（%HRC）和网织红细胞血红蛋白含量（CHr）可反映功能铁状态。转铁蛋白饱和度（TSAT）≤20% 和/或铁蛋白≤200μg/L 时需要补铁。

根据《肾性贫血诊断与治疗中国专家共识（2018 修订版）》，铁剂治疗的目标值范围：

1. 非透析慢性肾脏病（ND-CKD）和腹膜透析慢性肾脏病（PD-CKD）患者的目标值范围：20% <TSAT<50% ，且 100μg/L<血清铁蛋白<500μg/L。

2. 血液透析慢性肾脏病（HD-CKD）患者的目标值范围：20% <TSAT<50% ，且 200μg/L<血清铁蛋白<500μg/L。

治疗后应重新进行体内铁状态的评估。2012 年改善全球肾脏病预后组织（KDIGO）临床实践指南中明确指出当铁蛋白>500μg/L 应避免铁剂治疗，2015 年英国国家卫生与临床研究所（NICE）指南中将铁剂治疗时的铁蛋白上限调整为 800μg/L，建议在静脉铁剂治疗，如铁蛋白达到 500μg/L 时需要重新评估患者铁剂治疗的剂量，避免铁蛋白达到 800μg/L，为预防发生铁负荷过度，必须每 1~3 个月检测铁蛋白、评估铁储存状态。

其他疗效指标包括 Hb 浓度、平均红细胞体积（MCV）、平均红细胞血红蛋白量（MCH）、平均血红蛋白浓度（MCHC）等。此外，还可以相关临床事件作为肾性贫血药物治疗有效性的观测指标，包括贫血相关症状（如疲劳）的改善、生活质量的提高，药物近远期不良反应，包括恶心/呕吐、腹痛/烧灼感、便秘/腹泻的发生率等。

（三）低氧诱导因子脯氨酰羟化酶抑制剂类治疗的疗效指标

低氧诱导因子脯氨酰羟化酶抑制剂（HIF-PHI）通过模拟环境中的低氧状态，有效抑制低氧诱导因子脯氨酰羟化酶（HIF-PH）活性，维持低氧诱导因子（HIF）稳定，促进促红细胞生成素和促红细胞生成素受体的表达，改善铁吸收、利用和转运，综合转化红细胞生成，为肾性贫血的治疗提供了新的治疗手段。

1. 主要有效性指标　在开始治疗的 8 周，每 2 周监测血红蛋白水平，调整 HIF-PHI 剂量，使血红蛋白水平达到并维持在 100~120g/L，以后每 4 周进行一次剂量调整。

2. 次要有效性指标

（1）全血细胞计数：Hb 浓度除外，其他的红细胞指标［包括平均红细胞体积（MCV）、平均红细胞血红蛋白量（MCH）、平均血红蛋白浓度（MCHC）］、网织红细胞计数、白细胞计数和分类、血小板计数。

（2）反映铁储存状态指标：血清铁蛋白浓度。

（3）反映功能铁状态指标：转铁蛋白饱和度（TSAT）、低色素性红细胞的百分比（%HRC）、网织红细胞血红蛋白含量（CHr）。

（4）铁代谢调节因子：铁调素。

（5）炎症因子：C反应蛋白水平。

（6）药物临床症状的改善情况：如乏力、易倦、头晕、眼花、耳鸣、心悸、气短、食欲缺乏、心率增快等贫血相关的临床表现的改善的情况。

（7）药物安全性（不良反应发生率）：头痛、恶心/呕吐、消化道不良反应、皮疹红斑、肝功能异常、高血压、卒中、血管通路血栓形成、血脂异常等的发生。

第五节 安全性评价

一、安全性评价的一般原则

由研究者提供的不良事件报告对于确定研究药物的安全性特征是至关重要的。临床试验中的安全信息收集与评价首先应遵循GCP等法规，同时也要遵循研究方案，参照研究所在机构SOP的要求执行。所有受试者都应签署书面知情同意书，在研究方案中安排的访视时间，用一般术语对受试者进行非引导性的询问以确定不良事件的发生。另外，记录研究过程中所有自发报告的不良事件。无论严重不良事件是否与药物相关，研究者均须立即（在获悉的24小时内）向申办者报告。

二、常见治疗肾性贫血药物的安全性评价

常见的治疗肾性贫血的药物包括两方面：红细胞生成刺激剂如重组人促红素等和造血原料的补充如铁剂等。

1. 红细胞生成刺激剂（ESA）的安全性评价 多数肾性贫血患者对ESA的反应良好，不良反应轻微，常见的不良反应包括：高血压、癫痫、透析通路血栓、肌痛及输液样反应、重组人促红素（rHuEPO）抗体介导纯红细胞再生障碍性贫血（PRCA）、偶见高钾血症等。因此所有受试者都应定期监测血压等生命体征，对于维持性血液透析的受试者应监测血管通路的功能、监测血红蛋白及网织红细胞的变化，监测血生化包括肝肾功能、电解质、血糖及血脂的状态，监测心电图、心脏彩超，监测甲胎蛋白、糖链抗原、前列腺总抗原等肿瘤标记物，监测维生素 B_{12}、叶酸的水平，监测铁代谢相关指标如血清铁蛋白、转铁蛋白饱和度、铁调素，监测糖化血红蛋白、C反应蛋白等的变化，在试验开始、中期及结束时针对育龄妇女进行妊娠的检查。

2. 铁剂的安全性评价 治疗肾性贫血的铁剂根据药物剂型的不同分为静脉铁剂和

口服铁剂。静脉铁剂常见且需要的不良反应为高敏反应,轻者无须处理,重者如处理不及时可能会威胁生命。其他不良反应包括增加感染风险、氧化应激反应、药物外漏、低血压、肝损伤等。口服铁剂不良反应轻微,常见的包括:胃肠道刺激、便秘、口腔异味等。所有患者应记录消化道症状如反酸、腹痛、嗳气、腹胀、便秘、口腔异味的有无;其他如白细胞计数、血红蛋白浓度、网织红细胞计数的变化、肝功能检查、血脂检查、铁代谢状况(血清铁、铁蛋白、转铁蛋白饱和度、总铁结合力、转铁蛋白)、铁调素、十二导联心电图、X 线胸片、腹部超声影像学、心脏彩超等均是需要定期监测的安全性指标。

第六节　治疗肾性贫血药物临床研究

目前,治疗肾性贫血的方法包括使用红细胞生成刺激剂(ESA)、补充铁剂和叶酸、输血,以及近年来获得广泛关注的低氧诱导因子脯氨酰羟化酶抑制剂(HIF-PHI)。下面就治疗肾性贫血药物的主要临床研究进行概述。

一、红细胞生成刺激剂

1989 年,第一个 ESA 药物是安进(Amgen)公司的促红细胞生成素-α(EPO-α)获美国食品药品管理局批准上市,此后有多种短效和长效 EPO 药物上市。近期多种新型 ESA 类药物进入临床研究,ESA 治疗可以有效改善贫血,减少甚至避免输血,已成为治疗肾性贫血最主要的药物。短效 EPO 主要是由仓鼠卵母细胞表达的重组人促红素,包括 EPO-α(美国安进,1989 年)、EPO-β(瑞士罗氏,1997 年)、EPO-θ(德国默克勒,2009 年)等。这些 EPO 药物的氨基酸序列均与内源性 EPO 相同,它们在分子量、糖基化程度、糖链组成等方面存在细微差异,在疗效安全性等方面差异无统计学意义。目前有两类长效 EPO:一类是美国安进公司于 2001 年上市的高糖基化修饰的 EPO-α,即 α 达贝泊汀,半衰期是 EPO-α 的 3 倍,只需每周注射 1 次;另一类是瑞士罗氏公司于 2007 年上市的聚乙二醇修饰的 EPO-β,即持续红细胞生成受体激活剂,其半衰期更长,可以每 2 周或每月注射 1 次。目前 EPO 应用于慢性肾脏病患者的临床研究主要集中在明确患者血红蛋白的目标值以及新型的红细胞生成刺激剂。下面分别举例说明。

2006 年《新英格兰杂志》(*The New England Journal of Medicine*, NEJM)发表了 CREATE 研究结果:研究者随机选取了 603 例肾小球滤过率为 $15.0 \sim 35.0$ ml/(min·$1.73m^2$)并伴有轻到中度贫血症(血红蛋白水平:$110 \sim 125$g/L)纠正贫血的目标值分为两组:高 Hb 组为 $130 \sim 150$g/L,低 Hb 组为 $105 \sim 115$g/L。结果显示在 3 年的研究中,两组患者间心血管事件发生率差异无统计学意义(高 Hb 组 58 例 *vs* 低 Hb 组 47 例,*HR*:0.78;95% *CI*:$0.53 \sim 1.14$;$P = 0.20$)。高 Hb 组的基线肾小球滤过率为 24.9ml/(min·$1.73m^2$),每年下降 3.6ml/(min·$1.73m^2$),低 Hb 组线肾小球滤过率为 24.2ml/(min·

$1.73m^2$),每年下降 3.1ml/(min·$1.73m^2$)($P=0.40$)。高 Hb 组需要透析的患者多于低 Hb 组(127 *vs* 111,P=0.03)。两组不良反应事件无明显统计学差异,但高血压发生和头痛更易在高 Hb 组中出现。因此,研究人员提出在慢性肾脏病患者中,早期完全纠正贫血症并不能减少心血管事件发生的风险性。

2006 年发表在 NEJM 的 CHOIR 研究共纳入 1 432 例患者,给予促红细胞生成素-α(EPO-α)来提高 CKD 患者的血红蛋白,把患者随机分为 113g/L 和 135g/L 的目标血红蛋白组。中位研究持续时间为 16 个月。主要复合终点包括死亡、心肌梗死、充血性心力衰竭和卒中。结果共发生 222 个复合事件:高 Hb 组发生 125 个事件,低 Hb 组发生 97 个事件(HR:1.34;95%CI:1.03~1.74;$P=0.03$)。死亡 65 例(29.3%),充血性心力衰竭住院 101 例(45.5%),心肌梗死 25 例(11.3%),卒中 23 例(10.4%)。因充血性心力衰竭和心肌梗死合并入院 7 例(3.2%),卒中后死亡 1 例(0.5%)。两组患者的生活质量改善情况相似。CHOIR 结果表明以 135g/L 作为的 CKD 患者血红蛋白目标值,可以增加死亡、心肌梗死、充血性心力衰竭和卒中的风险,并且生活质量没有明显改善。

2009 年 NEJM 杂志发表了 TREAT 研究(Trial to Reduce Cardiovascular Events With Aranesp Therapy,TREAT)的结果。该研究共纳入 4 038 例同时有糖尿病、慢性肾病和贫血的患者。其中,2 012 人接受 α 达贝泊汀治疗,治疗目标为平均血红蛋白水平为 130g/L;2 026 人服用安慰剂,当血红蛋白水平低于 90g/L 时接受 α 达贝泊汀治疗。主要终点为死亡或心血管事件(非致死性心肌梗死,充血性心力衰竭,因卒中或心肌缺血住院)的复合终点以及死亡或终末期肾病的复合终点。结果显示,出现死亡或心血管事件共 1 234 例。其中治疗组 632 例,安慰剂组 602 例,两组发生风险无显著差异。死亡或终末期肾病发生率两组也相当。然而,致命或非致命性卒中的发生风险治疗组显著高于安慰剂组(HR:1.92;95%CI:1.38~2.68;$P<0.001$)。另外,治疗组患者的疲劳感有轻度改善。研究提示,在同时有糖尿病、慢性肾病和中度贫血的患者中使用 α 达贝泊汀并不能降低死亡、心血管事件以及终末期肾病的风险,反而增加卒中的风险。

peginesatide 是以人工合成肽为基础的红细胞生成刺激剂,在慢性肾脏病患者中是贫血的潜在治疗药物。2013 年 NEJM 发表了纳入血液透析患者的 2 项随机、对照、开放标签研究(EMERALD 1 和 EMERALD 2)。采用来自两项 EMERALD 研究和两项纳入未接受透析治疗患者研究的汇总数据,通过一个已判定的复合安全性终点(全因死亡、卒中、心肌梗死或充血性心力衰竭相关的严重不良事件、不稳定型心绞痛或心律失常)分析,评估心血管安全性。在 EMERALD 研究中,1 608 例患者接受每月 1 次 peginesatide 治疗或继续接受每周 1~3 次重组人促红素治疗,按需调整剂量,以使血红蛋白水平维持在 100~120g/L 的时间≥52 周。主要有效性终点为基线血红蛋白水平至评估期间平均水平的平均变化情况,如果 peginesatide 与重组人促红素对比时双侧 95% 可信区间下限≥-10g/L,则非劣效性成立。结果显示在一个纳入 EMERALD 1 中 693 例患者和 EMERALD 2 中 725 例患者的分析中,peginesatide 在维持血红蛋白水平方面不劣于重组人促红素(EMERALD 1 中,两组的平均差异为-1.5g/L,95%CI:-0.30~0.01;EMERALD 2 中,两组的平均差异为

1.0g/L,95%*CI*:-0.05~0.26)。在4项汇总研究中(2 591例患者),peginesatide相对于对照ESA的复合安全性终点(*HR*:1.06;95%*CI*:0.89~1.26),在EMERALD研究中则(*HR*:0.95;95%*CI*:0.77~1.17)。在EMERALD研究中,各组出现不良或严重不良事件的患者比例相似。在汇总队列中,peginesatide的心血管安全性与对照ESA相似。研究结论为就维持血液透析患者的血红蛋白水平而言,每月给药1次的peginesatide与每周给药1~3次的重组人促红素一样有效。但是在EMERALD研究结果发表后不久,由于其威胁生命或致死的严重过敏反应,peginesatide注射制剂被召回。其过敏反应的发生率为0.2%,而其中1/3为严重过敏反应。而在NEJM发表的两篇文章均未报道严重过敏反应,由此进一步证实非劣效性研究有的时候并不能发现安全性隐患。

二、铁剂

铁是合成血红蛋白的基本原料。流行病学及临床试验结果证实,CKD贫血患者经常存在一定程度的铁缺乏;铁缺乏是导致ESA治疗反应低下的主要原因。因此,CKD贫血患者应常规进行铁状态评估。若有绝对或相对铁缺乏时,应仔细寻找铁缺乏原因,并根据患者的铁状态及时按需补铁。有效的铁剂补充,可以改善贫血,减少ESA剂量,甚至有些轻度贫血患者不使用ESA也能改善。目前关于铁剂应用于慢性肾脏病患者的临床研究主要集中在铁剂改善贫血和减少ESA用量的疗效、发生感染等副作用、静脉补铁和口服补铁的差别以及静脉补铁的剂量等方面。下面分别举例说明。

2017年*Nephrology Dialysis Transplantation*发表了一项多中心、随机对照试验,旨在评估非透析依赖性CKD患者静脉注射羧基麦芽糖铁(ferric carboxymaltose,FCM)的安全性。该研究共纳入626例非透析依赖性CKD成年患者。纳入标准①Hb水平:90~110g/L;②铁蛋白<100μg/L或铁蛋白<200μg/L伴TSAT<20%;③估算肾小球滤过率(eGFR)≤60ml/(min·1.73m^2),且eGFR每年下降值≤12ml/(min·1.73m^2),预计12个月eGFR≥15ml/(min·1.73m^2);④随机分配4个月内未接受ESA治疗。排除标准:既往曾因严重胃肠道反应停用口服铁剂,恶性肿瘤既往史。受试者按1:1:2的比例随机分组,给予高铁蛋白FCM(*n*=155,目标铁蛋白400~600μg/L),低铁蛋白FCM(*n*=154,目标铁蛋白100~200μg/L)和口服铁剂(*n*=317,硫酸亚铁304mg,含铁100mg),每天2次,治疗52周。评估各组患者不良事件发生率。结果表明,因有10例受试者未接受任一药物治疗,最终纳入研究分析者共616人:高铁蛋白FCM组154人,低铁蛋白FCM组150人,口服铁剂组312人。研究结束时共519人完成研究,受试者退出研究的最常见的原因是主动退出(*n*=53),死亡(*n*=20)和不良事件(*n*=13)。高铁蛋白FCM组、低铁蛋白FCM组和口服铁剂组不良事件发生率分别为91.0/100人年、100.0/100人年和105.0/100人年。高铁蛋白FCM组、低铁蛋白FCM组和口服铁剂组严重不良事件发生率分别为28.2/100人年、27.9/100人年和24.3/100人年。治疗组和对照组心脏疾病和感染发生率无显著差异。最常见的不良事件为胃肠道不良反应,高铁蛋白FCM组为23.1/100人年,低铁蛋白FCM

组为29.5/100人年,口服铁剂组为52.7/100人年。其他常见不良反应:感染和心脏疾病,治疗组无显著差异。最常见的复发性不良事件(即同一患者多次出现):外周性水肿(1.8%),腹泻(1.6%),鼻咽炎(1.1%),高血压(1.1%),尿路感染(1.0%)和低血糖(1.0%)。研究者称,该研究结果显示,静脉注射FCM和口服铁剂治疗的严重不良事件发生率和住院率相似。非透析依赖性CKD患者,静脉注射FCM治疗缺铁性贫血是安全的,但仍需随访时间更长、规模更大的研究进一步评估FCM和其他静脉铁剂的长期安全性。

2013《美国肾脏病学会杂志》(*Journals of the American Society of Nephrology*)发表研究称,与铁剂维持治疗相比,尤其是导管插管患者或近期感染患者相比,大剂量铁剂治疗会导致血液透析(HD)患者的感染相关住院风险升高。北卡罗来纳大学教堂山分校(Chapel Hill)的M. Alan Brookhart博士和他的同事进行了一项回顾性研究,研究使用了美国一项大型透析提供者相关数据医疗保险终末期肾病项目117 050例血液透析患者的临床资料。反复治疗的一个月期间,研究对大剂量铁剂与维持剂量对随后的3个月期间的死亡率和感染相关住院风险进行了比较。776 203次暴露/随访配对研究中:13%使用大剂量,49%维持剂量,38%未进行铁剂治疗。多变量分析显示,与接受铁维持治疗患者相比,大剂量铁剂治疗的患者的感染相关住院风险升高[风险差异(RD),25次其他事件/1 000患者年]。导管插管患者(RD,73次事件/1 000患者年)和近期感染患者(RD,57次事件/1 000患者年)的感染相关住院风险最高。大剂量铁剂治疗也与感染相关死亡率有关联。与未接受铁剂治疗相比,维持剂量与不良预后风险升高无关。

补充铁剂是可分为口服补铁和静脉补铁。虽然静脉补铁是CKD透析患者(CKD 5D期)的首选给药途径,但CKD 3~5期患者补铁方法仍具争议。来自特拉维夫大学的Daniel Shepshelovich研究小组对现有的研究文献进行了荟萃分析和系统综述。研究结果发表在*American Journal of Kidney Diseases*。该研究共纳入24项临床研究,3 187例慢性肾脏病患者[估算肾小球滤过率$<60ml/(min \cdot 1.73m^2)$],CKD 3~5期患者2 369例,CKD 5D期818例。主要终点:血红蛋白(Hb)浓度升高幅度>10g/L的患者百分比。次要终点:Hb浓度>110g/L的患者百分比,Hb绝对值,Hb浓度变化,转铁蛋白饱和度,铁蛋白水平,红细胞生成刺激剂和输血需求,生活质量。安全性分析包括全因死亡率、严重不良事件和所有不良事件。结果表明,接受静脉补铁的患者更易达到主要终点,Hb浓度升高幅度>10g/L(CKD 3~5期,*HR*:1.61,95% *CI*:1.39~1.87;CKD 5D期,*HR*:2.14,95% *CI*:1.68~2.72)。安全性分析显示,静脉补铁和口服补铁的死亡率,(严重)不良反应发生率无显著差异。静脉补铁患者低血压风险较高(*HR*:3.71;95% *CI*:1.74~7.94),胃肠道不良事件发生率较低(*HR*:0.43;95% *CI*:0.28~0.67)。Shepshelovich研究小组的文章支持并证实了静脉补铁的优越性。

为进一步明确大剂量静脉铁剂在血液透析患者中的安全性和有效性,来自美国弗吉尼亚联邦大学的David Wheeler博士研究小组开展了一项多中心随机对照试验,研究结果于 2018 年发表在 NEJM。该研究共纳入 2 141 例血液透析患者(排除死亡和肾移植患者),按 1∶1 的比例随机分为高剂量静脉铁剂组(400mg/月,n=1 093)和低剂量静脉铁剂组(0~400mg/月,n=1 048)。主要终点:首次发生非致死性心肌梗死,非致死性卒中,因心力衰竭住院和死亡复合事件时间。次要终点:事件复发率,全因死亡,感染率和红细胞生成刺激剂的剂量。中位随访时间 2.1 年,最大随访时间 4.4 年。结果显示:相比低剂量组,高剂量组患者铁蛋白水平和转铁蛋白饱和度均迅速升高。高剂量组每月使用红细胞生成刺激剂的剂量比低剂量组少 19.4%(29 757IU/月 vs 38 805IU/月)。虽然两组患者血红蛋白水平均有升高,但高剂量组患者血红蛋白水平升高速度高于低剂量组。高剂量组主要终点事件发生人数 333 例(30.5%),而低剂量组为 343 例(32.7%)(HR:0.88;95% CI:0.76~1.03);非劣效性 P<0.001;优效性 P=0.11。高剂量组死亡人数 246 例(22.5%),低剂量组 269 例(25.7%)(HR:0.84;95% CI:0.71~1.00)。两组患者心肌梗死、卒中、因心力衰竭住院、心肌梗死和卒中发生率相似。高剂量组因心力衰竭住院率低于低剂量组(HR:0.66;95% CI:0.47~0.93)。高剂量组死亡、心肌梗死、卒中、心力衰竭住院复发事件发生率为 20.6/100 人年,低剂量组为 26.1/100 人年(发生率比:0.78;95% CI:0.66~0.92)。高剂量组患者输血可能性低于低剂量组(HR:0.79;95% CI:0.65~0.95)。安全性方面:高剂量组共 262 例(24.0%)患者出现血管通路血栓形成,低剂量组为 218 例(20.8%)。两组患者全因住院率和感染率相似。高剂量组感染发生率为 63.3/100 人年,低剂量组为 69.4/100 人年(发生率比:0.91;95% CI:0.79~1.05)。高剂量组发生严重不良事件者 709 例(64.9%),低剂量组 671 例(64.0%)。两组最常见严重不良事件发生率相似。其中感染是最常见的非心血管死亡原因,但两组患者感染发生率无明显差异。该研究表明,血液透析患者使用高剂量静脉铁剂可显著减少红细胞生成刺激剂使用剂量,降低输血率。相比低剂量静脉补铁,大剂量静脉补铁的死亡率、感染和非致命性心血管事件发生率无显著差异。

三、低氧诱导因子脯氨酰羟化酶抑制剂

低氧诱导因子(hypoxia-inducible factor,HIF)是一种由 α-和 β-亚基构成的转录因子,可调控血管生成、红细胞生成、铁代谢以及肿瘤细胞凋亡转移分化等。在低氧情况下,HIF 刺激机体(尤其是肝脏)合成内源性 EPO,调节红细胞生成和铁代谢等;但有氧时 HIF 的 α 亚基上保守的脯氨酸残基被脯氨酰羟化酶羟基化,促进 α 亚基的降解。基于这一机制,口服小分子药物低氧诱导因子脯氨酰羟化酶抑制剂(hypoxia inducible factor-prolylhydroxylase inhibitors,HIF-PHI)成为新的极具前景的肾性贫血等疾病的临床治疗策略。通过抑制脯氨酰羟化酶活性,控制 HIF-α 亚基的降解,维持 HIF 的稳定和功能,从而综合调控内源性 EPO 合成与铁代谢,促进红细胞生成,纠正肾性贫血。目前,HIF-PHI 类药物包括罗沙司他(roxadustat)、daprodustat、enarodustat、molidustat、vadadustat 等。其中罗沙司他治疗慢性肾脏病患者贫血的Ⅲ期临床试验研究已经公布。

2019 年《新英格兰杂志》发表了中国进行的罗沙司他治疗长期接受透析和未接受透析的肾性贫血患者的Ⅲ期临床试验研究结果。在透析依赖性肾性贫血患者中开展的Ⅲ期临床试验采用随机、开放标签、阳性药对照设计,共入组 305 例已经接受透析,促红细胞生成疗法(阿法依泊汀,EPO-α)6 周以上的 18~75 岁终末期肾病患者,按照 2:1 分组,分别给予每周 3 次的罗沙司他($n=204$)或阿法依泊汀($n=101$),持续 26 周。主要终点是第 23~27 周平均血红蛋白水平较基线的变化,安全性由分析不良事件和临床试验数值的方式评估。该研究为非劣效性研究,如果罗沙司他组与阿法依泊汀组之间数值差异的双侧 95% 置信区间的下限≥−100g/L,则可以确定罗沙司他的非劣效性。罗沙司他组和阿法依泊汀组分别有 162 例患者和 94 例患者最终完成了 26 周试验。第 23~27 周的分析结果显示,罗沙司他组平均血红蛋白水平较基线改变(7±11)g/L,阿法依泊汀组较基线改变(5±10)g/L,达到了预设的统计学非劣效性[治疗差异:(2±12)g/L;95% CI:−0.02~0.5]。也就是说,与目前贫血的标准治疗方案阿法依泊汀相比,罗沙司他对透析患者的治疗效果没有显著差别。另外,铁调素是人体内铁代谢的负调控因子,研究发现第 27 周时罗沙司他组的铁调素水平也较阿法依泊汀组的降幅更大。罗沙司他组和阿法依泊汀组患者发生任何严重不良事件的患者比例分别为 14.2% 和 10%。两组患者最常见的严重不良事件都是血管通路并发症(3.4% vs 5.0%)。尽管罗沙司他组有更多患者因不良事件终止治疗,但并未发现罗沙司他存在明显特异的安全性危险。另外,罗沙司他对未接受透析治疗慢性肾脏病患者贫血的Ⅲ期临床研究共纳入 154 名未接受透析治疗的 CKD 患者,按 2:1 的比例随机分配至罗沙司他组和安慰剂组。在为期 8 周的随机双盲阶段,受试者每周服用三次罗沙司他或安慰剂。随后是为期 18 周的开放标签治疗期,在此阶段,所有患者接受罗沙司他治疗。随机双盲阶段:第 7~9 周结果显示,罗沙司他组的血红蛋白水平平均升高了 89g/L,而安慰剂组下降了 4g/L,且两组之间具有显著性差异($P<0.001$)。罗沙司他组的铁调素水平平均下降了 56.14μg/L,而安慰剂组降幅为 15.10μg/L。罗沙司他组总胆固醇水平降低 406mg/L,而安慰剂组下降 77mg/L。开放标签治疗期:罗沙司他组 87 名受试者和 44 名安慰剂组受试者,参加开放标签治疗期,所有患者服用罗沙司他。结果表明,来自罗沙司他组的 87 名患者的治疗疗效得以维持。在 23~27 周,患者的平均血红蛋白水平维持在平均升高 19g/L,并且 84% 的患者在 26 周的治疗期间血红蛋白水平≥110g/L。来自安慰剂组的患者,在开放标签治疗期,其平均血红蛋白水平升高了 20g/L,且 72% 的患者在治疗期间血红蛋白水平≥110g/L。

总之,目前肾性贫血的主要治疗方式是使用 ESA、铁剂和输血。肾性贫血的治疗,虽然已经取得了很大的进展,但是还有很多不明确的地方。包括最佳 Hb 目标值、ESA 使用的安全性以及铁剂的使用极限等。通过对造血过程的基础研究和临床研究,衍生出新的刺激红细胞生成制剂、新型的铁制剂以及低氧诱导因子稳定剂、铁调素抑制剂等新靶点药物。各种新型药物正在进行临床试验,期待更多的临床研究结果出现,希望可以为肾性贫血患者寻找一种更为安全有效的治疗方法。

第七节 特殊人群中进行的研究

慢性肾脏病患者中特殊人群通常是指老年患者、肝功能不全患者、妊娠期及哺乳期妇女、儿童等处于特殊病理或生理状态下的人群。药物在特殊人群体内药动学可能不同于一般人群,即药物的吸收、分布、代谢和清除过程有可能发生变化,这使得药物在特殊人群中呈现的疗效及毒副作用差异较大。在治疗 CKD 患者肾性贫血的新药研发中,通常对于一般患者人群进行研究,而把相对复杂的特殊人群排除在外。如何开展针对特殊人群的临床研究,保证治疗肾性贫血药物在特殊人群中的疗效及安全是新药研究的重点及难点。

一、老年患者

我国第七次全国人口普查数据显示 60 岁以上老年人占总人口的 18.7%。老年人是 CKD 的高发人群,其患病率远高于非老年人。2008 年发表的北京地区流行病学调查数据显示,60~69 岁、70~79 岁和 80 岁以上老年人群 CKD 的患病率分别为 20.8%、30.5% 和 37.8%,均明显高于国内成年人 CKD 的患病率。随着全球老龄化速度的日益加快,CKD 3B~5 期患者逐渐增多,同时营养不良及合并症等各种原因,这些都导致老年 CKD 患者肾性贫血的发生率往往更高。但是,目前大多数肾性贫血治疗药物Ⅲ期临床试验患者的准入年龄是小于 65 岁。虽然罗沙司他中国Ⅲ期和Ⅳ期临床试验纳入人群为 18~75 岁,但仍有部分老年患者(年龄>75 岁)没有被考虑进来。

不同于正常成年人,老年人普遍具有多病共存、多药联合、长期服用等特点,并且老年人消化吸收能力逐渐减退,体内脂肪成分比例增加,水分减少,血浆蛋白含量减少,肝脏代谢功能降低,合并症增加等。这些均可影响药物在体内吸收、分布、代谢、排泄的过程,使得药物在血液中半衰期延长,蓄积现象随年龄的增长而加剧。在临床使用治疗剂量和毒性剂量之间差别较小(治疗窗窄)的治疗肾性贫血药物时,应密切关注老年患者血清药物浓度。目前治疗肾性贫血药物的说明书中的用法用量指导多指成年人剂量,老年人参考时应慎重。例如重组人促红素注射液说明书就明确注明:高龄患者应用本品时,因其生理功能低下,多患有高血压和循环系统疾病并发症,在使用本品时要注意频繁监测血压及血细胞比容,并适当调整用药剂量与次数。但是并没有提供具体调整方案。由于 CKD 肾性贫血在老年人中发生率高,应该专门针对老年患者进行肾性贫血治疗药物相关的药动学研究,根据其药动学特点选择恰当的药物,并调整给药剂量或给药间隔。老年人的试验需要在包括老年人的所有年龄层中展开,尽量包含 75 岁以上患者并且不得排除伴随疾病的患者,只有通过临床试验观察这些患者的用药情况,才能观察到药物与机体的相互作用。老年人的药动学研究可选择老年健康志愿者或患者,可酌情在Ⅰ~Ⅳ期的临床试验期间进行。

二、儿童患者

贫血是 CKD 患儿的常见并发症,CKD 1~5 期均可发生,且贫血的发生率随着肾小球滤过率下降逐渐增高。与成人相比,儿童 CKD 贫血发生较早,进展速度快,不仅影响患儿体内组织氧的供应及利用,亦是其他并发症如心血管疾病的发生基础。CKD 患儿的贫血与体格、智力发育迟滞关系密切,且与住院率、病死率关系密切。目前肾性贫血治疗药物Ⅱ期及Ⅲ期临床试验研究对象多数为年龄大于 18 岁的成年人,而儿童患者中使用治疗肾性贫血药物的安全性和有效性尚未确立。儿童并非成人的缩小版,儿童的生长发育状况对药物的吸收、分布、代谢、排泄这四个过程均有影响,药物在儿童与成人的药动学特性存在较大差异。另外,与成人相比,儿童基础疾病如动脉粥样硬化、原发性高血压等心血管疾病相对少见,且儿童多处于生长发育期,在包括智力体格的发育、学习和体育活动等方面存在差异。因此,儿童肾性贫血治疗的启动时机与靶目标均应与成人有所不同。

针对儿童进行肾性贫血治疗药物临床研究应遵守在儿童开展临床试验的一般指导原则。在药物用于儿童试验开始前,必须进行处于生长发育期动物用药的综合评价以确认该药不会导致身体发育、中枢神经系统功能等发生改变。不同年龄阶段的儿童,其生长、发育有各自的特点,其药动学特点也各不相同。因此,在进行儿童肾性贫血相关药物的药动学研究时,应考虑人群、药物本身特点等情况酌情选取不同发育阶段的儿童进行,例如入选某种药物研究的儿童可分配到适当的年龄组:童年组、青春期前组、青春期组。根据所研究药物特性和安全性,可以在给青春期前组儿童用药之前先进行青春期组儿童用药的研究。相关研究可在Ⅰ~Ⅳ期临床试验期间进行。

三、肝功能不全患者

肝脏是药物代谢和解毒的重要器官,多数治疗肾性贫血药物进入人体后经肝脏生物转化、解毒和清除,肝脏损害可能会改变这些药物的药动学特征,进而影响药物的安全性和有效性。肝功能不全患者应用经肝脏代谢活化的药物,可导致药物的活性代谢产物生成减少,从而疗效的降低;应用经肝脏代谢灭活的药物,可导致药物的代谢受阻,原型药物的浓度明显升高,引起药物在体内蓄积,甚至出现严重的药物不良反应。肝功能受损对口服尤其是存在首过效应的药物影响比较大,可增加体内药物浓度和药物的生物利用度。在药物临床试验过程中,为保护受试者安全、正确评价药物的有效性和安全性,一般在Ⅱ期临床试验中不选择肝功能不全的患者进行大规模临床试验研究。Ⅳ期临床试验是治疗肾性贫血药物上市后的实际应用过程中的监测,更注重该药物的实际应用,肝功能不全患者应根据试验药物不良反应的不同,在研究者的指导和监测下,选择性地服用试验药物,以进一步了解相关药物在不同程度肝功能损害的患者中的疗效和安全性。

四、妊娠期及哺乳期妇女

动物生殖毒理学研究表明静脉铁剂对非贫血的动物不会导致畸形和流产,但是在妊娠前三个月还是不建议使用静脉铁剂,在妊娠的第二期和第三期应该慎用。常用于纠正肾性贫血的重组人促红素注射液被 FDA 归为 C 类,这意味着这类药物对于妊娠仍存在危险,判断在治疗的获益大于危险的情况下才能使用。而新上市的口服低氧诱导因子脯氨酰羟化酶抑制剂罗沙司他,在动物中进行的生殖毒性研究显示,罗沙司他会降低胚胎及幼仔的体重,因此妊娠期妇女禁用罗沙司他。目前尚不知罗沙司他能否通过人乳分泌。一项大鼠实验显示罗沙司他能通过乳汁分泌,并可导致幼仔死亡率升高、生长缓慢、发育延迟,因此哺乳期妇女禁用罗沙司他。基于伦理方面的原因一般抗肾性贫血药物不在妊娠期及哺乳期妇女进行大规模的临床试验,所以只对有严重症状的患者才采取药物治疗。

第八节　临床研究实例介绍

本节结合上述理论知识,进行治疗肾性贫血药物的临床研究实例介绍。结合案例进一步了解治疗肾性贫血药物的临床试验设计。

一、Ⅰ期临床试验

(一) 单次给药、剂量递增的耐受性研究

1. 研究目的　在健康中国志愿者中,评估某公司的重组人促红素单次给药、剂量递增的耐受性和安全性。

2. 临床设计类型及方案　采用单中心、随机、双盲、安慰剂对照设计。随机分为试验组和安慰剂对照组,均从最低给药剂量开始,每例受试者只接受一个剂量,皮下注射给药,第一个剂量组试验完毕后,方可进行下一个剂量组。分别给予某公司的重组人促红素或安慰剂:0.2μg/kg、0.4μg/kg 、0.8μg/kg、1.6μg/kg、2.4μg/kg、3.6μg/kg 和 4.8μg/kg。对各剂量组依次进行研究,并对整个研究期间不良事件进行评估。

3. 研究对象　健康中国受试者。

4. 入选标准

(1)年龄:18~60 岁;性别:男女均可。

(2)既往史、体格检查和其他临床实验室检查确定为无明显器质性疾病和神经、精神系统疾病的健康成年人。

（3）体质量指数：$19\sim26kg/m^2$（含 19 和 26，体质量指数=体重/身高^2）。

（4）受试者必须在试验前对本试验知情同意，并自愿签署了书面的知情同意书。

（5）能够理解并遵守临床方案要求，预计可以完成整个试验过程。

（6）受试者入选前 4 周内进行的评估体内铁状态的实验室指标中，血清铁蛋白在正常范围内。

（7）如曾接受手术治疗，应已完全康复。

5. 排除标准

（1）过敏体质或既往有药物过敏史。

（2）入选前服用过任何药物（包括中药、PEG 化药物等），时间短于药物 5 个半衰期或小于 4 周（以二者中时间最长者为准）。

（3）入选前 12 周内用过已知对某脏器有显著损害的药物。

（4）入选前 12 周内参加过其他临床试验。

（5）入选前 12 周内献过血；或接受过输血或重组红细胞生成刺激蛋白或 rHuEPO 治疗。

（6）女性受试者停经后接受雌激素治疗者。

（7）实验室检查值异常，经研究者判断有临床意义者（血红蛋白和/或网织红细胞异常高者建议排除）。

（8）乙肝表面抗原（HBsAg）、乙肝 e 抗原（HBeAg）、艾滋病抗体（anti-HIV）、丙肝抗体（anti-HCV）、梅毒螺旋体抗体呈阳性的受试者。

（9）临床判定为维生素 B_{12} 或叶酸缺乏者。

（10）既往有冠心病史；或充血性心力衰竭史；或心电图（ECG）检查显示具有显著临床意义的异常。

（11）有恶性肿瘤病史或可疑者。

（12）正处于感染急性期间者。

（13）既往有自身免疫病史，或正在使用免疫抑制药治疗者。

（14）患有严重的、进行性、未控制的肝、肾、血液、胃肠道、内分泌、心、肺、神经和脑等疾病。

（15）妊娠、哺乳期妇女，试验期间或服药后 12 周内计划妊娠的女性受试者；男性受试者，其女性伴侣计划在试验期间或服药后 12 周内计划妊娠。

（16）药物滥用、药物成瘾者，或嗜烟（每日 5 支及以上）、嗜酒（每周 14 单位及以上，1 单位=360ml 啤酒或 150ml 葡萄酒或 45ml 酒精浓度为 40% 或以上的烈酒）者。

（17）研究人员认为不适合的其他因素，如依从性差的受试者（长期出差、计划搬迁、患有精神疾病、缺乏参加动机等）。

6. 样本量　中国健康志愿者 84 人。

7. 评估指标　本研究评估安全性指标，包括不良事件、异常的生命体征、体格检查、实验室检查等。

（二）药动学研究

采用单中心、随机、开放、自身对照试验设计。

收集给药前及给药后2小时、4小时、6小时、8小时、12小时、24小时、36小时（±5分钟），第2天、3天、5天、7天的血样，用于检测血药浓度水平。此阶段应有效地整合各项试验数据，选择科学合理的数据及统计方法，根据试验中测得的各受试者的血药浓度-时间数据绘制个体受试者药-时曲线和平均药-时曲线，进行药动学参数的估算和评价，包括：达峰时间（T_{max}）、峰浓度（C_{max}）、消除半衰期（$t_{1/2}$）、清除率（CL）、平均稳态血药浓度（C_{av}）、稳态血药浓度-时间曲线下面积（AUC_{ss}）。对上述药动学参数进行分析，说明其临床意义，以全面反映药物在人体内吸收、分布和消除的特点，并对Ⅱ期临床研究方案提出建议。

（三）生物等效性研究

采用单中心、随机、开放、自身交叉对照试验设计。

为评价不同规格的两制剂间的生物等效性，选择32例健康男性作为受试者，随机分为两组，第一周期每组受试者分别给予单次皮下注射$3×0.8\mu g/kg$和$2.4\mu g/kg$重组人促红素，第二周期交换另外一种给药方式，两个周期间的洗脱期为1周。分别对两种不同给药方法的药动学参数进行比较，并对接受了两种受试药物的安全性进行分析。

二、Ⅱ期临床试验

1. 研究目的　评价某公司国产重组人促红素（EPO）注射液对比某进口EPO注射液治疗肾性贫血患者的有效性和安全性。

2. 临床设计类型及方案　随机、双盲、安慰剂对照、多中心临床试验。采用非劣效性检验进行统计分析。

将入选的肾性贫血患者随机分配至下列两组中的某一组：

（1）试验组：试验药，国产EPO注射液，规格为每支2 000U（1ml）。透析患者按$100\sim150U/(kg\cdot周)$，非透析患者按$80\sim100U/(kg\cdot周)$，均分2~3次给予。治疗过程中以每4周为一个观察单位，若无明显治疗反应及不良反应，增加$15\sim30U/(kg\cdot周)$继续治疗，直至出现治疗反应。治疗过程中，当血细胞比容（HCT）>30%及血红蛋白（Hb）>100g/L，EPO可减量1/4~1/3继续维持用药。给药途径：透析患者随机选择皮下注射或静脉注射，非透析患者均选择皮下注射。

（2）阳性对照组：对照药，进口EPO注射液，规格为每支2 000U（1ml）。给药剂量、疗程、给药途径及剂量调整等同试验组。

分别观察用药后1周、2周、4周、6周、8周、10周、12周时的临床症状、生命体征、实验室检查指标及生活质量。

3. 研究对象　慢性肾脏病合并肾性贫血患者。

4. 入选标准

(1)慢性肾脏病合并肾性贫血患者,性别不限。①透析患者:透析 2 周以上;②非透析患者:血肌酐 30~80mg/L。

(2)血红蛋白(Hb)浓度<90g/L,血细胞比容(HCT)<30%。

(3)年龄大于 18 岁,小于 70 岁。

(4)签署书面知情同意书。

5. 排除标准

(1)1 个月内曾使用进口 EPO 患者。

(2)2 周内有输血史者。

(3)并发急、慢性感染者。

(4)并发急、慢性失血者。

(5)严重营养不良者。

(6)并发活动性全身系统性疾病者。

(7)已经参与其他新药临床试验研究的病例。

(8)已知对 EPO 及生物制品高过敏者。

(9)未控制的严重高血压。

6. 疗效指标　疗效判断标准分为三级,即显效、有效和无效。

(1)显效:EPO 治疗疗程 12 周(或小于 12 周)结束后,Hb 上升幅度超过 30g/L,或 HCT 上升幅度超过 10%,且同时 Hb 浓度基本达 100g/L,或 HCT 基本达 30%,贫血症状缓解。

(2)有效:贫血症状改善,Hb 较治疗前升高幅度达 15g/L 以上;或 HCT 较治疗前升高 5% 以上。

(3)无效:治疗后未达到有效标准或恶化。

7. 安全性指标　不良事件,包括用药后临床症状的异常表现(如血压增高、低热、头痛、乏力、肌痛、皮疹、癫痫等)以及体格检查、实验室检查等具有临床意义的改变。

三、Ⅲ期临床试验

1. 研究目的　评估罗沙司他治疗非透析肾脏病患者贫血的有效性和安全性。

2. 临床设计类型及方案　随机、双盲、安慰剂对照、多中心临床试验。

所有入选的慢性肾脏病患者按照 2∶1 的比例随机分组,以双盲方式接受罗沙司他或安慰剂治疗,每周 3 次,连续治疗 8 周。基线时,所有患者的血红蛋白水平为 70~100g/L。

根据患者体重确定罗沙司他起始剂量:70mg(体重 40~60kg)或 100mg(体重 ≥ 60kg)。罗沙司他剂量每 4 周增加 1 次,以使血红蛋白(Hb)维持在 100~120g/L。罗沙司他具体剂量调整方法应根据访视期血红蛋白水平,如表 4-1(安慰剂同)。

表 4-1 罗沙司他剂量调整方法

过去 4 周内的 Hb 变化幅度/ $(g \cdot L^{-1})$	纠正期 Hb 水平/ $(g \cdot L^{-1})$	维持期 Hb 水平 /$(g \cdot L^{-1})$			
	Hb<110	Hb<105	105≤Hb<120	120≤Hb<130	Hb≥130
<-10	剂量增加	剂量增加	剂量增加	剂量无变化	暂停给药,至少每周检查一次 Hb;当 Hb<120g/L 时,降低 2 个剂量阶梯,恢复给药
−10~10	剂量增加	剂量增加	剂量无变化	剂量减少	
>10	剂量无变化	剂量无变化	剂量减少	剂量减少	

阶梯剂量:20mg、40mg、50mg、70mg、100mg、120mg、150mg、200mg、250mg。最小剂量是 20mg,最大剂量为 2.5mg/kg。红细胞生成过多时,建议在 4 周内仅降低一次剂量。例如,在 70mg 的基础上增加剂量,则新剂量为 100mg;在 150mg 的基础上减少剂量,则新剂量为 120mg。如果患者的 Hb 在 2 周内增加幅度>20g/L 且 Hb 水平>90g/L,则应降低一个阶梯剂量;如果患者的 Hb 在 4 周内增加幅度>30g/L 且 Hb 水平>90g/L,则应降低一个阶梯剂量。

3. 研究对象 慢性肾脏病 3~5 期,未接受透析,且 eGFR<60ml/(min · 1.73m²) 的患者。

4. 入选标准

(1)年龄 18~75 岁。

(2)诊断为慢性肾脏病 3~5 期,未接受透析,且 eGFR<60ml/(min · 1.73m²)。

(3)在随机化分组前 5 周未接受 ESA 治疗。

(4)筛选期间两次(至少间隔 6 天)获取 Hb 水平的平均值,70g/L≤Hb 水平<100g/L。

(5)体重:40~100kg。

(6)患者同意从筛选期开始至随访结束都不服用任何新的治疗贫血的药物,或改变药物剂量、治疗计划等。

(7)签署知情同意书。

5. 排除标准

(1)存在感染或有潜在感染的证据。

(2)HIV 抗体、乙肝表面抗原(HBsAg)或丙肝抗体(HCV-Ab)呈阳性。

(3)慢性肝病。

(4)纽约心脏协会Ⅲ级或Ⅳ级充血性心力衰竭。

(5)入组前的 52 周内发生过心肌梗死、急性冠状动脉综合征、卒中、癫痫或血栓栓塞事件(如深静脉血栓形成或肺栓塞)。

(6)研究者认为未得到控制的高血压。

（7）肾脏超声诊断或怀疑肾细胞癌。

（8）恶性肿瘤病史。

（9）可能影响红细胞生成的慢性炎症性疾病（肾小球肾炎除外）。

（10）消化道出血。

6. 疗效指标

（1）主要终点：第7~9周平均Hb较基线变化水平。

（2）次要终点：①第9周Hb应答率（Hb应答率的定义：第9周Hb较基线至少增加10g/L）；②第7~9周Hb≥100g/L患者比例；③第9周Hb≥100g/L且较基线至少增加10g/L（包括基线Hb为80g/L），或较基线至少增加20g/L（包括基线Hb<80g/L）的患者比例；④第7~9周总胆固醇（TC）和LDL-C水平较基线变化。

7. 安全性指标　通过不良事件分析和临床实验室检查评估安全性。

四、IV期临床试验

1. 研究目的　评估罗沙司他多种给药方案治疗接受透析的慢性肾病受试者贫血的有效性和安全性。

2. 临床设计类型及方案　本研究是药品上市后的随机、开放、前瞻性、多中心试验。

（1）目标人群：306例透析CKD受试者包括102例未经过ESA治疗，204例经过ESA治疗。

（2）3个研究阶段（图4-4）

1）筛选期（最长4周）

2）治疗期（36周）

第1部分：纠正/转换期（20周）——评估不同起始剂量的差异。

第2部分：血红蛋白（Hb）维持期（16周）——评估不同给药频率的差异。

3）随访期（4周）

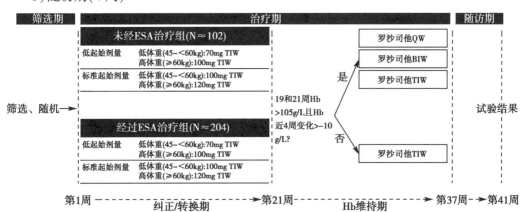

图4-4　罗沙司他IV期临床试验研究设计图

罗沙司他具体调整剂量方法应根据血红蛋白水平,如表4-2。

表4-2 罗沙司他剂量调整方法

过去4周内的Hb变化幅度/(g·L⁻¹)	剂量调整时的Hb水平/(g·L⁻¹)			
	Hb<105	105≤Hb<120	120≤Hb<130	Hb≥130
<-10	剂量增加	剂量增加	剂量无变化	暂停给药,监测Hb;当Hb<120g/L时,降低2个剂量阶梯,恢复给药
-10~10	剂量增加	剂量无变化	剂量减少	
>10	剂量无变化	剂量减少	剂量减少	

阶梯剂量:20mg、40mg、50mg、70mg、100mg、120mg、150mg、200mg。最小剂量是20mg,最大剂量为2.5mg/kg。红细胞生成过多时,建议在4周内仅降低一次剂量。例如,在70mg的基础上增加剂量,则新剂量为100mg;在150mg的基础上减少剂量,则新剂量为120mg。如果患者的Hb在2周内增加幅度>20g/L且Hb>90g/L。

3. 研究对象 已接受透析治疗的慢性肾脏病患者。

4. 入选标准

(1)年龄:18~75岁。

(2)接受血液透析或腹膜透析的ESRD受试者:对于接受血液透析的受试者,血管通路必须通过自身动静脉瘘或移植物,或永久隧道式置管。

(3)第1天前ESA的使用:对于经过ESA治疗组,受试者必须在第1天之前接受过至少6周稳定剂量的ESA静脉注射或皮下注射;对于未经过ESA治疗组,受试者在第1天前4周内不应接受过ESA。

(4)在筛选期间最近两次(至少间隔6天)的中心实验室血红蛋白值必须符合以下要求:未经过ESA治疗受试者必须为70g/L≤Hb<100g/L;经过ESA治疗受试者必须为90g/L<Hb≤120g/L;最高和最低Hb水平之间的差异≤15g/L。

(5)体重≥45kg。

(6)签署知情同意书。

5. 排除标准

(1)以下任意检测项目阳性:HIV抗体、乙肝表面抗原(HBsAg)或丙肝抗体(HCV-Ab)。

(2)筛选期纽约心脏病学会心功能分级为Ⅲ级或Ⅳ级充血性心力衰竭。

(3)第1天前26周内出现过心肌梗死、急性冠脉综合征、卒中、癫痫发作或血栓栓塞事件(如深静脉血栓形成或肺栓塞)。

(4)筛选时通过肾超声检查诊断或怀疑为肾癌。

(5)有恶性肿瘤病史,以下情况除外:确定已治愈或已缓解时间≥5年的肿瘤、已根治性切除的皮肤基底细胞癌或鳞状细胞癌或任何部位的原位癌。

(6)肾小球肾炎以外的、可影响红细胞生成的慢性炎症性疾病(如系统性红斑狼疮、类风湿性关节炎)。

(7)有临床意义的胃肠道出血。

(8)已知有骨髓增生异常综合征、多发性骨髓瘤、遗传性血液病(如地中海贫血、镰形细胞性贫血、单纯红细胞再生障碍性贫血)等病史,或 CKD 以外的其他原因的贫血、含铁血黄素沉着病、血色素沉着病、已知的凝血障碍或高凝状态。

(9)任何既往器官移植(移植物仍在体内的)或计划进行器官移植,或无肾脏。

(10)预期研究期间会进行引起大量失血的择期手术。

(11)预计需使用氨苯砜或对乙酰氨基酚(扑热息痛)用量超过 2.0g/d,或超过每次500mg,每 6 小时重复一次,持续用药超过 3 天。

(12)第 1 天前 12 周内接受去铁胺、去铁酮或地拉罗司治疗。

(13)预期寿命少于 12 个月。

(14)第 1 天前 12 周内输血,或预计需要输血。

(15)在筛选期内静脉注射补铁和/或不愿意停止静脉注射铁剂。

(16)第 1 天前 12 周内接受合成代谢类固醇(如雄激素)治疗。

(17)曾接受罗沙司他或任何低氧诱导因子脯氨酰羟化酶抑制剂治疗。

(18)筛选访视时 GPT 或 GOT>1.5×正常值上限(ULN),或总胆红素 >正常值上限(ULN),患有吉尔伯特(Gilbert)综合征受试者除外。

(19)铁蛋白<50mg/L 或 TSAT<10%。

(20)在随机前 28 天内使用试验药物或治疗,参加试验性干预研究,或预期试验治疗的遗留效应会延续至研究进行期间。

(21)妊娠期或哺乳期女性。

(22)未使用足够避孕措施的育龄期女性或性伴侣为育龄期女性的男性。

(23)任何研究者认为可能对本试验受试者构成安全性风险、可能混淆有效性或安全性评价或可能干扰受试者参加试验的医疗状况。

6. 疗效指标

(1)主要终点:评价不同罗沙司他给药方案(起始剂量和维持给药频率)在中国透析CKD 贫血受试者中的有效性。

(2)次要终点:评价不同罗沙司他给药方案在中国透析 CKD 贫血受试者中的相对安全性。

(3)纠正/转换期:①未经过 ESA 治疗组,最初 20 周内达到 Hb≥110g/L 的受试者比例;②经过 ESA 治疗组,第 17 周访视至第 21 周访视的平均 Hb≥100g/L 的受试者比例;③第 17~21 周访视期间 Hb 水平平均值相对基线平均变化;④未经过 ESA 治疗组,平均Hb(第 17~21 周访视 Hb 平均值)≥ 100g/L 的受试者比例。

(4)Hb 维持期:①第 33~37 周访视期间 Hb 的平均值;②平均 Hb(第 33~37 周访视期间 Hb 平均值)≥100g/L 的受试者比例。

7. 安全性指标　不良事件,如发生治疗期间出现的不良事件(TEAE)或严重不良事件(SAE)的受试者数量及比例,以及生命体征、心电图改变和临床实验室数值相对基线变化等具有临床意义的改变。

(徐 钢)

参 考 文 献

[1] 中华医学会肾脏病学分会肾性贫血诊断和治疗共识专家组. 肾性贫血诊断与治疗中国专家共识(2018修订版)[J]. 中华肾脏病杂志,2018,34(11):860-866.

[2] CHEN N,HAO C,LIU B C,et al. Roxadustat treatment for anemia in patients undergoing long-term dialysis [J]. The New England Journal of Medicine,2019,381(11):1011-1022.

[3] LOCATELLI F,ALJAMA P,BÁRÁNY P,et al. Revised European best practice guidelines for the management of anaemia in patients with chronic renal failure[J]. Nephrology Dialysis Transplantation,2004,19(2):ii1~ii47.

[4] KDOQI. KDOQI clinical practice guideline and clinical practice recommendations for anemia in chronic kidney disease:2007 update of hemoglobin target[J]. American Journal of Kidney Diseases :The Official Journal of the National Kidney Foundation,2007,50(3):471-530.

[5] KAPLAN J. Roxadustat and anemia of chronic kidney disease[J]. The New England Journal of Medicine,2019,381(11):1070-1072.

[6] 王莉君,袁伟杰. 关于肾性贫血治疗相关指南与共识回顾[J]. 中国血液净化,2018,17(1):1-5.

第五章

治疗糖尿病肾病药物临床试验

第一节　糖尿病肾病概述

糖尿病肾病(diabetic nephropathy,DN)是糖尿病的重要微血管并发症之一,是目前慢性肾脏病和终末期肾病的首要病因。2007 年美国肾脏病基金会(NKF)制定的《肾脏病预后质量指南》(K/DOQI)对 DN 诊断提出相关标准,见表 5-1。2019 年美国糖尿病协会(ADA)进一步完善 DM 合并 CKD 的鉴别诊断,其要点包括:①2 型糖尿病中,诊断 CKD 时可无视网膜病变;1 型和 2 型糖尿病中,eGFR 的降低可不伴随蛋白尿。②血尿明显的尿沉渣、迅速增加的尿蛋白或肾病综合征、迅速降低的 eGFR、1 型糖尿病未伴随视网膜病变需考虑其他原因导致的肾病。故诊断 DN 时需考虑正常白蛋白尿糖尿病肾病(normoalbuminuric diabetic nephropathy,NADN),必要时需肾脏穿刺病理检查来鉴别。我国《糖尿病肾病防治专家共识(2014 年版)》推荐采用表 5-1 的诊断标准。

表 5-1　糖尿病肾病的诊断标准

美国肾脏病基金会《肾脏病预后质量指南》(NKF-K/DOQI)[①]	中华医学会糖尿病学分会微血管并发症学组《糖尿病肾病防治专家共识(2014 年版)》[②]
大量蛋白尿	大量蛋白尿
糖尿病视网膜病变伴微量蛋白尿	糖尿病视网膜病变伴任何一期慢性肾脏病
在 10 年以上糖尿病病程的 1 型糖尿病中出现微量蛋白尿	在 10 年以上糖尿病病程的 1 型糖尿病中出现微量蛋白尿

注:①在大部分糖尿病患者中,出现以下任何一条者考虑其肾脏损伤是由糖尿病引起的;②符合任何一项者可考虑为糖尿病肾脏病(适用于 1 型和 2 型糖尿病)。

2012 年改善全球肾脏病预后组织(KDIGO)及中华医学会内分泌病学分会专家共识提出 DN 分期宜采用 GA 分期法,其中 G 代表 eGFR 水平,分为 G1~5。G1:eGFR≥90ml/(min·1.73m²);G2:eGFR 为 60~89ml/(min·1.73m²);G3a:eGFR 为 45~59ml/(min·1.73m²),G3b:eGFR 为 30~44ml/(min·1.73m²);G4:eGFR 为 15~29ml/(min·

$1.73m^2$);G5:eGFR<15ml/(min·$1.73m^2$)。A代表蛋白尿水平,分为A1~3。A1:UACR<30mg/g;A2:UACR为30~300mg/g;A3:UACR>300mg/g。另外,以往根据临床与病理过程采用Mogensen分期法对DN进行分期,对临床医生诊疗疾病仍然可提供有效的帮助。

治疗方面,DN目前仍主要围绕改变生活方式及控制血糖、血压、血脂等方面进行干预防治。每年可进行尿蛋白、尿蛋白/肌酐比值、GFR监测。GFR<15ml/(min·$1.73m^2$)的糖尿病肾病患者在条件允许的情况下可选择肾脏替代治疗,包括血液透析、腹膜透析和肾移植等。目前的治疗方式虽能有效延缓DN进展,但不能完全阻止糖尿病并发症发生,提示目前仍需要对DN的发病机制及有效治疗药物进行探索。

1. 改变生活方式 改变生活方式包括饮食、运动、戒酒、戒烟、控制体重等方面,有利于减缓糖尿病肾病进展,保护肾功能。目前虽然没有专门为DN患者制定的饮食建议,但有相关试验证明,控制饮食与体重、增加体育锻炼、低蛋白饮食联合α-酮酸可有效降低CKD,包括DN发生的高风险。食盐摄取少于5~6g/d可能减缓DN进展。吸烟是糖尿病肾病患者蛋白尿及肾功能进展的危险因素,戒烟或减少吸烟是糖尿病患者预防或控制DN进展的重要措施。

2. 控制血糖 糖尿病肾病患者的血糖控制应遵循个体化原则,根据患者的年龄、病程、并发症等因素综合考虑。血糖控制目标为CKD G1~3a患者应控制糖化血红蛋白(HbA1c)目标值<7.0%。CKD G3b~5患者出现以下任意1条危险因素应控制HbA1c≤8.5%:①低血糖风险高;②依从性不佳;③预期寿命较短;④合并心血管疾病;⑤已存在微血管并发症。CKD G3b~5患者无危险因素者,若病程≥10年,应控制HbA1c≤8.0%;若病程<10年,则控制HbA1c≤7.5%。降血糖药的选择包括双胍类、磺脲类、格列奈类、噻唑烷二酮类、α-葡糖苷酶抑制剂、钠-葡萄糖耦联转运体2(SGLT-2)抑制剂、二肽基肽酶-4(DPP-4)抑制剂、胰高血糖素样肽-1(GLP-1)受体激动剂及胰岛素。

目前大量临床研究表明SGLT-2抑制剂、GLP-1受体激动剂和DPP-4抑制剂这3类新型降血糖药具有不依赖降糖作用的肾脏保护作用。如CREDENCE研究表明,卡格列净对2型糖尿病(T2DM)合并CKD患者具有肾脏保护作用,降低蛋白尿,改善血清肌酐倍增、ESRD或肾性死亡等肾脏特异性终点事件;DAPA-CKD研究发现,慢性肾脏病患者伴或不伴糖尿病,达格列净组的eGFR下降50%、终末期肾病、肾脏或心血管死亡的复合风险显著低于安慰剂组;LEADER研究的事后分析表明,利拉鲁肽组的DN发生率和发展率低于安慰剂组;AWARD-7试验显示,度拉糖肽可改善HbA1c、eGFR和蛋白尿水平;REWIND研究分析表明,长期使用度拉糖肽与2型糖尿病患者的复合肾脏结局降低相关。这些研究给DN的治疗带来新希望,目前2021年版《美国糖尿病学会糖尿病医学诊疗标准》推荐若DN患者使用二甲双胍后HbA1c未达标,优先加用SGLT-2抑制剂。《中国成人2型糖尿病合并心肾疾病患者降糖药物临床应用专家共识》建议不论HbA1c是否达标,建议联合具有心血管获益证据的GLP-1受体激动剂或SGLT-2抑制剂,以降低心血管事件风险。

3. 控制血压 DN患者的血压控制目标为140/90mmHg,对年轻患者或合并显性蛋白尿者的血压控制目标为 130/80mmHg。一项包含 100 354 例 2 型糖尿病患者的荟萃分析发现,收缩压每降低 10mmHg,蛋白尿的发生风险下降 17%。另一项包含 49 个临床试验、73 738 例糖尿病患者的荟萃分析结果表明,基线收缩压(SBP)>140mmHg 的患者降压治疗可减少死亡率和心血管疾病风险;但基线收缩压(SBP)<140mmHg 的患者降压治疗未发现临床获益,可能还增加心血管疾病风险。多项 RCT 研究已证实 RAAS 拮抗剂 ACEI/ARB 作为 DN 患者控制血压的临床获益。故 2021 年版《美国糖尿病学会糖尿病医学诊疗标准》、中国 2020 年《糖尿病肾脏病诊治专家共识》均推荐 ACEI/ARB 作为 DN 患者降低血压的一线用药,首选使用其中一种,不能耐受时以另一种替代,使用期间应监测血清肌酐及血钾水平。ACEI 或 ARB 的降压效果不理想时,可联合使用钙通道阻滞剂(CCB)、噻嗪类利尿药或袢利尿药、β 受体拮抗剂等抗高血压药。RCT 研究显示,ACEI 与 ARB 联用导致急性肾损伤(AKI)和高钾血症的发生风险增加,故目前不主张 ACEI 联合 ARB 用于 DN 的降压治疗。

4. 控制血脂　糖尿病肾病患者的血脂干预治疗切点为血低密度脂蛋白胆固醇(LDL-C)>3.38mmol/L,甘油三酯(TG)>2.26mmol/L。治疗目标为 LDL-C 水平降至 2.6mmol/L 以下(具有动脉粥样硬化性心血管疾病极高危风险的患者降至 1.86mmol/L 以下),TG 降至 1.5mmol/L 以下。ADVANCE 研究包括 11 140 例 2 型糖尿病患者,中位随访 5 年。结果显示,基线低高密度脂蛋白胆固醇(HDL-C)水平显著升高新发微量蛋白尿/显性蛋白尿的风险。一项 353 例伴有蛋白尿和 LDL 升高的成人 1 型或 2 型糖尿病患者参与的 RCT 研究显示,阿托伐他汀可有效降低糖尿病患者的蛋白尿,保护肾功能,提示降血脂对 DN 进展的临床获益。

第二节　相关法律及技术规范要点

目前在糖尿病肾病相关药物的研发和药物临床试验方面还没有具体的法规和相关技术指导。因此,所有药物临床试验均需遵循我国相关新药审批办法、《国际人用药物注册技术协调会临床试验质量管理规范》(ICH-GCP)、《中华人民共和国药品管理法》及其实施条例、《药品注册管理办法》和《药物临床试验质量管理规范》等药品临床研究的一般原则,以及其他相关临床研究技术指导原则如《化学药物临床药代动力学研究技术指导原则》《化学药物和生物制品临床试验的生物统计学技术指导原则》《化学药物临床试验报告的结构与内容技术指导原则》等相关法律法规及行业规范的要求。

我国尚未制定关于糖尿病肾病治疗药物开展临床研究的相关技术指导及法律法规,但是可参考国内外的相关文件或指南,例如 2010 年美国食品药品管理局(FDA)发布的《肾功能不全患者的药代动力学研究指导原则》、2014 年中国食品药品监督管理局(CFDA)发布的《肾功能损害患者的药代动力学研究技术指导原则》、2016 年欧洲药品管理局(EMA)发布的《关于防止慢性肾功能不全发展/延缓慢性肾功能不全的药物临床研究指导原则》和《关于肾功能损害病人药代动力学评价指南》。EMA 和 FDA 指导文件包括试验设计、评估肾功能下降患者的药动学的一般方法等,但是这些指导文件总体上是针对药物研发,而非针对用于糖尿病肾病治疗的药物。所以糖尿病肾病相关治疗药物研发可以针对药物和设计制定策略,这种方式可以基于严谨的科学研究,参照相关指导原则,根据临床分期,并针对糖尿病肾病的独特作用机制进行调整。

第三节 临床试验设计

一、临床试验设计概述

与其他药物临床试验相比,糖尿病肾病治疗药物的临床研究有其共同点,也有其不同之处。共同点在于试验流程都基本相同,需在明确研究类型后考虑如下因素:立题依据、研究目的、研究方案、受试对象的选择、对照组的选择、样本量的确定、有效性及安全性指标、统计分析方法、结果的评价等;也都应遵守药物临床试验的基本原则和方法,各项临床试验和生物等效性试验必须有科学的设计,以保证新药临床研究的合理性、科学性、准确性和可靠性。而不同点则主要表现在试验受试对象、疗程、疗效判断指标和方法及安全性评价等方面存在差异。

对于所有治疗糖尿病的新药研发计划来说,应该考虑以下可能的因素,如亚组的性别、年龄、种族、疾病病程和严重程度,可能联合使用的药物及其相互作用,伴随药物之间的及其他与产品和适应证有关的因素。同时因为生活方式干预本身也是糖尿病肾病治疗的一个重要组成部分,所以也要考虑到饮食、生活习惯的影响,在试验期间要保持相对稳定的良好的生活方式,并应记录膳食供给、食品及运动习惯。

按研发阶段分类,所有新药的临床试验都分为 4 期,治疗糖尿病肾病的药物也不例外。Ⅰ期临床试验是在人体进行的新药试验的起始期,主要是观察药物的安全性,确定用于临床的安全有效剂量和给药方案,包括药物耐受性研究、药动学和生物利用度研究的小规模临床试验。Ⅱ期临床试验是通过随机对照试验评价药物的疗效和安全性。Ⅲ期临床试验为扩大的临床试验,是多中心的、在较大范围内进一步评价新药的疗效、适应证、不良反应、药物相互作用等。Ⅳ期临床试验为上市后的监察,目的是对已在临床广泛应用的新药进行社会性考察,着重于新药的不良反应监察,其次为研究和鉴定药物的远期疗效和新的适应证。

按研究目的分类,将临床试验分为临床药理学研究、探索性临床试验、确证性临床试验、上市后研究。

临床药理学研究主要包括药效学研究和药动学研究。药效学研究应当至少包含耐受性、作用时间和相关药动学参数的评估;药动学研究应当与药动学相关指导原则的要求相一致。治疗糖尿病肾病药物在强调传统经典的药动学研究的同时,需综合分析饮食、其他药物、特殊人群、种族、年龄、性别等对药物代谢的影响,开展群体药动学研究。

探索性临床试验的研究目的是探索目标适应证后续研究的给药方案,为有效性和安全性确证的研究设计、研究终点、方法学等提供基础。一般应该遵循随机化、安慰剂对照、双盲的原则,且至少研究 3 种剂量以便建立临床有效的剂量范围及最佳剂量。对于大多数剂量探索研究,一般采用固定剂量的平行组设计方法。剂量组的设置应该能显示不同剂量之间的差别。在老年人和高风险患者中,剂量调整方案应该清晰阐明。研究周期一般为 8~12 周,有的生物制剂会延长到 24 周。

确证性临床试验的研究目的是确证有效性和安全性,为支持注册提供受益/风险关系评价基础,同时确定剂量与效应的关系,包括单药和联合用药治疗研究。单药治疗试验大多数采用活性对照,因为安慰剂对照不再适用于该领域的大型研究。应当根据药理学分类、降糖效应类型和适应证选择合适的对照,对照药的疗效和安全性应该经过自身的临床试验进行确认,并具备同种适应证。在同一种类的药物内进行比较时,应注意对照药的剂量是否合适。非劣效性试验界值的设定和临床差异性均应综合考虑。包含安慰剂的三臂研究(短期)可能是有价值的,这取决于起始治疗研究中疗效的大小。在确证性临床试验中,剂量调整方案须根据在目标人群中进行的剂量探索试验来确定。研究周期取决于其预期结果、剂量滴定和达到最大效果的时间,但应该持续 3~12 个月。应根据试验方案所确定的用药原则调整剂量,并且每个剂量水平的治疗持续时间应当足够长,以便在进一步改变剂量前评估应答效应。以临床获益为终点的试验,应该选择已显示临床获益的糖尿病肾病治疗药物进行比较研究。这些研究通常需要较长时间。治疗糖尿病肾病药物的联合用药应当在任一成分均无充分有效反应的患者中进行专门研究,采用安慰剂作对照。在新药仅用于与现有药物联合用药的情况下,目标人群预期由上市药物标准剂量单药治疗控制不充分的患者组成。

上市后研究的目的是改进对药物在普通人群、特殊人群和/或环境中的受益/风险关系的认识,发现少见不良反应,并为完善给药方案提供临床依据。在新药临床试验中,我国目前没有循证医学研究的要求,但应该是未来的发展趋势。循证医学在药物研发领域的应用已有多年,美国已有新药申报资料应用 meta 分析支持增加适应证及进行亚组分析,欧盟则要求用几个设计较好的临床试验的 meta 分析结果证明新药的有效性。

二、临床前研究

(一) 研究目的

治疗糖尿病肾病药物的临床前研究包括药效学研究、一般药理学研究、药动学研究和药物毒理学研究 4 个方面的内容,主要目的是了解药物的药理/毒理作用及药动学/药效学资料,提供新药安全性和有效性的初步信息,为进行人体临床试验积累经验和数据并帮助药品管理部门和伦理审查委员会对于新药人体临床研究申请作出合理的判断和审批。

(二) 研究对象

小鼠繁殖迅速,价格相对低廉,长期以来易于遗传操作,因此它们是临床前研究中应用最广泛的物种,其中 C57BL/6J 小鼠是用于临床前研究的最常见的品系。大鼠也是常用的研究对象,大鼠的遗传学和病理生理学已证明与人类疾病更为相关。也可以选用大型动物物种,如猪和狗。然而,在这些大型动物模型中,没有显示出人类 DN 典型的病理特征,考虑到饲养成本和学习时间的延长,啮齿动物在临床前 DN 研究中仍将是最优秀的物种。通常实验对象为雄性,以避免周期性影响,但进行安全性评价时,动物一般要求雌雄各半。

（三）样本量的确定

临床前研究的样本量可根据既往文献数据进行计算,或者按照临床前研究的一般原则,每组至少 10 只,包括对照组在内每组例数应保持一致,以提高统计效率。

（四）模型及方法

2009 年,糖尿病并发症联盟（Diabetic Complications Consortium,DiaComp）的肾病小组基于人类糖尿病肾病的临床和病理特征,公布了可以用来验证糖尿病肾病的动物模型标准,包括以下内容:①肾功能下降超过 50%;②蛋白尿增加 10 倍以上;③包括肾小球系膜扩张的关键病理特征（伴或不伴结节）,肾小球基底膜增厚,小动脉玻璃样变性,肾间质纤维化。然而目前没有模型具有人类所有的糖尿病的特点,因此,研究人员应该考虑与人类糖尿病病变相对应的糖尿病类型、分期、生化、病理变化,并合理选择最合适的模型来研究。

目前治疗糖尿病肾病药物研究常用的动物模型如下:

1. 诱发性糖尿病肾病动物模型 常用的诱发药物包括链脲佐菌素（STZ）、四氧嘧啶（ALX）及四氧嘧啶加嘌呤霉素等。鉴于 STZ 对模型动物的损伤轻、死亡率低、成模率较高等优点,利用该药诱导造模较多。STZ 诱导的糖尿病模型是最常用的诱发性 1 型糖尿病模型,可选择小鼠单次腹腔注射高剂量 STZ（剂量 ≥200mg/kg）;或在大鼠空腹 16 小时后腹腔注射 STZ 40~60mg/kg,连续注射 3 天（低剂量 STZ 诱导）。诱发性 2 型糖尿病模型的常规造模方法为先采用高能量饮食喂养 4 周,启动胰岛素抵抗的诱发;空腹 6~8 小时后腹腔注射 STZ 30~35mg/kg,继续高能量饮食喂养至 8 或 12 周时再次腹腔注射 STZ 30~35mg/kg。目前成功诱导 2 型糖尿病模型的实验动物主要有大鼠、小鼠和小型猪,其中 SD 大鼠是最常用的模式动物。

2. 自发性糖尿病肾病动物模型 常用的 1 型糖尿病肾病自发性动物模型有 NOD（non-obesity diabetes）小鼠和 LETL 大鼠;常用的 2 型糖尿病肾病自发性动物模型有 ob/ob 小鼠、db/db 小鼠、KKAy 小鼠、OLETF 大鼠和 Zucker 大鼠等。虽然自发性糖尿病肾病动物模型的动物饲养条件要求高、发病率低、病程长、价格昂贵,但在一定程度上减少了人为因素,更接近自然的人类疾病,此类动物模型在药效学研究领域的使用会越来越广泛。

3. 基因工程糖尿病肾病动物模型 常用的有 eNOS 基因敲除小鼠、BTBR$^{ob/ob}$ 小鼠、转基因 OVE26 小鼠和 Akita Ins2$^{+/C96Y}$ 小鼠等。利用基因工程方法建立糖尿病动物模型有许多优点,如遗传背景清楚、遗传物质改变单一、建立的模型更自然或更接近患者病症、能出现类似于人类糖尿病晚期的肾脏病变;建模周期短,而且建立的该类动物模型不需要特殊的饲养条件即可保持病变稳定。然而鉴于基因工程方法和技术上的原因限制了该类模型的应用,但用基因工程方法建立动物模型仍然是未来各种动物模型研究的方向。

(五)观察指标

应根据试验及药物的作用机制选择合适的观察指标,通常观察指标包括如下几类。

1. 一般情况 试验动物的毛发、精神状态、饮食状态、尿量、体重和肾脏重量指数等。

2. 肾脏相关生化指标 空腹血糖、总胆固醇、甘油三酯、尿素氮、血清肌酐、尿肌酐、内生肌酐清除率[尿肌酐浓度×24小时尿量(ml)/(血肌酐浓度×1 440)]、24小时尿蛋白、微量白蛋白、糖化血红蛋白和空腹胰岛素、胰岛素抵抗指数(空腹胰岛素×空腹血糖÷22.5)等。

3. 肾脏组织形态学观察 特殊染色(苏木精-伊红染色、PAS染色、PASM染色和MASSON染色)和透射电镜观察等。

4. 根据试验的特殊观察指标 肾皮质血管内皮生长因子A、转化生长因子β_1、I型胶原蛋白表达等。

(六)试验药物

试验药物应根据其理化特性制成水溶液或混悬液给动物灌胃应用,根据药物作用时间长短,每日灌胃1或2次。尽可能不将药物混进饲料中让动物自行食服。已知的阳性对照药物如沙坦类药物,其制成的剂型及用法应与所试的药物相同,空白对照组和模型组给予同等体积的溶剂灌胃。

三、I期临床试验

(一)研究目的

治疗糖尿病肾病新药的I期临床试验主要是检验新药的剂量和安全性,了解新型药物在健康人体中的耐受程度,以及吸收、分布和消除的相关规律,为药物的II期临床试验提供安全有效的合理试验方案。一般来讲,I期临床试验主要需要完成药物的耐受性研究及药动学研究。对于1类创新药物,还需要增加食物相互作用、药物相互作用、物料平衡等研究。对于3类仿制药物,则完成与原研药的生物等效性研究即可。通常为开放式、非对照研究,可为单一或若干研究机构执行。

(二)研究对象

研究对象均为健康受试志愿者,但如果试验药物的安全性较小,试验过程中可能对受试者造成损害,在伦理上不允许在健康志愿者中进行试验时,可选用目标适应证患者作为受试者。原则上应男性和女性兼有,一般男女各半,每组10~12人。

(三)试验方法

1. 耐受性研究 耐受性研究包括单次给药耐受性研究和多次给药耐受性研究。主要目的是研究人体的最大耐受剂量,除最大剂量和最低剂量外,一般还应包括临床拟推荐的最高剂量;复方制剂应包括不同药物组方的探索,以及对单药不同剂量的探索。一般采用无对照开放试验,必要时设安慰剂对照组进行随机双盲对照试验。

(1)样本量的确定:从初试最小剂量到最大剂量之间一般分为 5 组,每组 6~8 人,最大剂量组 8~10 人。由最小剂量组开始试验,在确定前一个受试剂量安全的前提下进行下一个受试剂量试验,且不得在同一受试者中进行剂量递增的连续耐受性研究。

(2)给药剂量:最小剂量一般为同类药物临床治疗剂量的 1/10,也可参考改良的 Blackwell 方法计算初始剂量,用敏感动物 LD_{50} 的 1/600 或最小有效量的 1/60 或体表面积计算大动物最大耐受剂量的 1/5~1/3。最大剂量可采用同类药物的临床单次治疗剂量。当最大剂量组仍无不良反应时,试验即可结束。当剂量递增到出现第一个轻微不良反应时,虽未达到最大剂量,亦应结束试验。

(3)观察指标:应密切监测受试者生命体征的基本指标如血压、心率、体温、呼吸等的变化,同时还应连续观察受试者皮肤、呼吸系统、心血管系统、血液系统、消化系统和中枢神经系统的相关反应及其他未预料到的反应。试验过程中,应动态监测受试者的三大常规、电解质、肝肾功能、血小板功能、凝血功能及心电图等实验室指标的变化。

2. 药动学研究　药动学研究同样包括单次给药药动学研究和连续给药药动学研究,可与耐受性研究相结合进行。主要目的是阐明治疗糖尿病肾病药物的药动学参数,了解药物在人体内的吸收、分布及消除规律。

(1)单次给药药动学研究:一般采取设高、中和低 3 个剂量组,三相交叉拉丁方设计。全部受试者随机进入 3 个试验组,每组受试者每次试验时分别接受不同剂量的试验药物,3 次试验后,每名受试者均按拉丁方设计的顺序接受过高、中和低 3 个剂量。2 次试验间隔超过 5 个药物的半衰期,大约为 7 天。

1)样本量的确定:一般选择 8~12 例健康受试者。如果为首次进行人体试验的创新药物、生物制品,建议先从 3~5 例的小样本开始,作为预试验。

2)给药剂量:一般选择单次给药耐受性研究中的全组受试者均能耐受的高、中和低 3 个剂量。其中,中剂量应与准备进行临床Ⅱ期试验的剂量相同或接近。3 个剂量之间应呈等比或等差关系。

3)观察指标:除与耐受性研究相同的观察指标外,药动学研究还要根据制剂的特点设计采集服药后不同时间点的血液标本,以检测血浆药物浓度。必要时还要采集尿液标本和唾液标本。

(2)连续给药药动学研究:根据Ⅱ期临床试验拟定的给药剂量范围,选用 1 个或数个剂量进行试验。根据单次给药药动学参数中的消除半衰期确定服药间隔及给药日数。需明确多次给药的药动学特征。根据研究目的,应考察药物多次给药后的稳态血药浓度(C_{ss}),药物谷、峰浓度的波动系数(DF),是否存在药物蓄积作用和/或药酶的诱导作用。

(3)进食对口服药物制剂药动学影响的研究:治疗糖尿病肾病药物通常为口服制剂,许多口服药物制剂的消化道吸收速率和程度往往受进食的影响。进食可能减慢或减少药物的吸收,但亦可能促进或增加某些药物的吸收。本研究通过观察进食前后服药对药物药动学的影响,特别是对药物的吸收过程的影响,旨在为后续临床研究制订科学、合理的给药方案提供依据。本试验通常可采用随机双周期交叉设计,也可以根据药物的代谢特性与单剂量交叉试验结合在一起进行。

(4)药物代谢产物的药动学研究:根据非临床药动学研究结果,如果药物主要以代谢产物的方式消除,其代谢产物可能具有明显的药理活性或毒性作用,或作为酶抑制剂而使药物的作用时间延长或作用增强,或通过竞争血浆和组织的结合部位而影响药物的处置过程,则代谢产物的药动学特征可能影响药物的疗效和毒性。对于具有上述特性的药物,在进行原型药单次给药、多次给药的药动学研究时,应考虑同时进行代谢产物的药动学研究。

(5)药物-药物的药动学相互作用研究:治疗糖尿病肾病的药物常常需要联合用药,新药在临床上可能与其他药物同时或先后应用。由于药物的吸收、药物与血浆蛋白结合、药物诱导/抑制药物代谢酶、药物竞争排泄或重吸收等方面存在相互作用,特别是药物与血浆蛋白的竞争性结合、对药物代谢酶的诱导或抑制等均可能导致药物的血浆浓度发生明显变化,使药物的疗效和/或毒性发生改变。如需调整用药剂量时,应进行药物-药物的药动学相互作用研究。

(6)其他因素研究中还应该考虑相关影响因素,如种族、年龄、性别、给药时间等;特殊人群的药动学信息也应考虑在研究范围之内,例如老年人、儿童、孕妇和哺乳期妇女及人种亚组等。例如使用胰岛素治疗的老年 DN 患者,由于肾功能不全、认知功能下降等因素,低血糖风险增加,为避免夜间低血糖,使用基础胰岛素的患者需将用药时间从就寝前改为早晨。因此,在强调传统经典的药动学研究的同时,需综合分析以上多个因素对药物代谢的影响,开展群体药动学研究。

四、Ⅱ、Ⅲ期临床试验

(一) 研究目的

Ⅱ期临床试验研究是治疗作用初步评价阶段,主要用于初步评价药物对糖尿病肾病患者的治疗作用和安全性,探索药物的疗效强度和剂量范围等,为包括Ⅲ期临床试验的研究设计和给药剂量方案提供依据。

Ⅲ期临床试验是扩大的临床试验,主要用于进一步验证药物对糖尿病肾病患者的治疗作用和安全性,并进行受益/风险比评估,最终为药物注册申请提供依据。

Ⅱ、Ⅲ期临床试验研究多为若干研究机构执行。

(二) 研究对象

治疗糖尿病肾病药物研究的人群范围主要包括符合 1 型或 2 型糖尿病肾病诊断的患者。研究者应根据研究阶段、不同治疗糖尿病肾病药物的种类、不同的试验目的、已有的非临床和临床资料选择相应的受试人群。在Ⅱ、Ⅲ期临床试验中,可以在相对狭窄的范围内选择受试对象,以更好地控制变异,提高试验成功系数。

此外,研究者对每个临床试验选择的受试对象均需制订详细的入选标准、排除标准和剔除标准,并在试验中严格执行。在这些组中,受试者的年龄、性别、种族和体重应该是可比的。有些研究需要选择接受其他治疗无效或药物耐受性差的患者作为研究对象,有些研究则需要选择使用此药物最可能见效的患者作为研究对象。研究者将这些研究结果推广到一般糖尿病肾病患者中时需要进行合理的解释。

（三）试验方法

1. 一般原则　Ⅱ期临床试验设计应符合"四性"原则,即代表性、重复性、随机性和合理性。对于创新药物,可能会根据研究的具体目的(如剂量探索等)分为Ⅱa、Ⅱb期等。目前随机盲法对照临床试验已经成为公认的新药Ⅱ期临床试验的基本方法。随机化及盲法的目的是尽量避免系统误差,最大限度地减少偏倚。

Ⅲ期临床试验的设计要求原则上与Ⅱ期临床试验基本一致,但Ⅲ期临床试验与Ⅱ期临床试验目的不同,入选病例数不同,病例数分配不同。同时原则上应采用随机盲法对照试验,但并非必须用盲法。

2. 试验周期

(1)导入期:在治疗糖尿病肾病药物临床试验的随机分组前,建议参照国际高水平肾脏病研究,设计2~4周的导入期以洗脱药物影响,并对血压、血糖及其他影响本疾病有效性和安全性评价的药物和控制指标给出具体要求。一般允许患者常规治疗,包括严格执行糖尿病饮食、减少蛋白摄入、适当运动、避免使用肾毒性药物、口服降血糖药或应用胰岛素控制血糖,以及给予糖尿病教育,定期随访监督指导,并在整个试验期间维持不变,待患者的血压、血糖控制稳定1~2周后按分组进行治疗。除此之外,Ⅲ期临床试验中的安慰剂导入期能够帮助筛除依从性差的受试者。建议可以严格设计试验研究为新药提供有效性数据。

(2)治疗期:研究者根据目的不同可选择不同的研究方法,通常情况下采取双盲、随机、平行对照的研究方法。治疗糖尿病肾病药物上市后常与其他不同药物联用,故而在试验设计上可考虑析因研究,以明确不同剂量的作用,确定推广到市场的最小剂量。除此之外,联合用药的信息还可在长期或短期的临床研究中联合用药来获得。

研究者应根据不同的试验目的选择不同的对照类型,比较治疗前后及不同对照组和治疗组的观察指标变化。新型治疗糖尿病肾病药物临床试验的对照类型主要包括无药理效应的安慰剂、不同剂量和方案的受试药、阳性药(已经上市的已知有效药物)等。研究者应根据不同的试验目的选择不同的对照类型。ICH和EMEA指导原则建议在短期研究中,试验设计采用同时进行安慰剂对照、阳性对照药和试验药研究。对照如果为阳性药,可选择优效性检验或非劣效性检验;如果选择安慰剂对照,则需进行优效性检验。

试验时间的具体设定应结合药物特点和所选择的主要疗效指标的变化特点考虑,Ⅱ期临床研究的周期一般在8~12周及其以上。基于微量蛋白尿改善的新药研究评价的周期一般不少于3个月;基于大量蛋白尿改善的新药研究评价的周期一般不少于6个月。定位于延缓或阻止疾病进程的研究因采用终点事件进行疗效评定,一般疗程不少于1年。糖尿病肾病的临床治疗存在长期或反复用药的情况,鼓励长疗程随访。

（3）对照的选择

1）安慰剂对照：指设定无药理效应的安慰剂为对照组。随着糖尿病肾病的医疗进展，现在为单纯的安慰剂对照试验找到合适的候选者可能比较困难，因为大部分已被诊断为糖尿病肾病的患者正在接受早期药物治疗，中断有效治疗让患者入选长时间的安慰剂对照的试验可能会引发伦理问题。具体的安慰剂对照试验应符合伦理规范，这取决于所选受试者的血糖控制水平、伴随疾病和研究周期等因素。而倘若试验方案中出现有关患者高血糖和血糖控制差等情况，必须执行严格退出或采取挽救措施的标准。在早期糖尿病肾病且不伴有其他糖尿病并发症的患者中进行糖尿病肾病新型药物的短期（少于6个月）安慰剂对照研究，一般可以接受。

2）剂量-反应对照：将试验药物设计成几个剂量分组，观察药物的治疗结果。通常情况下至少采用3个剂量分组（安慰剂组除外），以考察新药的有益作用和不利作用的量效关系，进而确定有效和理想剂量。这种对照常用于Ⅱ期临床试验研究，应明确无效剂量、产生疗效的最小剂量、量效关系曲线斜坡部分的剂量、最大作用剂量等一些量效关系曲线中最关键的部分。

3）阳性药物对照：已知有效的治疗药物作为对照称为阳性对照。根据试验的目的常分为优效性试验和非劣效性或等效性试验两种。试验设计的关键是通过阳性药物对照来证明受试药和对照药之间的差别（优效性），或证明两药之间的非劣效性或等效性。根据我国《药品注册管理办法》，临床研究阳性对照药品应当是已在国内上市销售的药品，原则上应选择与受试药有相同结构、相同药理作用、相同作用机制、相同剂型、相同给药途径进行阳性对照试验。对必须要从国外购买的药品，需经国家药品监督管理局批准，并经口岸药品检验所检验合格方可用于临床试验。

4）多个对照组：在实际临床试验中可同时设立多个对照组，如三臂试验（同时使用阳性药物对照和安慰剂对照）。这种试验的优势在于当试验药物和安慰剂对照无差异时，如果阳性药物与安慰剂无差异则可能为试验设计的检验效能太低，如果阳性药物与安慰剂有差异则可能试验药物无效。ICH和EMEA指导原则均建议在短期研究中，试验设计采用同时进行安慰剂对照、阳性药物对照和试验药物的研究，它不仅能支持有效性研究，还能与标准治疗进行比较。

（四）样本量的确定

治疗糖尿病肾病药物Ⅱ期临床试验的样本量应不低于200例，其中试验药物和对照药物至少各为100例；Ⅲ期临床试验的试验组例数应不少于300例。但实际操作中，根据非劣效性或优效性检验计算出来的样本量往往大于法规给出的样本量。试验药物和对照药物差异的界值一般来自权威的研究文献或meta分析的结果。实际操作时，至少会考虑20%的脱落率，以保证入组足够的病例数。目前，尚无相关法规具体规定对照组的例数，可根据试验药物的适应证多少、患者来源多寡进行考虑。

（五）观察指标

国际上通常选择在治疗前后尿白蛋白排泄率（UAER）或尿白蛋白/肌酐比值（UACR）

的变化值作为主要疗效指标,国内有时仍采用综合疗效判断指标(显效、有效和无效)作为主要疗效指标(详见本章第四节)。通常的观察指标包括如下几种。

1. 一般情况 监测生命体征,评估患者的躯体功能、情绪功能、社会功能与认知功能,以此来评估生活质量。

2. 相关生化指标 治疗前后的24小时尿蛋白、血清肌酐、尿肌酐、尿素氮、肌酐、肾小球滤过率(eGFR,采用 Cockcroft-Gault 公式估算)、空腹血糖、糖化血红蛋白、总胆固醇、甘油三酯等。

3. 安全性指标 血、尿常规,肝肾功能,电解质,心电图等。

4. 不良反应情况 如恶心、干咳、头痛、头晕、低血压、疲倦、恶心、胃不适、高钾血症、急性肾功能受损等。

五、Ⅳ期临床试验

(一)研究目的
作为上市后临床试验,目的是考察新药上市后在广泛应用条件下的疗效、不良反应、药物相互作用及特殊人群治疗的疗效和安全性。

(二)研究对象
临床研究进入Ⅳ期时,受试人群就应尽可能地扩大,以反映上市后治疗的目标人群。对不同性别、年龄、人种或种族等患者进行研究,因为不同类型的糖尿病肾病患者对同一药物可能存在不同的反应性和药动学特点。为了方便在相同的环境下进行人群亚组的比较,通常在同一试验中应尽可能涵盖全部亚组人群,而不是仅在亚组中进行研究。

(三)试验方法
Ⅳ期临床试验的内容广泛,目前尚无明确的规定与要求,可以包括扩大的临床试验、特殊对象的临床试验、补充临床试验和不良反应考察。国际上,关于此期的考察重点是不良反应的考察。相关法规并未要求设对照组,但实际操作过程中,采用随机对照设计原则的临床研究越来越多。治疗糖尿病肾病药物进行临床实践时,涉及的人群、合并用药较为复杂,可以考虑分层或亚组设计。

1. 样本量的确定 Ⅳ期临床试验的病例数最少为2 000例。实际操作时会充分考虑试验药和对照药(如有必要)的差异,以及脱落情况,增加样本量。试验药和对照药差异的界值一般来自权威的研究文献或 meta 分析的结果。

2. 研究指标 比较灵活,可以与Ⅱ、Ⅲ期临床试验类似,也可以采取终点事件,或者根据研究人群选择复合研究指标。

六、数据分析

临床试验的数据分析通常按照所研究变量的不同类型采用不同的检验方法,对于二分类变量多采用卡方检验,非正态分布采用非参数检验,而对于研究干预措施产生的预后则根据临床试验中受试者的随访时间采用生存分析(survival analysis)来实现。在进行数据分析前,应该充分考虑以下几个问题。

1. 应当在试验开始前定义好亚组分析,并且报告亚组分析的数量。亚组分析是针对试验队列中的一个子集按照随机分组进行比较,实施这些分析主要是发现亚组间的效应修饰(effect modification)或者交互作用(interaction)。例如 ADVANCE-ON 研究中,根据患者肾功能的基线水平进行亚组分析,发现随着基线肾功能下降,强化血糖控制对 ESRD 终点事件的影响逐渐降低。

2. 正确对待中期分析。在统计分析报告中,中期分析主要用于监察试验安全性和有效性的评价,如果看到干预措施具有明确的有效性、安全性问题或者无益性,可终止试验,不再继续进行。例如 ACCORD 研究中强化治疗组(目标 HbA1c<6.0%)随访 3.5 年后发现死亡率高于标准治疗组(目标 HbA1c 为 7.0%~7.9%),遂提前终止试验。

3. 应当考虑到交叉(crossover)问题,分配到治疗组的患者没有接受相关临床研究的治疗,或者分配到对照组的患者却得到干预治疗。对于这一问题通常有 2 种分析方法:第一种可采用意向性(intention-to-treat,ITT)分析,即按照随机分配的组别进行分析,无论研究对象是否遵从被分配的治疗,且应当是一旦接受随机就被纳入分析。这种分析原则有可能会低估治疗的总体效应,但却能有效避免结果出现重大偏倚。另一种与意向性分析相对的是按照"符合方案"(per-protocol,PP)分析,即只对遵从方案的受试者进行分析,但往往存在与结局相关的偏倚。因此,当按照 ITT 分析和 PP 分析结果不同时,ITT 分析的结果通常在效应估计时占主导地位,因为在这种分析方法下是完全匹配的 2 个人群。

第四节 有效性评价

一、有效性评价的一般原则

有效性评价要求符合疾病特点与临床治疗实际,应根据不同的临床定位及疾病分期,选取客观生物学观察指标(如尿白蛋白/肌酐比值、24 小时尿蛋白定量和估算肾小球滤过率),制订合理的疗效评价标准。有效性评价包括有效性指标的选择、测量方法、判断标准,以及评价周期和时间。有效性指标的选择和测量方法是评价药效的主要依据,应有具体观察和测量方法,并且应该建立相应的操作规程。理论上,应该选择肾病相关死亡率、心血管事件发生率、终末期肾病发生率等终点指标作为主要疗效指标。然而,在实际研究中,由于药物研究周期、伦理学、部分混杂因素等原因,一般将 UACR 或 24 小时尿蛋白定量作为主要指标。通常在治疗糖尿病肾病药物的注册临床试验中,可以不要求以病死率和心血管事件发生率为终点进行观察,但上市后临床试验必须阐明药物对心血管事件发生率和死亡率的影响。需要注意,若药物有可能对死亡率和/或心血管并发症发生率有不利影响,则需在上市前完成有关研究。

二、治疗糖尿病肾病药物的有效性评价

新药用于糖尿病肾病的临床试验的目的应该是预防或延缓大量蛋白尿的发生,或延缓肾功能不全的发生或进展。一般将 UACR 或 24 小时尿蛋白定量作为主要指标,将肾功能[包括血清肌酐(SCr)、尿素氮(BUN)、肾小球滤过率(采用 Cockcroft-Gault 公式估算)等]、血脂(总胆固醇、甘油三酯、高密度脂蛋白胆固醇、低密度脂蛋白胆固醇)、糖化血红蛋白、空腹血糖、餐后 2 小时血糖、生活质量评价(采用 WHO QOL-BREF 和糖尿病特异性生活质量量表进行)等作为次要指标,将病死率、心血管事件发生率、终末期肾病发生率、生活质量和药物不良反应作为终点指标。

糖尿病肾病患者的心脑血管疾病风险(CCVD)明显高于单纯糖尿病或非糖尿病肾病患者,同时 CCVD 也是 DN 患者死亡的首要原因。所以在进行新药的有效性评价时,应全面分析长期应用药物对心血管事件的影响。

对定位于改善糖尿病肾病相关生物学指标的新药,针对不同的疾病分期,其评价指标和标准不同。如针对 Mogensen 分期Ⅲ期或称微量蛋白尿期可以 UACR 为评价指标,以 UACR 复常率或进展至显性蛋白尿期作为疗效判定标准;如针对 Mogensen 分期Ⅳ期或称大量蛋白尿期,可以 24 小时尿蛋白定量为评价指标,参考肾病综合征的"部分缓解"标准或"完全缓解"标准进行疗效判定。

对定位于延缓或阻止或糖尿病肾病进程的新药,其研究目标和疗效评价标准与慢性肾脏病一致,采用肾脏病相关死亡、终末期肾衰竭或者肾脏替代治疗和血清肌酐翻倍等终点事件评价。考虑其疗程较长,建议以 Mogensen 分期Ⅳ期或 CKD 分期 3 期或 4 期为研究的目标人群。

治疗糖尿病肾病药物临床试验的疗效判断除采用 UACR 的直接下降值外,国内有时仍采用根据诊断标准制订的综合疗效判断指标。①显效:无蛋白尿症状,UAER<300mg/d 或尿蛋白定量下降幅度≥50%;②有效:蛋白尿症状得到改善,UAER<300mg/d 或尿蛋白定量下降幅度≥30%;③无效:蛋白尿症状无改善,未达到上述有效标准者。总有效率=(显效+有效)/总例数×100%。

第五节　安全性评价

一、安全性评价概述

药物临床试验安全性评价的基本内容包括不良事件和治疗前后相关观察指标的变化。在临床试验过程中,应仔细记录所有不良事件。对死亡患者,尤其是在治疗期间或未

能按照方案完成研究的患者(尤其是由于不良事件/药物疗效不明确或缺乏疗效而退出的患者)进行详细评估。此外,应提供任何有关意外用药过量的临床表现和治疗措施的信息,还应特别注意评估潜在的药物不良反应。

试验方案中应有全面的不良事件的观察指标,常规指标选择包括生命体征、临床症状与体征、实验室指标、肝功能、肾功能、心电图、毒副作用等有关指标,以及药理效应引起的安全性问题的有关指标。对于某些易受饮食及生活方式影响的观测指标,应预先明确受试者的相关饮食禁忌(如不宜高蛋白/高脂/高糖饮食、不宜饮酒/茶/咖啡)及生活方式(如不宜剧烈运动、避免劳累)等。

安全性指标检测时点(包括时间窗)的设置需符合疾病发生与发展变化规律、相关指标变化规律及药物特点等因素。对于疗程大于或等于 6 个月的长疗程药物,常规安全性指标检测间隔时间一般不应大于 3 个月,在存在安全性风险或前期临床试验已出现安全性风险信号的情况下应及时增加检测时点。此外,为了评价药物长期治疗的临床安全性,推荐暴露人群数量总计至少纳入 1 500 名受试者使用试验药物治疗 1 年或更长时间,需要300~500 名受试者使用试验药物治疗 18 个月或更长时间来评价新药的安全性。

许多临床试验经常将实验室指标分为正常、异常无临床意义和异常有临床意义。将实验室指标发生异常且有临床意义的变化作为不良事件进行处理。事实上,现在经常将实验室指标、物理检查等有临床意义的异常变化情形一并纳入不良事件分析,并按严重程度分类。轻度:患者较易忍受,或是引起轻微不适,但不影响日常生活;中度:可引起患者不适,从而影响正常的日常生活;重度:患者丧失正常生活的能力或阻碍正常的日常生活。

在安全性评价中,还需根据临床试验的所有安全性数据,提出相应的风险控制/风险最小化的方法,为药物的受益/风险评估提供依据。通常风险控制/风险最小化的方法包括在拟定的说明书中描述药品安全、有效使用的条件,需关注的临床相关信息等,以尽量减少药物上市后在临床使用过程中可能存在的风险。

二、治疗糖尿病肾病药物的安全性评价

(一) 安全性指标

常用的安全性指标:①一般体格检查(身高、体重、体温、血压、心率、脉搏等)、重要体征检查(如神经系统等其他特殊的临床检查等)。②实验室检查,包括血、尿常规;肝功能相关检测指标,如 GPT、GOT、TBil(当 TBil 增高时,应追查结合和非结合胆红素)、ALP等;12 导联心电图(需常规观察 ST-T 段改变、病理性 Q 波、各种心律失常、Q-T/Q-Tc间期)。③所有发生的不良事件(包括症状、体征和检测指标异常、严重程度、消除方法等)。

除常用的安全性指标外,治疗糖尿病肾病药物的临床试验研究还应特别关注以下安全性指标。

(1)低血糖:控制低血糖事件的发生是糖尿病管理的一部分。低血糖可导致身体不

适甚至生命危险,也是血糖达标的主要障碍,应该引起特别注意。对于单独使用或与已批准的药物联合使用的新型降血糖药,应评价其是否有引起或加重低血糖发生的趋势。

(2)其他可能出现的不良反应:治疗糖尿病肾病的药物主要分为几大类,对新药的研究试验应重点关注记录其可能出现的不良反应,如干咳、肾功能恶化和高钾血症是 ACEI/ARB 的最常见的不良反应。

(3)对伴随危险因素的作用:糖尿病肾病伴随而来的危险因素往往是同时出现的,应对葡萄糖代谢、脂质代谢、尿酸代谢及水与电解质平衡进行特别研究。

(4)对生活质量的影响:生活质量是主观感受,通常利用量表来评价,如世界卫生组织生活质量量表 WHOQOL。

(5)对可能合并使用的其他药物之间的相互作用:糖尿病肾病患者常常使用多种药物联合治疗,从而控制血糖和心血管疾病危险因素,例如高血压和高脂血症、糖尿病微血管和神经病变等并发症。新的试验药物与其他药物之间的相互作用可能会引起不良事件,应该对这些不良事件进行考量、记录和报告。最终,除糖尿病以外的合并症加重时,应该确认、记录并与对照组的相似不良事件发生率进行对比分析。

(6)对死亡率和心血管疾病发病率的长期影响:因为糖尿病肾病人群容易发生心脑血管疾病等,所以只有长期的比较性的安全性数据才可以用来评估这些常见但又非常重要的疾病在试验组和对照组中的发生率。如果临床前、Ⅱ或Ⅲ期试验已显示出药物存在安全性问题时,需要开展持续时间长于 1 年、有合适的阳性对照的试验,并由独立的安全性委员会来判断安全性终点。

(二) 安全性分析

对安全性数据分析应从 3 个方面考虑:首先,需根据确定暴露的程度(剂量、用药时间、样本量),以决定可在多大程度上评价安全性。其次,应针对常见不良事件、实验室检查指标异常进行确认并判断与药物的相关性,进行合理分类,对试验组、对照组(和/或安慰剂组)的不良事件或不良反应发生率进行比较和分析。最后,针对严重不良事件及重要不良事件、退出试验病例及死亡病例的分析,以发现危重不良反应和其他重要不良反应。不良事件根据是否发生列出例数及百分数,采用卡方检验或 Fisher 确切概率法检验进行比较。治疗期间的所有不良事件将根据《世界卫生组织药品不良反应术语集》(WHOART)进行编码,按照编码后的系统和标准名计算各组的不良事件例数、例次及发生率。试验期间的所有不良事件的种类、严重程度及与试验药物的关系等应列表描述。对安全性相关的实验室检查以治疗前后交叉表(根据临床意义判断)的形式列出所有完成的检查项目,并列出治疗后异常的检查项目。

(三) 药物安全性和疗效监察委员会

由于糖尿病是一个病程长,并发症多的慢性疾病,而 DN 是一个常见的并发症,同时容易发现心脑血管疾病等,因此建议成立一个药物安全性和疗效监察委员会,以定期审查收集数据,评估药物的有效性与安全性,同时及时分析相关原因,并从药物的安全性出发,做出是否需要修改或调整方案继续观察,或终止试验。另外,对于所有死亡事件或非致死事件应认真组织分析与讨论,并总结药物暴露在实验组与对照组中的发生率。如前所述,如Ⅱ期或Ⅲ期试验已显示出药物存在安全性问题时,安全性和疗效监察委员会应该提出开展持续时间长于 1 年、有合适的阳性对照的试验。

第六节　治疗糖尿病肾病药物临床研究

糖尿病肾病的治疗以控制血糖、抗凝、控制血压、减少尿蛋白为主。目前对于治疗糖尿病肾病新药的研究,除对已上市的相关药物在治疗糖尿病肾病方面作用的开发外(例如糖尿病治疗药物),其他治疗糖尿病肾病药物临床研究还包括①作用于糖基化终产物(AGE)和/或氧化应激的产物,如吡非尼酮(PDF)、维生素 B_6、bardoxolone methyl 和 NOX1/NOX4 抑制剂 GKT137831 等;②RAAS 活性分子,如盐皮质激素受体拮抗剂 finerenone 等;③对炎症和/或纤维化途径有活性的分子,如凋亡信号调节激酶 1(ASK1)抑制剂 GS-4997,磷酸二酯酶抑制剂己酮可可碱、CTP-499,趋化因子抑制剂 DMX-200、CCX140,宾达利(bindarit),维生素 D,PPAR 调节剂 glitazars 类等;④糖基化抑制剂 GLY-230 等;⑤血流动力学途径相关活性分子,如内皮素(ET)拮抗剂阿曲生坦(atrasantan)、胰高血糖素样肽-1(GLP-1)受体激动剂、二肽基肽酶-4(DPP-4)抑制剂、钠-葡萄糖耦联转运体 2(SGLT-2)抑制剂等;⑥调血脂药,如普罗布考(probucol)等;⑦单克隆抗体;⑧干细胞治疗,如间充质干细胞(MSC)、间充质前体细胞(MPC)。

下面重点介绍几种治疗糖尿病肾病的新药。

1. 钠-葡萄糖耦联转运体 2(SGLT-2)抑制剂　SGLT-2 抑制剂为一类新型的口服降血糖药。研究证明,SGLT-2 抑制剂不仅具有心血管益处,而且对多个肾脏终点具有重要作用,包括保护肾脏功能、减少尿蛋白和降低血清肌酐水平。此外,SGLT-2 抑制剂对肾脏的血流动力学也有一定的作用,它能够降低肾脏的高滤过。2019 年公布的 CREDENCE 研究结果显示,卡格列净能显著减少尿蛋白,对肾脏和心血管具有显著的双重保护作用。SGLT-2 抑制剂或将揭开糖尿病肾病治疗的新时代。

2. 胰高血糖素样肽-1(GLP-1)受体激动剂　2 型糖尿病患者的大型临床试验 LEADER 中,GLP-1 受体激动剂利拉鲁肽能减少尿蛋白,降低复合肾终点事件的发生率。在慢性肾脏病糖尿病患者的临床试验中,另一种 GLP-1 受体激动剂度拉鲁肽能减缓肾脏疾病进展并防止蛋白尿恶化。

3. 内皮素(ET)拮抗剂　ET 是一种强效的血管收缩肽,与其受体(ETa 和 ETb)结合后,促进肾脏血管收缩、升高血压或直接作用于肾脏细胞,导致肾损伤。阿曲生坦为选择性 ETa 受体拮抗剂,2019 年公布的 SONAR 研究结果表明阿曲生坦治疗可减少尿蛋白,可降低糖尿病和慢性肾脏病患者的肾事件风险,支持选择性内皮素受体拮抗剂在 2 型糖尿病终末期肾病高危患者肾功能保护中的潜在作用。

4. 盐皮质激素受体拮抗剂(MRA)　MRA(如螺内酯、依普利酮等)在 DN、糖尿病和/

或肾功能受损患者中显示出减少尿蛋白的作用,但同时也伴有危害生命的副作用,如高钾血症。目前,多个新型的 MRA 正处于临床研究中,这些药物导致高钾血症的风险较低。Finerenone 为高选择性非甾体类 MRA,在包括 DN 患者的临床试验中已证明其有效性、安全性和耐受性。将盐皮质激素受体拮抗剂 finerenone 添加到标准的肾素-血管紧张素系统(RAS)拮抗剂中可减少尿蛋白,改善尿蛋白/肌酐比值。鉴于 finerenone 的良好临床表现,该药物有可能成为糖尿病肾病的特效药物。

第七节 特殊人群中进行的研究

特殊人群是指老年人、肝肾功能减退者、孕妇及哺乳期妇女、新生儿及儿童等处于特殊病理或生理状态下的人群。药物在特殊人群中的体内过程,即药物的吸收、分布、代谢和清除过程有可能发生变化。这使得药物在特殊人群中呈现的疗效及毒副作用差异较大,药物不良反应发生率高。因此,在特殊人群中进行药物临床研究不同于一般人群。如何开展针对特殊人群的临床研究,保证特殊人群用药的疗效及安全性是新药研究的一大重点及难点。

一、老年人

在药物吸收方面,老年糖尿病肾病患者的胃液酸度比较低,将部分影响治疗药物的吸收。在药物分布方面,老年人体内的脂肪增加、细胞含水率减小,使得脂溶性药物的分布容积相应增加、半衰期延长。在药物代谢方面,随年龄增长肝脏重量减轻、肝血流量减小、肝微粒体酶原本的活动延长并迟缓,因此治疗药物的作用及代谢时间延长。在药物排泄方面,随着年龄增长生理性肾功能降低,药物的清除速度减慢,同时血药浓度增加,会出现毒性反应。最后,在药物耐受性方面,相比青壮年,老年人对治疗药物的耐受性较低,尤其是女性。

因此,治疗糖尿病肾病药物的临床试验应在各个年龄阶段的老年人群中进行。当很多治疗药物不减量而在老年 DN 患者中使用时,容易发生相关严重不良反应,例如降血糖药引起的威胁生命的低血糖、抗高血压药引起的低血压等。临床试验中需要进行老年人的药动学研究,根据其药动学特点选择恰当的药物,设定合理的靶目标值,并调整给药剂量或给药间隔。

老年 DN 患者由于心血管疾病导致死亡的发生时间往往要比肾衰竭导致死亡的发生时间早,并且常常合并其他并发症,同时服用其他药物。而且老年人群的内环境稳定功能减退,以及多药联合使用导致的药动学改变也使得老年人群更容易发生药物不良反应。因此,在老年人群中进行药物-药物相互作用研究有特别的意义。

二、孕妇

糖尿病肾病是威胁女性妊娠的重要的独立危险因素。曾经患有糖尿病肾病的女性如果未能接受彻底的治疗,其糖尿病肾病的症状未得到缓解,并伴有高血压和蛋白尿,那么妊娠就会导致其肾小球病变加重,可能导致肾衰竭,而且在妊娠后期容易并发妊娠高血压综合征(简称"妊高征"),这样就更进一步加重对肾脏的损害,使得糖尿病肾病恶化,从而会影响胎盘的功能,导致婴儿宫内缺氧,引起早产和死产。糖尿病肾病患者会出现尿蛋白增加、血压升高、血糖波动大,这样又反过来对肾功能产生十分明显的影响。同样,在妊娠初期高血压控制不良或 GFR 降低(eGFR 估计低于 60ml/min)和/或临床蛋白尿(尿蛋白>3g/24h)的妇女有较高的肾功能永久丧失的风险。美国糖尿病协会建议对血清肌酐>30mg/L 或肌酐清除率<50ml/min 的孕妇进行咨询,因为她们在妊娠期间有 40% 的风险发展为永久性肾功能恶化。故应高度重视妊娠期糖尿病肾病的治疗。但药物对胎儿是否有致畸作用、药物对生长发育是否有影响,都是很值得关注的问题。目前美国食品药品管理局(FDA)对妊娠哺乳期用药制定了新的规则,如分为妊娠期、哺乳期及备孕男女期。因此,在 DN 药物临床观察时应充分考虑 FDA 意见,对孕妇的益处可能大于对胎儿的危害,基于伦理学方面也不能进行大规模的临床试验。

三、肝功能不全患者

肝脏是机体最大的代谢、解毒器官,肝脏的病理生理状态可以影响药物在体内的代谢过程,影响药物疗效和不良反应,以及加重药物对肝脏的损害。因此,为了保护受试者安全、正确评价药物的有效性和安全性,一般在Ⅱ期临床试验中不选择肝功能不全患者进行大规模的临床试验研究。在Ⅲ期临床试验中,参加试验的受试者为更具代表性的目标人群,需建立药物在某个给药剂量(或者给药剂量范围)下的安全性和有效性。通常情况下,显著肝功能损害患者是被明确排除在受试人群之外的。当药动学研究确定特殊人群的给药方案后,方可在以后开展的Ⅱ或Ⅲ期临床试验中纳入该类特殊人群的受试者。在试验中尽可能选择不经肝脏代谢和对肝脏毒性小的药物,精简用药,避免选用前体药物,直接选用活性母药,对肝功能进行评估后结合药物的肝脏清除率选择用药,充分考虑肝功能障碍时机体对药物敏感性的变化。

第八节 临床研究实例介绍

本节结合上述理论知识,进行治疗糖尿病肾病药物临床研究实例介绍。结合案例进一步了解治疗糖尿病肾病药物的临床试验设计。

一、Ⅰ期临床研究

1. 研究目的　旨在确定 2 种剂量的抗-CTGF 单克隆抗体 FG-3019 对于糖尿病肾病患者的安全性、药动学情况及有效性。

2. 临床设计类型及方案　受试者分为 2 组,试验组 A 单次注射 3mg/kg FG-3019,试验组 B 单次注射 10mg/kg FG-3019。2 组均隔 1 周注射 1 次,共注射 4 次。有效性评估在第 4 次注射后 2 周进行。FG-3019 需被溶于 250ml 生理盐水中,并且通过 0.22μm 的串联过滤器注射,注射时间超过 120 分钟。

3. 研究对象　糖尿病肾病患者。

4. 入选标准

(1)自愿参加并签署知情同意书。

(2)1 型或 2 型糖尿病。

(3)年龄在 21~80 岁。

(4)体重指数(BMI)为 $I_{bm} \leqslant 32kg/m^2$。

(5)血清肌酐(SCr)≤11mg/L(女性)或血清肌酐≤15mg/L(男性)。

(6)2 次晨尿测得尿白蛋白/肌酐比值(UACR)在 30~300mg/g。

5. 排除标准

(1)恶性肿瘤。

(2)谷草转氨酶(GOT)或谷丙转氨酶(GPT)>正常值上限的 1.5 倍。

(3)有对抗体治疗的过敏史。

(4)过去 6 个月内有心肌梗死、心绞痛、心力衰竭、血管成形术、心脏搭桥手术、短暂性脑缺血发作或卒中。

6. 样本量　24 例。

7. 评估指标

(1)药动学指标:采集血液及尿液标本的时间点为每次注射药物前及最后一次注射药物后的 2、4 和 6 周。从尿液浓度估算药物经肾脏排泄的速率和总量。此阶段应选择科学合理的数据及统计方法,根据试验中测得的受试者的血药浓度、时间数据绘制受试者的药-时曲线和平均药时曲线,进行药动学参数估算。主要药动学参数有 t_{max}(实测值)、C_{max}(实测值)、$AUC_{(0\sim t)}$、$AUC_{(0\sim\infty)}$、V_d、K_{el}、MRT、CL 或 CL/FF。对药动学参数进行分析,说明其临床意义,并对Ⅱ期临床研究方案提出建议。

(2)安全性指标:进行体格检查、生命体征检查、12 导联心电图检查、实验室安全性检查、血液学、血生化、尿分析并监测临床和实验室不良事件,评估 FG-3019 的安全性和耐受性。

(3)有效性指标:尿蛋白、肌酐、β_2-微球蛋白等。

二、Ⅱ期临床研究

1. 研究目的　旨在评价 ASK1 抑制剂 GS-4997 对于糖尿病肾病患者的有效性、安全性和耐受性。

2. 研究设计类型　随机、双盲、安慰剂对照、多中心临床试验,为期 48 周。2 周清洗期(服用安慰剂)之后,符合入选标准、不符合排除标准的 334 例受试者按 1∶1∶1∶1 的比例随机分配至下列 4 组中的某一组。

(1)试验组 A:GS-4997 2mg,口服,每日 1 次。

(2)试验组 B:GS-4997 6mg,口服,每日 1 次。

(3)试验组 C:GS-4997 18mg,口服,每日 1 次。

(4)安慰剂组 D:与 GS-4997 匹配的安慰剂,口服,每日 1 次。

3. 研究对象　2 型糖尿病肾病患者。

4. 预计样本量　本研究为优效性研究,对主要疗效指标采用优效性检验。设双侧 α 为 0.05,标准差(SD)= 5ml/(min · 1.73m²),检出 2 组的 eGFR 差值为 2.5ml/(min · 1.73m²),估计最小样本量为每组 75 例,考虑到脱落等因素,本研究计划入组 334 例。

5. 入选标准

(1)自愿参加并签署知情同意书。

(2)年龄在 18~75 岁。

(3)诊断为糖尿病肾病。

(4)2 型糖尿病诊断至少 6 个月。

(5)15ml/(min · 1.73m²)≤ eGFR <60ml/(min · 1.73m²)。尿白蛋白/肌酐比值(UACR)分类如下:阶段 3a 为 45ml/(min · 1.73m²)≤ eGFR <60ml/(min · 1.73m²),UACR≥600mg/g;阶段 3b 为 30ml/(min · 1.73m²)≤ eGFR<45ml/(min · 1.73m²),UACR≥300mg/g;阶段 4 为 15ml/(min · 1.73m²)≤ eGFR <30ml/(min · 1.73m²),UACR≥150mg/g。

(6)过去 3 个月以一个稳定且最小剂量服用 ACEI 或 ARB。如果记录到对 ACEI 和/或 ARB 的不耐受,可以筛选没有服用 ACEI/ARB 的个体。

6. 排除标准

(1)1 型糖尿病。

(2)HbA1c>9.5%。

(3)非糖尿病肾病。

(4)筛查过程中任何一项测量的 UACR>5 000mg/g。

(5)终末期肾病(接受腹膜透析、血液透析或肾移植后状态)或治疗期间预计将发展为终末期肾病。

(6)不稳定的心血管疾病。

(7)孕妇或哺乳期妇女。

7. 疗效指标

(1)主要疗效指标:治疗 48 周时 eGFR 的变化。eGFR 值使用 MDRD 方程计算,即 $eGFR=175\times(血清肌酐)^{-1.154}\times(年龄)^{-0.203}\times1.212(黑人)[或\times0.742(女性)]$。$[eGFR$ 单位:$ml/(min\cdot1.73m^2)$;血肌酐单位:$mg/dl]$

(2)次要疗效指标:治疗 48 周时蛋白尿由基线下降至少 30% 的受试者比例(通过尿蛋白/肌酐比值测定)。

8. 安全性指标 不良事件,包括用药后临床症状的异常表现及体格检查、实验室检查、心电图等具有临床意义的改变。

三、Ⅲ期临床研究

1. 研究目的 观察利格列汀对于单一 RAAS 拮抗剂治疗的糖尿病肾病患者的临床疗效及安全性。

2. 研究设计类型 多中心、随机、双盲、安慰剂对照临床试验。经 2 周的安慰剂导入期后,符合条件的个体按 1:1 的比例被随机分为试验组和对照组。试验组给予利格列汀 5mg,每日 1 次,口服;对照组给予安慰剂 5mg,每日 1 次,口服;持续 24 周。

3. 研究对象 单一 RAAS 拮抗剂治疗的糖尿病肾病患者。

4. 预计样本量 本试验计划 2 个治疗组分别纳入 166 例受试者,考虑到 5% 的脱落率,本试验共招募 350 例受试者,1:1 随机分配到利格列汀组和安慰剂组。研究设计的检验效能为 99%($\alpha=0.05$,双侧),预期 24 周的治疗后 HbA1c 下降 0.6%。

5. 入选标准

(1)自愿参加并签署知情同意书。

(2)年龄在 18~80 岁。

(3)诊断为 2 型糖尿病。

(4)糖化血红蛋白(HbA1c)为 6.5%~10.0%(48~86mmol/mol)。

(5)体重指数(BMI)为 $I_{bm}\leqslant40kg/m^2$。

(6)未接受过治疗或服用不超过 2 种口服降血糖药(双胍类、磺酰脲类、格列奈类、α-葡糖苷酶抑制剂)和/或使用基础胰岛素治疗。

(7)过去 12 个月或者在筛查中发现尿白蛋白/肌酐比值(UACR)为 30~3 000mg/g Cr,或尿蛋白>30mg/L,或尿蛋白排泄率>30μg/min。

(8)估算肾小球滤过率(eGFR)$\geqslant30ml/(min\cdot1.73m^2)$。

(9)目前已使用稳定剂量的 ACEI 或 ARB 治疗 10 周。

6. 排除标准

(1)使用 2 种或 3 种 RAAS 拮抗剂。

(2)快速血糖检测显示血糖>13.3mmol/L(血糖>240mg/dl)。

（3）已知对于研究产品或匹配的安慰剂过敏或高反应性。

（4）在知情同意前 6 个月内使用利格列汀治疗。

（5）在知情同意前 10 周内使用二肽基肽酶-4（DPP-4）抑制剂、胰高血糖素样肽-1（GLP-1）激动剂、钠-葡萄糖耦联转运体 2（SGLT-2）抑制剂、多巴胺受体激动剂、胆汁酸螯合剂、短效胰岛素或预混胰岛素治疗。

（6）在知情同意前 10 周内用抗肥胖药物治疗。

（7）在知情同意前 3 个月内酒精或药物滥用。

（8）在知情同意时正在使用系统性类固醇（糖皮质激素）治疗，或知情同意前 6 周甲状腺激素的使用剂量改变。

（9）在知情同意前 2 个月内参加另一项药物研究试验。

（10）有非糖尿病肾病病史。

（11）肾移植。

（12）存在尿路感染。

7. 疗效指标

（1）主要疗效指标：治疗 24 周后 HbA1c 相对于试验开始前的改变值。

（2）次要疗效指标：在治疗 24 周期间，UACR（mg/g）改变的时间加权平均值；在治疗 24 周期间，eGFR 相对于试验开始前的改变值。

8. 安全性指标　不良事件，包括过敏、低血糖、肾衰竭、血清肌酐 2 次测量很大程度的增加、氨基转移酶增加等。

四、Ⅳ期临床研究

1. 研究目的　评价舒洛地特对糖尿病肾病的临床疗效和长期使用的安全性。

2. 研究设计　本研究是药品上市后的多中心、开放试验。多中心招募受试者，总数 ≥1 000 例。符合 2 型糖尿病、中度肌酐增高、明显蛋白尿的患者将使用标准推荐剂量的厄贝沙坦 300mg/d 或氯沙坦 100mg/d，共 2~3 个月，可伴随使用其他非 ACEI、非 ARB 的抗高血压药，以此建立稳定的血压水平及尿蛋白分泌。随后随机分为试验组，舒洛地特 200mg/d，口服；以及安慰剂组，安慰剂 200mg/d，口服。受试者将每 3 个月监测安全性及有效性参数直到 4 年。

3. 研究对象　2 型糖尿病肾病患者。

4. 入选标准

（1）自愿参加并签署知情同意书。

（2）诊断为 2 型糖尿病。

（3）尿蛋白/肌酐比值：女性 ≥900mg/g（101.7mg/mmol），男性 ≥650mg/g（73.45mg/mmol）。

（4）血清肌酐：女性为 115~265μmol/L（13~30mg/L），男性为 133~265μmol/L（15~

30mg/L)。

(5)愿意停止目前的抗高血压治疗方案。

5. 排除标准

(1)1 型糖尿病肾病。

(2)非糖尿病肾病。

(3)肾移植。

(4)绝对需要 ACEI 和 ARB 的联合治疗。

(5)心血管疾病:3 个月内有不稳定型心绞痛;3 个月内有心肌梗死、冠状动脉搭桥手术、经皮冠状动脉成形术。

(6)3 个月内有短暂性脑缺血;3 个月内有脑血管意外。

(7)NYHA 分级Ⅲ级或Ⅳ级(如果患者属于Ⅰ级或Ⅱ级,并且需要 ACEI,可与临床协调中心协商使用 ACEI 代替 ARB)。

(8)阻塞性心脏瓣膜病或肥厚型心肌病;用起搏器未能成功治疗的二度或三度房室传导阻滞。

(9)需要慢性免疫治疗(>2 周),包括类固醇(吸入性类固醇除外)。

(10)恶性肿瘤。

(11)不能口服药物或有严重吸收不良的病史。

(12)12 个月内有酒精或其他药物滥用史。

(13)30 天内服用过研究药物(包括安慰剂)。

(14)预计要做手术。

(15)已知对肝素样化合物有任何过敏反应及不耐受。

(16)未治疗的尿路感染,将影响尿蛋白的测定。

6. 疗效指标

(1)主要指标:记录患者血清肌酐(SCr)加倍的时间或到达终末期肾病(ESRD)的时间(时间范围:研究的时间取决于血清肌酐加倍的时间)。

(2)次要指标:尿蛋白/白蛋白分泌的改变。

7. 安全性指标　安全性指标指不良反应事件,包括用药后临床症状的异常表现及体格检查、实验室检查、心电图等具有临床意义的改变。

(肖　力　韩雅纯　赵婵玥　陈　蔚　刘　研　孙　林)

参 考 文 献

[1] 国家食品药品监督管理总局. 总局关于发布药物临床试验的一般考虑指导原则的通告(2017 年第 11 号)[EB/OL]. (2017-01-20)[2021-08-18]. https://www. nmpa. gov. cn/directory/web/nmpa/xxgk/ggtg/qtggtg/20170120160701190. html.

[2] 国家食品药品监督管理局. 肾功能损害患者的药代动力学研究技术指导原则[EB/OL]. (2012-05-15)[2021-08-18]. https://www. nmpa. gov. cn/xxgk/fgwj/gzwj/gzwjyp/20120515120001975. html.

[3] FDA, CDER. Guidance for industry, pharmacokinetics in patients with impaired renal function-study

design,data analysis,and impact on dosing. DRAFT GUIDANCE［EB/OL］.（2020-09-09）［2021-08-18］. https://www. fda. gov/media/78573/download.

［4］EMA,CHMP. Guideline on the clinical investigation of medicinal products to prevent development/slow progression of chronic renal insufficiency. 2016.［2021-11-01］https://www. ema. europa. eu/en/documents/scientific-guideline/guideline-clinical-investigation-medicinal-products-prevent-development/slow-progression-chronic-renal-insufficiency_en. pdf.

［5］EMA,CHMP. Guideline on the evaluation of the pharmacokinetics of medicinal products in patients with decreased renal function. 2016.［2021-11-01］. https://www. ema. europa. eu/en/documents/scientific-guideline/guideline-evaluation-pharmacokinetics-medicinal-products-patients-decreased-renal-function_en. pdf.

［6］BETZ B,CONWAY B R. An update on the use of animal models in diabetic nephropathy research［J］. Current diabetes reports,2016,16(2):18.

［7］BROSIUS F C,ALPERS C E,BOTTINGER E P,et al. Mouse models of diabetic nephropathy［J］. Journal of the American society of nephrology,2009,20(12):2503-2512.

［8］牛苗苗,陈华. 糖尿病肾病动物模型研究进展［J］. 实验动物科学,2018,35(3):86-92.

［9］刘本松,王志生. 设计临床科研试验的主要原则［J］. 实用医技杂志,2006,13(7):1046-1047.

［10］国家食品药品监督管理局. 化学药物非临床药代动力学研究技术指导原则［EB/OL］.（2005-03-18）［2021-8-18］. https://www. nmpa. gov. cn/wwwroot/gsz05106/15. pdf.

［11］MODAFFERI S,RIES M,CALABRESE V,et al. Clinical trials on diabetic nephropathy:a cross-sectional analysis［J］. Diabetes therapy,2019,10(1):229-243.

［12］EMA,CHMP. Guideline on clinical investigation of medicinal products in the treatment or prevention of diabetes mellitus. 2018.［2021-11-01］. https://www. ema. europa. eu/en/documents/scientific-guideline/draft-guideline-clinical-investigation-medicinal-products-treatment-prevention-diabetes-mellitus_en. pdf

［13］吕仁和,赵进喜. 糖尿病及其并发症中西医诊治学［M］. 2版. 北京:人民卫生出版社,2009.

［14］郑筱萸. 中药新药临床研究指导原则(试行)［M］. 北京:中国医药科技出版社,2002:156.

［15］国家药品监督管理局药品审评中心. 中药新药用于糖尿病肾脏疾病临床研究技术指导原则［EB/OL］.（2020-12-31）［2021-08-18］. https://www. cde. org. cn/main/news/viewInfoCommon/45fff9f1ce-5a1e70079ddbc2663f336d.

［16］LACAVA V,PELLICANO V,FERRAJOLO C,et al. Novel avenues for treating diabetic nephropathy:new investigational drugs［J］. Expert opinion on investigational drugs,2017,26(4):445-462.

［17］WARREN A M,KNUDSEN S T,COOPER M E. Diabetic nephropathy:an insight into molecular mechanisms and emerging therapies［J］. Expert opinion on therapeutic targets,2019,23(7):579-591.

［18］PERKOVIC V,JARDINE M J,NEAL B,et al. Canagliflozin and renal outcomes in type 2 diabetes and nephropathy［J］. The New England journal of medicine,2019,380(24):2295-2306.

［19］HEERSPINK H J L,PARVING H-H,ANDRESS D L,et al. Atrasentan and renal events in patients with type 2 diabetes and chronic kidney disease（SONAR）:a double-blind,randomised,placebo-controlled trial［J］. The lancet,2019,393(10184):1937-1947.

［20］MANN J F E,ØRSTED D D,BROWN-FR K,et al. Liraglutide and renal outcomes in type 2 diabetes［J］. The New England journal of medicine,2017,377(9):839-848.

［21］TUTTLE K R,LAKSHMANAN M C,RAYNER B,et al. Dulaglutide versus insulin glargine in patients with type 2 diabetes and moderate-to-severe chronic kidney disease (AWARD-7):a multicentre,open-label,randomised trial[J]. The lancet diabetes & endocrinology,2018,6(8):605-617.

[22] BAKRIS G L,AGARWAL R,CHAN J C,et al. Effect of finerenone on albuminuria in patients with diabetic nephropathy:a randomized clinical trial[J]. JAMA,2015,314(9):884-894.

[23] SPOTTI D. Pregnancy in women with diabetic nephropathy[J]. Journal of nephrology,2019,32(3): 379-388.

[24] 朱绍元. 药物代谢动力学角度的老年人临床用药分析[J]. 中国医药指南,2014,12(7):138-139.

[25] ADLER S G,SCHWARTZ S,WILLIAMS M E,et al. Phase 1 study of anti-CTGF monoclonal antibody in patients with diabetes and microalbuminuria [J]. Clin J Am Soc Nephrol,2010,5(8):1420-1428.

[26] LIN J H,ZHANG J J,LIN S L,et al. Design of a phase 2 clinical trial of an ASK1 inhibitor,GS-4997,in patients with diabetic kidney disease [J]. Nephron,2015,129(1):29-33.

[27] GROOP P H,COOPER M E,PERKOVIC V,et al. Linagliptin lowers albuminuria on top of recommended standard treatment in patients with type 2 diabetes and renal dysfunction [J]. Diabetes Care,2013,36 (11):3460-3468.

第六章

治疗狼疮肾炎药物临床试验

第一节　狼疮肾炎概述

系统性红斑狼疮(systemic lupus erythematosus,SLE)是一种多系统受累的自身免疫病,其血清存在以抗核抗体为代表的多种自身抗体。狼疮肾炎(lupus nephritis,LN)是 SLE 的最常见、最严重的并发症之一,50% 以上的 SLE 患者有肾损害的临床表现,严重影响患者的生活质量和预后。肾脏病理对 LN 的诊断治疗及预后评估具有重要意义。目前 LN 的发病机制尚不明确,其中免疫复合物沉积及补体系统异常激活是其重要机制。治疗 LN 的药物主要包括糖皮质激素、免疫抑制剂及生物靶向药物等。

一、狼疮肾炎的定义

2012 年美国风湿病学会(ACR)将 LN 定义为持续尿蛋白>0.5g/24h 或尿试纸检测尿蛋白≥+++,和/或细胞管型包括红细胞管型、血红蛋白、颗粒、管状或混合管型。另外,经肾脏活检证实为免疫复合物介导的肾小球肾炎是诊断 LN 的重要依据。

二、狼疮肾炎的病理类型

根据 2003 年国际肾脏病协会和肾脏病理学会(ISN/RPS)制定的 LN 分类标准对 LN 进行分型。其中,Ⅰ型系膜轻微病变性 LN(minimal mesangial LN);Ⅱ型系膜增生性 LN(mesangial proliferative LN);Ⅲ型系局灶性 LN(focal LN);Ⅳ型系弥漫性 LN(diffuse LN);Ⅴ型系膜性 LN(membranous LN);Ⅵ型系严重硬化性 LN(advanced sclerosing LN)。

同时,评估肾脏急、慢性或肾小管、肾血管病变的严重程度对 LN 的诊断、治疗和预测预后有重大价值。美国国立卫生研究院(NIH)修订的关于 LN 的活动性/慢性化(AI/CI)评分系统一直被广泛使用,AI 总评分为 24 分,CI 总评分为 12 分。

三、治疗狼疮肾炎药物的分类及指南推荐

狼疮肾炎的治疗目标是长期保留肾脏功能、预防疾病复发、预防脏器损害、并发症管理及改善与疾病相关的生活质量,同时使药物的相关副作用最小化,从而改善长期结局。

近年来,多个国际组织如改善全球肾脏病预后组织(KDIGO)、欧洲风湿病防治联合会/欧洲肾脏病学会-透析移植学会(EULAR/ERA-EDTA)及亚洲 LN 协作组等陆续推出 LN 的治疗指南。同时,基于前期在我国开展的大量狼疮肾炎的相关临床研究和前瞻性随机对照试验(RCT)及大样本队列研究,2019 年我国的肾脏病学家提出《中国狼疮肾炎诊断和治疗指南》。该指南的发布促进了我国 LN 诊断和治疗的规范化。目前治疗 LN 的常用药物如下。

1. 糖皮质激素　糖皮质激素是治疗 LN 的主要药物之一。其应用的基本原则为诱导阶段起始应该足量,病情稳定后缓慢减量,并长期维持。应用糖皮质激素治疗期间注意观察疗效,监测激素使用可能出现的并发症,及时调整治疗方案。

激素的剂量及用法取决于肾脏损伤的类型、活动性、严重程度及其他器官损伤的范围和程度。活动增生性 LN(Ⅲ型、Ⅳ型、Ⅲ/Ⅳ型+Ⅴ型)先给予大剂量甲泼尼龙静脉冲击治疗(500 或 750mg/d,静脉滴注,连续 3 天),后续口服泼尼松(或甲泼尼龙)0.5~0.6mg/(kg·d)。病变特别严重的患者(如新月体的比例超过 50%),甲泼尼龙静脉冲击治疗可重复 1 个疗程。其他类型的 LN 可口服泼尼松,剂量为 0.5~1.0mg/(kg·d),4~6 周后逐步减量。长期维持的激素剂量最好能减量至 7.5mg/d 以内,如果条件允许则可停用,以减少长期应用激素所带来的不良反应。

2. 免疫抑制剂　狼疮肾炎在病情活动时大多需要选用免疫抑制剂联合治疗,有利于更好地控制肾炎活动,保护肾脏功能,减少复发,以及减少长期应用激素的需要量和副作用。常用的免疫抑制剂有环磷酰胺、吗替麦考酚酯、环孢素、他克莫司、硫唑嘌呤、来氟米特等。《中国狼疮肾炎诊断和治疗指南》对不同病理类型 LN 的免疫抑制剂选择进行了描述,见表 6-1。

表 6-1　狼疮肾炎的病理类型与治疗方案

病理类型	诱导方案	维持方案
Ⅰ 型	激素,或激素联合免疫抑制剂控制肾外活动	激素,或激素联合免疫抑制剂控制肾外活动
Ⅱ 型	激素,或激素联合免疫抑制剂	MMF,或 AZA
Ⅲ型和Ⅳ型	MMF,i. v. -CYC,或多靶点	MMF,或多靶点
Ⅲ+Ⅴ型和Ⅳ+Ⅴ型	多靶点,CNI,或 MMF	多靶点,或 MMF
Ⅴ 型	多靶点,CNI,或 TW	MMF,或 AZA

续表

病理类型	诱导方案	维持方案
VI型	激素,或激素联合免疫抑制剂控制肾外活动	激素

注:MMF 为吗替麦考酚酯;CNI 为钙调神经蛋白抑制剂;i. v. -CYC 为静脉注射环磷酰胺;TW 为雷公藤多苷;AZA 为硫唑嘌呤。

静脉用环磷酰胺是治疗 LN 的经典方案,常常作为新药临床试验的对照组药物,包括大剂量 CYC 静脉冲击治疗(NIH-CYC 方案,每月 CYC $0.5 \sim 1.0 g/m^2$,静脉滴注,疗程为 6 个月)和小剂量 CYC 静脉冲击方案(欧洲 CYC 方案,每 2 周 CYC 500mg 静脉滴注,疗程为 3 个月)。另一种为口服 CYC 方案,即 CYC $1.0 \sim 1.5 mg/(kg \cdot d)$(最大剂量为 150mg/d)口服 2~4 个月。目前国内主要应用 NIH-CYC 方案。多项临床研究均证实 CYC 能改善 LN 患者的长期预后,提高肾存活率。但是,长期使用 CYC 存在感染、白细胞减少、卵巢功能衰竭、出血性膀胱炎和肿瘤等不良反应,且部分患者仍不能达到缓解状态。因此,一些移植后抗排斥的药物例如吗替麦考酚酯、钙调神经蛋白抑制剂等不断被尝试应用于 LN 的治疗,并取得突破性进展。MMF 治疗 LN 的国际多中心 RCT(ALMS 试验)发现 MMF 与 i. v. -CYC 诱导缓解治疗 6 个月的治疗反应率相当(分别为 56% 和 53%),但 MMF 治疗组卵巢衰竭、脱发和白细胞减少的风险明显降低。但 ALMS 研究中 MMF 的治疗剂量较大(2~3g/d),我国和其他亚洲国家患者的严重感染发生率增高,出于安全性考虑被迫提前终止试验。考虑到种族差异性,在我国的临床研究中使用的 MMF 剂量多为 1.5~2.0g/d。对于一些难治性 LN,指南建议应用多靶点方案,由刘志红院士牵头在我国开展的一项多中心 RCT 研究纳入 368 例重型 LN,发现诱导缓解治疗 24 周,多靶点组的累积完全缓解率显著高于 i. v. -CYC 组(45.9% vs 25.6%,$P<0.001$),不良反应发生率无明显差异。这一研究更加确定了多靶点治疗的地位。目前缺乏治疗 V 型 LN 的大型 RCT 研究,对多靶点治疗 LN 的多中心 RCT 研究中的 69 例 V 型 LN 进行亚组分析,发现多靶点组 24 周的完全缓解率显著高于 i. v. -CYC 组。基于目前的循证医学证据,多数免疫抑制剂在我国仍未被确认治疗 LN 的适应证,需要大样本的临床试验进行疗效验证。

3. 生物靶向药物 近些年生物制剂逐渐应用于狼疮肾炎的治疗,目前用于临床的生物制剂主要有抗 CD20 单抗(利妥昔单抗)和 B 细胞激活因子(贝利尤单抗)。值得一提的是,贝利尤单抗是近半个世纪获批的第一个治疗 SLE 的生物制剂,具有里程碑式的意义。虽然国内外指南均推荐对于难治性 LN 可应用利妥昔单抗治疗,但目前的临床研究均未获得有显著意义的结果,导致利妥昔单抗应用于 LN 尚缺乏有力的证据,需要进一步的研究证实。

4. 抗疟药 抗疟药包括羟氯喹、氯喹等。羟氯喹作为基础用药,具有免疫调节和抑制肾脏损伤进展的作用,能预防 SLE 患者肾损害的发生,预防 LN 复发,延缓肾脏损害进展并减少终末期肾病(ESRD)发生,应用于所有狼疮肾炎患者的治疗。但是要警惕其导致视网膜病变的风险。

5. 辅助药物

（1）血管紧张素转换酶抑制药（ACEI）或血管紧张素受体阻滞药（ARB）降低血压或减少尿蛋白的治疗。

（2）他汀类降低血脂。

（3）抗凝血药或抗血小板药。

（4）补充钙和维生素 D。

综上所述，虽然 LN 的治疗手段在不断更新，但我国的 10 年肾存活率约为 81% ~ 98%，LN 仍是终末期肾病的重要原因之一，严重影响患者的生存预后。因此，不断进行新药研发至关重要。

第二节　相关法律及技术规范要点

治疗狼疮肾炎药物的临床研究指新型药物开发研究后期的临床药理学研究及对新型药物用于人体的安全性和有效性研究。由于我国一直未制定关于狼疮肾炎新型治疗药物开展临床研究的相关技术指导及法律法规，因此所有治疗狼疮肾炎的药物临床试验均遵循国际人用药物注册技术协调会（ICH）、《中华人民共和国药品管理法》及其实施条例、《药品注册管理办法》和《药物临床试验质量管理规范》等药品临床研究的一般原则，以及已发布的其他相关临床研究技术指导原则如《化学药物临床药代动力学研究技术指导原则》《化学药物和生物制品临床试验的生物统计学技术指导原则》《化学药物临床试验报告的结构与内容技术指导原则》等。

第三节　临床试验设计

临床试验是循证医学的主要来源。科学设计、随机对照、质量良好的大样本临床试验可提供令人信服的研究结果。临床试验设计至关重要，按规定制订入选标准和排除标准，选择合适的研究对象，将研究对象按随机化分为治疗组或对照组，2 组接受不同的治疗药物或措施，在其他条件一致的情况下同步进行试验治疗效果的观察，用客观一致的疗效评定标准对试验结果进行科学的评估，比较治疗组和对照组间的疗效差异。治疗狼疮肾炎药物的临床试验与一般临床试验的设计方法基本相同，需考虑如下因素：立题依据、研究目的、研究方案、受试对象的选择、对照组的选择、样本量的确定、有效性及安全性指标、统计分析方法、结果的评价等。

治疗狼疮肾炎药物的临床试验分为 Ⅰ、Ⅱ、Ⅲ 和Ⅳ期，并且此前需完成药效学、一般药理学、急性毒性、重复给药毒性等临床前研究。需要指出的是，申请新药注册应进行 Ⅰ、Ⅱ 和Ⅲ期临床试验，特殊情况下可仅进行 Ⅱ 和Ⅲ期临床试验，或者Ⅲ期临床试验。下面将根据临床试验分期对治疗狼疮肾炎药物的临床试验进行分述。

一、Ⅰ期临床试验

（一）研究目的

Ⅰ期临床试验是在大量的实验室研究、试管实验及动物实验的基础上，将新疗法用于人类的试验。原则上，治疗狼疮肾炎的新药（包括创制和首次仿制的药品）及已上市药品改变剂型、改变给药途径、增加新适应证的药品均需进行临床药理学研究，目的是通过药物耐受性、药动学及药效学研究检验新药的正确剂量和安全性。通常为开放式、非对照研究，可为单一或若干研究机构执行。

（二）试验方法

1. 耐受性研究　耐受性研究可以获得药物的人体安全性的最基本的信息，为后期的临床试验提供相对安全的剂量范围。应包括单剂量和多剂量给药的人体耐受性研究。除最大剂量和最低剂量外，一般还应包括临床拟推荐的最高剂量。

2. 药动学研究　与其他类别的药物一样，目前治疗狼疮肾炎药物的药动学研究仍然以采用经典的药动学研究方法为主，研究中应该考虑以下相关影响因素。

（1）饮食：治疗狼疮肾炎的药物大多为口服制剂，进食种类及结构可影响药物的吸收速度和药物代谢酶的合成，从而影响药物代谢。例如在禁食条件下他克莫司的吸收率和吸收程度均为最大，而餐后他克莫司的吸收率和吸收程度均降低，高脂肪饮食后其降低最明显，高碳水化合物饮食对此没有显著影响。

（2）药物相互作用：大部分狼疮肾炎患者常需多种药物联合应用，从而增加发生药物相互作用的概率，其中又以代谢性相互作用的发生率最高（约占50%）。因为大多数治疗狼疮肾炎的药物需经细胞色素 P（CYP）450 酶的代谢，相关酶系有 CYP1A2、CYP2C9、CYP3A5、CYP2D6 和 CYP3A4。药物可诱导或抑制酶的活性从而影响该酶的代谢，如他克莫司主要经过 CYP3A4 代谢，同时服用经这一酶系代谢的其他药物（如氨氯地平等）其药动学可发生变化。除代谢酶外，影响药物吸收及血浆蛋白结合率也可影响其药动学。

（3）其他：种族、年龄、性别、给药时间等因素也可影响药物代谢。因此，在强调传统经典的药动学研究的同时，需综合分析以上多个因素对药物代谢的影响，开展群体药动学研究。

3. 药效学研究　LN 治疗药物的药效学研究一般应包括下列内容。

（1）尿液相关参数：包括 24 小时尿蛋白定量，尿液中的红细胞、白细胞、管型计数等。

（2）生化：血清白蛋白、肌酐等水平。

（3）免疫学参数：抗 dsDNA 抗体及补体 C3、C4 等。

（三）研究对象

治疗狼疮肾炎药物的Ⅰ期临床试验一般选择健康人及适量患者作为研究对象。

二、Ⅱ期临床试验

（一）研究目的

Ⅱ期临床试验主要用于初步评价药物对狼疮肾炎患者的治疗作用和安全性,探索药物的疗效强度和剂量范围。

（二）研究方法

Ⅱ期临床试验采用随机双盲对照试验(根据具体目的也可以采取其他设计形式),以平行对照为主。通常应该与狼疮肾炎的标准疗法进行比较,同时可以使用安慰剂。应有符合伦理学要求的中止试验的标准和退出试验的标准。对不良事件、不良反应的观察、判断和及时处理都应作出具体规定。

选择符合标准的狼疮肾炎患者,采取随机、双盲、平行对照的研究方法,按照 1：1 的比例,分为试验组或安慰剂对照组(若存在伦理问题或特殊情况时,可考虑与基础治疗相结合的联合给药方案),以观察试验药物的疗效;或分别给予口服不同剂量的试验药物(至少应有 3 个不同的剂量组),从而确定治疗剂量。

药物的治疗周期根据研究所选择的终点疗效指标及药物的半衰期而确定。在进入随机之前都有一个导入期,若原已用过狼疮肾炎治疗药物则尚需有一个洗脱期,洗脱期一般为 30 天。

（三）研究对象

研究对象是经肾穿刺活检证实的狼疮肾炎且符合相应的入选标准和排除标准,但应根据具体试验药物的不同作出相应调整,标准如下。

1. 入选标准

（1）体重指数为 $18.5\text{kg/m}^2 \leqslant I_{bm} < 27\text{kg/m}^2$。

（2）诊断为系统性红斑狼疮(依据 1997 年美国风湿病协会诊断标准,见附录 1)。

（3）入组前 24 周内肾活检诊断为Ⅲ型、Ⅳ型、Ⅴ型、Ⅲ+Ⅴ型和Ⅳ+Ⅴ型狼疮肾炎(根据 2003 年 ISN/RPS 狼疮肾炎的分类标准)。

（4）尿蛋白≥1.0g/24h,SCr<260μmol/L。

（5）患者本人或其法定代表人或见证人签署书面知情同意书。

2. 排除标准

（1）Ⅱ型或Ⅵ型狼疮肾炎,或肾活检慢性指数(CI)>3,或伴 TMA。

（2）入组前 30 天内接受过与研究药物有类似作用的药物治疗且持续时间超过 1 周。

（3）入组前 30 天内接受过试验组或对照组药物治疗。

（4）入组前 30 天内接受过 1 个疗程的甲泼尼龙(MP)冲击治疗或丙种球蛋白治疗或血浆置换。

（5）有试验药物过敏史的患者。

（6）妊娠期、哺乳期或不愿采取避孕措施的患者。

（7）预计维持性透析将超过 8 周的患者，或进入观察前已经透析大于 2 周者。

（8）以往曾行肾移植或计划近期进行肾移植的患者。

（9）血清肌酐（SCr）≥260μmol/L（或 30mg/dl）或估算肾小球滤过率（eGFR）<30ml/（min·1.73m²）；eGFR 根据 MDRD 公式计算，即 $eGFR = 175 \times SCr (mg/dl)^{-1.154} \times 年龄^{-0.203} \times 1.212（黑人）[或\times 0.742（女性）]$。

（10）有肝功能障碍的患者（谷草转氨酶或谷丙转氨酶不低于实验室正常值上限的 3 倍）或胆红素不低于实验室正常值上限的 3 倍。

（11）已诊断为糖尿病的患者。

（12）3 个月内有过胃肠道出血史或胰腺炎。

（13）经过饮食或降低血钾水平的治疗不能控制的高血钾（血钾超过实验室正常值上限）。

（14）有狼疮性肺炎或肺损伤的患者。

（15）非继发于系统性红斑狼疮的贫血（血红蛋白<70g/L）或骨髓抑制的患者（白细胞计数<3.0×10^9/L，和/或中性粒细胞计数<1.5×10^9/L，和/或血小板计数<50×10^9/L）。

（16）先天性心脏病、心律失常、心力衰竭等严重心血管疾病。

（17）有难治性高血压（定义为同时使用 3 种不同类型的抗高血压药，其中一类是利尿药，血压仍高于 180/110mmHg）。

（18）5 年内有复发的肿瘤患者。

（19）随机化前 2 周内有严重感染者。

（20）乙肝、丙肝病毒感染患者；活动性结核患者；严重的免疫缺陷病，包括活动性巨细胞病毒感染（CMV IgM 抗体阳性）、人类免疫缺陷病毒（HIV）感染等患者。

（21）狼疮性脑病患者或其他威胁生命的系统性红斑狼疮的并发症。

（22）在入组前 3 个月内参加过其他临床试验的患者。

（23）临床研究医生判断患者的情况不适合参加此试验。

三、Ⅲ期临床试验

（一）研究目的

Ⅲ期临床试验是在Ⅰ、Ⅱ期临床试验的基础上，将试验药物用于更大范围的狼疮肾炎患者身上，进行扩大的多中心随机对照试验，目的是进一步验证和评价治疗狼疮肾炎药物的有效性和安全性，是治疗作用的确证阶段，也是为药品注册申请获得批准提供依据的关键阶段。

（二）研究设计类型

采取随机、双盲、多中心、阳性药物平行对照、非劣效性临床试验，对试验药物和安慰剂（不含活性物质）或已上市药品的有关参数进行比较，试验结果应当具有可重复性。该阶段是临床研究项目最繁忙和任务最集中的部分。除对成年患者进行研究外，还要特别研究药物对老年患者,有时还要包括儿童的安全性。药物的治疗研究周期仍根据所选择的终点疗效指标及药物的半衰期而确定。阳性对照药物应选择同一类疗效确定及不良反应少且已经上市的药物,如狼疮肾炎诱导缓解治疗阶段,对照组一般选择环磷酰胺注射液。同样,在治疗狼疮肾炎药物的Ⅲ期临床试验之前也应有一个洗脱期,以排除其他药物对试验用药的影响。

(三) 研究对象

Ⅲ期临床试验研究对象的入选标准和排除标准与Ⅱ期临床试验相似,但应适当扩大特殊受试人群,进一步考察不同对象所需的剂量及其依从性。除对成年患者进行研究外,还要特别研究试验药物对特殊人群的安全性,如肝肾功能不全者、儿童、老年人、孕妇等。

四、Ⅳ期临床试验

(一) 研究目的

Ⅳ期临床试验是在治疗狼疮肾炎药物上市后的实际应用过程中加强监测,在更广泛、更长期的实际应用中继续考察疗效及不良反应,评价在普通或者特殊人群中使用的利益与风险关系及改进给药剂量等。应注意对不良反应、长期疗效和使用时的注意事项进行考察,以便及时发现可能的远期副作用,并对其远期疗效加以评估。此外,还应进一步考察对患者的经济与生活质量的影响。

(二) 研究设计类型及研究对象

Ⅳ期临床试验的病例选择可参考Ⅱ、Ⅲ期临床试验的设计要求,同时应注重对患有狼疮肾炎的特殊人群(如老年人、儿童、孕妇、肝肾功能不全患者)及不同病理类型的狼疮肾炎进行应用研究,因为不同人群及不同类型的狼疮肾炎对同一药物的反应性可能不同。

五、数据分析

对于Ⅰ、Ⅱ、Ⅲ和Ⅳ期药物临床试验,研究者应该选择合适的用于主要分析的病例集,应详细地描述从全分析集中排除的病例,并清楚地陈述排除的理由。当采用不同的分析集进行数据分析得出不同的结论时,需进行特别的讨论和解释。

需要特别强调的是,在非劣效性或等效性研究中,必须保证试验的检测灵敏度。许多因素(如治疗的依从性差、测定方法的变异性大、终点评价偏倚等)均能降低试验的检测灵敏度。同时在非劣效性或等效性研究中,应该避免由试验组与对照组没有统计学差异而得出非劣效性或等效性的错误结论。

第四节 有效性评价

一、肾脏疗效标准

（一）主要有效性指标

评估狼疮肾炎病情缓解的主要有效性指标为有效率＝（完全缓解人数＋部分缓解人数）/总人数×100%，其中相关标准如下。

1. 完全缓解（complete remission，CR） 尿蛋白<0.5g/24h，血清白蛋白≥35g/L，并且肾功能稳定（SCr升高幅度≤15%的基线值）。

2. 部分缓解（partial remission，PR） 0.5g/24h≤尿蛋白<3.5g/24h，尿蛋白与基线值比较降低幅度>50%，血清白蛋白≥30g/L，并且肾功能稳定（SCr升高幅度≤15%的基线值）。

3. 无缓解（no remission，NR） 没有达到CR和PR的标准。

（二）次要有效性指标

1. 治疗期间每次随访24小时尿蛋白、血清白蛋白、血清肌酐、炎症指标（C3、C4、ESR、CRP）、eGFR、dsDNA、ANA等指标的变化率和其与基线比较的变化率及随访结束后dsDNA、ANA转阴性患者的百分比。

2. 每次随访激素的剂量及频率。

二、肾外疗效评价指标

1. 患者原先有明显的临床症状，如面部红斑、脱发、口腔溃疡、关节炎、浆膜炎、心肌炎、血管炎、神经精神症状等，经过治疗，每次访视时评估临床症状是否有变化，如减轻、无变化或加重，直至随访结束，评估症状消失的患者比例。

2. 患者原先出现除肾脏外的其他系统受累，如血液系统受累（白细胞减少、中性粒细胞减少、淋巴细胞减少、贫血、血小板减少）、肌炎（乳酸脱氢酶、肌酸激酶）、脂代谢异常（总胆固醇、甘油三酯、低密度脂蛋白增多）等，经过治疗后，每次访视时评估这些指标有无变化，如减轻、无变化或加重，直至随访结束。

三、总体评价指标

（一）SLE疾病活动性评分系统

国外有60多种SLE活动性指数系统，国内尚无公认的判断指标，其中目前最常用于随机对照研究的4个评分系统分别为英岛狼疮评估组指数（BILAG Index）、SLE疾病活动性指数(SLEDAI)、SLE活动性测定(SLAM)、欧洲通用狼疮活动性指数(ECLAM)。其中只有BILAG Index是对每个器官系统各作出评分,其余3种是对患者整体病情的总评分。

1. BILAG Index 由英岛狼疮评估组于1984年提出,经过3次修改于1988年首次公布经典版本(Class BILAG Index)。此版本评估患者就诊前1个月的情况,包括86个项目,涵盖人体的8个器官系统(一般情况、皮肤黏膜、神经系统、肾脏、血液系统、肌肉关节、心肺、血管),计分上限为72分。2004年,BILAG Index再次制定新版本(BILAG-2004)(详见附录2-1),将Class BILAG Index涉及的器官系统改为9个,囊括97个项目,计分上限相应为81分,增添SLE在消化道和眼部的临床表现相关评分项目,而将血管方面的评估不再作为一个整体出现,其指标分散合并入其他系统。该指数系统的特点:①分别对SLE患者的各器官系统进行评分,无总体评分。②每个系统评估分数高低归为A、B、C、D和E类(A=9,B=3,C=1,D=0,E=0),其中A表示疾病重度活动,需要中到大剂量激素和/或增加免疫抑制剂剂量或加用大剂量抗凝治疗;B表示疾病中等活动,需要低剂量激素和/或免疫抑制剂;C表示病情稳定或轻度活动,仅需控制症状的药物;D表示该器官既往曾有受累,而当前无活动;E表示该器官既往和目前均无受累。另外,有关SLE致中枢神经系统疾病(详见附录2-2)与肾脏疾病(详见附录2-3)另有详细的评价内容。由此可见,BILAG Index的优势在于可以准确判断SLE患者的某一器官系统病情的严重程度。

2. SLEDAI SLEDAI(详见附录3)是目前应用最为广泛的评分系统,于1992年确立,评估患者就诊前10天内的情况,包括24项,代表9个方面:中枢神经系统损害、血管损害、肾脏损害、肌肉骨骼损害、浆膜损害、皮肤损害、免疫学异常、全身症状、血液学异常。单项分数叠加得到总分,最高可达105分。活动性对应的总分范围在各项临床试验中各有不同,一般认为总分越高SLE活动性越强。0~4分为基本无活动;5~10分为中度活动;11分及11分以上为重度活动。

3. SLAM 包括11个系统的32项指标,根据各指标的严重程度分别计1~3分,可能的最高分为86分(详见附录4)。SLAM与其他评分系统的异同之处在于:①与SLEDAI和ECLAM相比,无特殊免疫学检查指标,每个指标的评分范围相同;②与ECLAM一样,包含代表患者主观感受的指标;③评估患者病情的时间跨度与BILAG Index一样,均是就诊前1个月;④根据各指标涉及的临床症状严重程度分别计0~3分,其中0分代表无症状、3分代表症状严重,这也类似于BILAG Index。

4. ECLAM ECLAM与SLEDAI同年公布,涉及10个器官系统和2个免疫学检查,共12个方面(各方面对应的最大分值列在每项后的括号内):①一般情况(0.5分);②关节炎(1分);③新发或持续不愈的皮损(新发计0.5分,持续计1分);④肌炎(2分);⑤心包炎(1分);⑥消化道反应(2分);⑦肺部损伤(1分);⑧持续的神经精神症状(2分);⑨新发或持续的肾脏受损(新发计0.5分,持续计2分);⑩血液学异常(1分);⑪红细胞沉降率(1分);⑫新发或持续的低补体血症(均计为1分)。另外,ECLAM的总分为0~10分,与上述各项分数累计之和并不一致,这是其计分的特殊之处:在10个器官系统的相关指标中,患者只有 1 项符合,则总分为该指标分值加 2;若 12 个项目分值累计为 6 以下的非整数,则总分以其下限计;若为 6 以上,则以其上限计;累计超过 10 则总分均评为 10 分。

(二) SLE 反应指数

SLE 反应指数(SRI)包括 SLEDAI、医师整体评估(PGA)、BILAG-2004。SRI 判断患者病情稳定且治疗有效必须满足以下 3 条标准:与以往相比,①SLEDAI 分数下降≥4;②BILAG 各项无 A 类评分或者新出现的 B 类评分只有 1 个;③PGA 分数上升<0.3。

第五节　安全性评价

在新药的发展历程中,一些药物安全事件屡屡发生:20 世纪 40 年代的芬氟拉明导致心脏瓣膜纤维化和肺动脉高压事件,60 年代的沙利度胺导致短肢畸形事件,70 年代发现的普拉洛尔(心得宁)导致眼-皮肤-黏膜综合征等。虽然这些药物及时被撤出市场,但仍给人类造成不可挽回的损失。这一系列的重大药害事件充分说明保证药物临床试验安全性的重要性和必要性。基于系统性红斑狼疮发病群体的特殊性及人体免疫系统的复杂性,治疗狼疮肾炎新药的临床试验对于安全性的评价应更加慎重。

一、治疗狼疮肾炎药物临床试验中的常见不良事件与严重不良事件

目前国际上对于狼疮肾炎的治疗推荐使用糖皮质激素和/或免疫抑制剂,但是与一般药物不同的是免疫抑制剂多为细胞毒性药物,长期应用可能导致一些严重感染、骨髓抑制、性腺抑制及致癌等不良事件的发生。通过大量的临床试验观察,治疗狼疮肾炎药物的常见不良事件如下。

1. 骨髓抑制　如环磷酰胺、硫唑嘌呤等免疫抑制剂可能引起骨髓抑制,表现为白细胞减少、中性粒细胞减少、淋巴细胞减少、贫血和血小板减少,由此引发的普通感染为不良事件;若出现多重耐药菌(MDROS)感染如抗甲氧西林金黄色葡萄球菌(MRSA)感染等,则为严重不良事件。

2. 恶性肿瘤及机会性感染　治疗狼疮肾炎常用的免疫抑制剂大多数都可能增加淋巴细胞增生性疾病和恶性肿瘤的发生率,其发生的频率取决于药物作用的程度和持续时间。特别是几种免疫抑制剂同时使用时极有可能导致严重的淋巴增生性疾病和实体瘤。同时机会性感染也较正常人增多,一些常见的机会性感染为皮肤黏膜念珠菌病、巨细胞病毒血症/综合征和单纯疱疹病毒感染等,为严重不良事件。

3. 消化道反应　绝大部分免疫抑制剂都具有刺激胃肠道的副作用,主要表现为口腔溃疡、食欲减退、恶心、呕吐、腹痛、腹泻等症状,一般为不良事件;严重时可出现胃溃疡甚至胃穿孔伴大出血,为严重不良事件。

4. 肝肾功能损害　不良事件为谷丙转氨酶、碱性磷酸酶、γ-谷氨酰转肽酶等增高和/

或血清肌酐升高、尿素氮升高、尿量减少、估算肾小球滤过率(eGFR)下降等指标异常;严重不良事件为患者出现严重黄疸或重度水肿等需要住院治疗。

5. 高血压 治疗狼疮肾炎的药物中,糖皮质激素、他克莫司、环孢素可能会导致高血压,尤其已经存在心脏疾病、肝脏和/或肾脏功能不全者,高血压更易发生,一般为不良事件;若高血压并发脑出血,则为严重不良事件。

6. 皮肤损害 主要表现为多毛、痤疮、皮疹、脱发、瘙痒、过敏样皮肤反应,一般为不良事件。

7. 其他 羟氯喹可导致眼底黄斑病变;他克莫司可导致弱视、白内障等;环孢素可引起肌肉震颤、无力、下肢感觉消失特别是手足烧灼感等;环磷酰胺可导致出血性膀胱炎。一些代谢性症状也常有发生,如高尿酸血症、高血糖、高血钾等。若经过停药或治疗后能够恢复,为不良事件;若对患者造成不可逆性损害或需要住院治疗,则为严重不良事件。

在治疗狼疮肾炎新药的临床试验中要收集出现的所有不良事件,并区分不良事件及严重不良事件,将通过受试者自发报告、体检、临床实验室检查数值和研究的相关检查获得关于不良事件发生或变化的情况。对于出现的不良事件,应获取下列不良事件的相关信息:名称、开始日期、结束日期、严重程度、所采取的措施(需详细记录对研究药物的处理及针对不良事件的处理)、转归、与研究药物之间的因果关系及作出该判定的理由,并按我国《药品不良反应报告和监测管理办法》的有关要求,应在"药品不良反应/事件报告表"中记录并在规定时间内上报。

二、药物之间的相互作用

当几种药物同时或者序贯服用时,某些药物的理化性质及药动学或药效学发生改变,针对药物相互作用的临床结果可分为对临床疗效有益和不利的相互作用。对临床疗效有益的相互作用可提高临床疗效、降低药物使用剂量、节约患者费用;但对临床疗效不利的相互作用可导致疗效降低、不良反应发生率增加及药物毒性增加,严重者可致人死亡。

在治疗狼疮肾炎的药物中常见的药物相互作用:羟氯喹是治疗狼疮肾炎的主要药物,但由于羟氯喹可能增加降血糖药的作用,狼疮患者合并糖尿病时需考虑减少胰岛素或口服降血糖药的用量,否则容易发生低血糖。同时羟氯喹与地高辛同服还能增加血浆中的地高辛浓度,故狼疮肾炎合并心力衰竭的患者服用地高辛时需要密切监测地高辛的浓度,以免出现地高辛中毒的症状。

根据ICH指导原则,在治疗狼疮肾炎新药的临床试验中,如果药物代谢研究资料、非临床研究结果或相似药物的信息显示有药物间相互作用的可能性,建议在早期临床研究阶段进行药物间相互作用研究。需经常合并使用的药物,有必要在非临床研究或在人体试验(若可能)中进行这些药物相互作用的研究,这对已知能改变其他药物吸收或代谢的药物,或自身药动学行为会受其他药物影响的药物尤为重要。

第六节 治疗狼疮肾炎生物靶向药物临床研究

随着环磷酰胺、吗替麦考酚酯、他克莫司等免疫抑制剂逐渐应用于狼疮肾炎的治疗，狼疮肾炎患者的长期生存率得到很大提高。但是，目前患者仍然面临完全缓解率低、维持缓解期长、复发率高等诸多问题。随着对狼疮肾炎发病机制的深入研究和现代生物技术的发展，针对特定靶点的免疫治疗成为可能，一系列用于探索生物制剂治疗 LN 的临床试验陆续开展，并逐渐进入临床。新型生物制剂与传统治疗药物相比，能针对 LN 进行靶向治疗，主要作用机制是调控 B 细胞和 T 细胞的活化、T 细胞和 B 细胞的相互作用及相关细胞因子的产生。

一、生物靶向药物临床研究的一般原则

2019 年 EULAR 最新指南指出对于下列情况可考虑加用生物靶向治疗：①对标准治疗（糖皮质激素联合羟氯喹，加或不加免疫抑制剂）反应不佳，无法实现激素减量或反复发作的患者；②对于存在重要脏器受累（包括肾脏、中枢神经系统、血液系统），但对标准免疫抑制剂不能耐受或有禁忌证的患者。因此，治疗系统性红斑狼疮的生物靶向药物的相关临床研究的适用人群主要是中至重度活动性 SLE 患者，对标准治疗反应不佳或有禁忌证者。

在生物靶向药物的受益/风险评估中，医护人员和患者可能承受相对较大的安全性风险，生物靶向药物的临床研究除遵循一般药物临床研究的原则外，还应考虑其特殊性。生物靶向药物的临床试验具有病例入组困难、时间和费用上的投入较大等特点，同时试验需符合所涉及的相关伦理学要求。在临床试验研究中，如何通过最少的病例获得最多的信息是非常重要的。Ⅰ期临床试验目前采用的策略是在同一研究、同一患者中尽可能多地采集信息，如将药动学和耐受性合并进行研究、单剂量和多剂量给药合并进行研究。Ⅱ期临床试验一般采用多阶段设计，其特点在于多阶段设计有明确的早期终止研究的推测，可以避免受试者接受无效的治疗。Ⅲ期临床试验是确证性临床试验，是研究药物获得上市批准的最关键的支持证据。Ⅲ期临床试验必须采用随机对照设计，通常将研究药物和标准治疗进行比较。生物靶向药物的Ⅲ期临床试验的设计和传统的免疫抑制剂相似，通常会选择同样的研究终点，例如肾脏缓解情况、SLEDAI 评分、自身抗体情况等。然而由于种种原因，Ⅲ期临床试验设计可能更为复杂，应当根据试验目的和早期研究证据来选择合适的病例及试验设计方案。

生物靶向药物的临床试验设计无论是研究人群的选择、研究终点的定义，还是最佳给药剂量的确定，往往都比细胞毒性药物更难决定。治疗狼疮肾炎的生物靶向药物的临床试验设计需要临床专家和统计学专家不断探索和创新，才能更有效地将药物从实验室带

入临床医疗,并最终使患者获益。

治疗狼疮肾炎的生物靶向药物的相关临床试验主要集中在国外,国内目前有一项贝利尤单抗相关的Ⅲ期临床试验取得突破性成果。下面将对目前一些生物靶向药物的相关研究进行分述。

二、针对 B 细胞的生物靶向药物

1. 利妥昔单抗　利妥昔单抗是一种人-鼠嵌合抗 CD20 单克隆抗体,通过清除记忆 B 细胞和重建初始过渡期 B 细胞治疗 SLE/LN。2012 年 ACR 指南建议,诱导缓解治疗 6 个月后肾炎未得到改善甚至恶化的 LN 患者,或 CTX 和 MMF 治疗均失败的患者可考虑使用利妥昔单抗。已在一些非对照性试验中被用于常规治疗无法达到病情缓解的多种 SLE 累及重要脏器或系统,如肾、中枢神经系统等。但是,一些大型随机对照试验(RCT)并未取得令人满意的结果。利妥昔单抗治疗 LN 的一项著名临床研究(the lupus nephritis assessment with rituximab study,LUNAR)纳入 144 例活动性 LN 患者,在糖皮质激素、吗替麦考酚酯的基础上随机给予利妥昔单抗(第 1、15、168 和 182 天各使用 1 000mg)或安慰剂,52 周时利妥昔组与安慰剂组间的肾脏应答率(完全缓解或部分缓解)相似,差异无统计学意义。样本量不足可能是本试验得到阴性结果的重要原因。基于上述阴性结果,美国 FDA 并未批准利妥昔单抗应用于治疗 SLE/LN。这一事件提供了一些临床试验设计方面的经验和教训,如病例的选择、样本量的评估、主要疗效评价指标的制订等。2018 年 3 月的一项研究评估了利妥昔单抗治疗难治性系统性红斑狼疮的短期有效性和安全性,结果显示能够降低难治性系统性红斑狼疮活动,减少糖皮质激素使用。后续关于利妥昔单抗治疗难治性 LN 的临床试验相继开展,如该试验结果证实利妥昔单抗的疗效,将为利妥昔单抗治疗难治性狼疮肾炎提供更加有力的证据支持。

2. 贝利尤单抗　贝利尤单抗是全人源化 IgG 单克隆抗体,与可溶性 B 细胞刺激因子(B lymphocyte stimulator,Blys)结合并抑制其活性,它通过阻断 B 细胞生长发育的必需信号通路,清除部分 B 细胞而减少抗体的产生。2 项多中心Ⅲ期临床试验分别纳入 867 例 SLE 患者(拉丁美洲、亚太、东欧地区)和 819 例 SLE 患者(欧洲、北美地区),并引入 SLE 应答指标(the SLE responder index,SRI)作为主要终点指标。这 2 项Ⅲ期临床试验排除重度活动性 LN 患者(尿蛋白定量>6g/24h、肌酐>221μmol/L、需要血液透析治疗、试验开始后的 90 天内需要大剂量激素治疗),但对临床试验的事后分析发现,对于基线尿蛋白定量>0.5g/24h 的患者,52 周时 3 组(贝利尤单抗 10mg/kg 组,贝利尤单抗 1mg/kg 组及安慰剂组)的平均尿蛋白定量降低幅度的差异有统计学意义($P<0.05$)。基于这一可喜结果,2011 年 3 月贝利尤单抗得到美国 FDA 的批准,成为首个用于治疗 SLE 的生物靶向药物。北京协和医院的张奉春教授团队牵头中国、日本、韩国等的 49 个研究中心进行了一项Ⅲ期临床试验,共入组系统性红斑狼疮亚洲患者 677 名,按照 2∶1 的比例采取随机双盲平行对照研究的方法进行 52 周的临床观察。相关研究结果显示,贝利尤单抗治疗组的有效

比例(53.8%)高于安慰剂对照组(40.1%),狼疮评估标准 SRI 得分下降值≥4 分的患者比例治疗组显著高于对照组。同时,贝利尤单抗治疗组可将 SLE 患者疾病再次活动的风险降低 50%;对于基线服用>7.5mg/d 泼尼松的患者,应用贝利尤单抗可显著降低对糖皮质激素的依赖性;从药物副作用方面来看,2 组的差异无统计学意义。该新药已于 2019 年 7 月获得我国国家药品监督管理局审批,希望贝利尤单抗能为中国的 SLE 患者带来新的益处。

三、针对共刺激信号的生物靶向药物

阿巴西普(abatacept)是一种细胞毒性 T 细胞抗原 4(cytotoxic T-lymphocyte antigen 4,CTLA4)和 IgG1 的融合蛋白,其可结合细胞表面的 B7 分子而抑制 T 细胞激活。一项纳入 298 例 LN 患者的 Ⅱ/Ⅲ期临床研究在激素和吗替麦考酚酯治疗的同时,随机给予阿巴西普(高剂量)、阿巴西普(低剂量)、安慰剂,52 周时 3 组(阿巴西普高剂量组、低剂量组和安慰剂组)的临床完全缓解比例、肾脏改善率、肾脏完全缓解比例、严重不良事件比例均无统计学差异。该项临床研究仅显示阿巴西普的安全性,并未显示阿巴西普联合标准治疗优于标准治疗,目前可能需要更深入的研究来探究其疗效。

另外,还有一些应用于 LN 治疗的生物制剂正处于研究阶段,如针对细胞因子和补体的生物制剂、重组人 DNA 酶、蛋白酶抑制剂、干扰素受体拮抗剂、抗 CD40L 单克隆抗体、共刺激分子阻断剂等,其疗效仍需进一步验证。

目前治疗 LN 的药物仍然较少,生物靶向药物可针对 LN 的发病机制进行靶向治疗。对难治性和传统治疗无效的 LN 患者,生物靶向药物是一个新的选择。然而,其价格昂贵,不良反应尚不明确,仍需大规模、长期随访研究证实。

第七节 特殊人群中进行的研究

特殊人群是指老年人、肝肾功能不全者、孕妇及哺乳期妇女、新生儿及儿童等处于特殊病理或生理状态下的人群。药物在特殊人群体内的吸收、分布、代谢和清除过程有可能发生变化,导致药物在特殊人群中呈现的疗效及毒副作用差异较大,造成药物不良反应发生率升高或者失效,因此不同于一般人群。在治疗狼疮肾炎新药的开发研究中,如何开展针对特殊人群的临床研究,保证特殊人群用药的疗效及安全性是新药研究的一大重点及难点。

一、儿童

儿童系统性红斑狼疮是一种少见的疾病,其患病率为(1.9~25.7)/10 万儿童。与成人系统性红斑狼疮相比,儿童系统性红斑狼疮起病较急,更易发生严重的肾脏病变,

50%~60%的儿童系统性红斑狼疮患者会发展成狼疮肾炎,并且在初始诊断的早期阶段就可能发生,因此儿童狼疮肾炎需要尽早干预。

在治疗狼疮肾炎新药的临床试验中要考虑到大剂量激素类药物对儿童生长发育的抑制作用。有研究表明,激素长期的使用剂量达 0.2mg/(kg·d) 及其以上可能不利于患儿身高的增长,所以应尽量缩短激素类药物的疗程。对于中至重度狼疮肾炎尽量联合 1 种或多种免疫抑制剂以减少激素类药物的用量。儿童发育较快,不同年龄阶段的儿童其生理特点可能有很大差别。因此,药物临床试验研究时应酌情选取不同发育阶段的儿童进行。可按照以下分类方法:早产新生儿、足月新生儿(0~27 天)、婴幼儿(28 天~23 个月)、儿童(2~11 周岁)、青少年(12~18 周岁,不同地区的年龄划分不同),首先应从高年龄组开始,然后再扩展至低年龄组。本研究可在 Ⅰ~Ⅳ 期临床试验期间进行,受试者为狼疮肾炎患儿。此外,儿科人群不同于其他特殊人群,其心理与生理尚未发育成熟,因此在新药临床试验中必须充分保证受试者的知情权,必须于其法定监护人处取得完全的知情同意,在整个试验过程中尽量使儿童痛苦最小化、风险最小化。

二、孕妇

近年来随着医学技术的进步,妊娠对于狼疮患者来说已经不再是遥不可及的梦想,但是与普通妊娠相比,狼疮肾炎患者妊娠仍具有较高的风险。一方面,妊娠本身是诱发狼疮肾炎活动的危险因素;另一方面,妊娠也可导致狼疮肾炎患者并发妊娠高血压,进而出现先兆子痫、HELLP 综合征等疾病,从而危及母体及胎儿的稳定,需要临床医生密切注意。

在进行治疗狼疮肾炎新药的临床试验之前,必须对患者的疾病活动度进行评估。狼疮肾炎患者的病情稳定,尿蛋白与肌酐比值(UPCR)<50mg/mmol 持续 6 个月,eGFR>50ml/min 可以妊娠;疾病活动度过高则不应妊娠。此外,还要筛查孕妇是否伴有抗磷脂抗体综合征(APS),如果合并 APS,则需要考虑抗凝治疗。在妊娠过程中需要监测尿蛋白、肌酐、血压、补体及抗 dsDNA 抗体滴度等指标,警惕疾病复发及妊娠不良结局。

在治疗狼疮肾炎的药物中,羟氯喹、硫唑嘌呤、环孢素是目前发现的可以在妊娠期使用的安全药物。有研究表明,吗替麦考酚酯、甲氨蝶呤、环磷酰胺等对妊娠结局或胎儿方面有不良影响,需在妊娠期前至少停药 90 天;禁止服用 ACEI,如若出现妊娠高血压,可服用硝苯地平或拉贝洛尔等其他药物。以上种种资料表明治疗狼疮肾炎的药物对胎儿具有很大的危险性,基于伦理方面的原因,治疗狼疮肾炎的新药一般不在孕妇中进行大规模的临床试验,除非有足够的体外研究或动物实验的证据表明新药对母体和胎儿没有危害性。患者受孕后 3~12 周为致畸的高度敏感期,此期一般不建议给药;受精 12 周后至足月妊娠,从理论上来说,胎儿对致畸原的耐受性逐渐增强,但仍要注意药物对胎儿造成的发育迟缓和功能缺陷等问题,需定期行多普勒超声监测胎儿发育状况。

三、肝肾功能不全者

药物在机体内作用的持续时间与作用强度在很大程度上取决于药物被机体清除的速率。机体主要通过代谢和排泄的方式清除药物。肝脏是药物代谢和解毒的重要脏器,肝功能减退对药物的药动学、药效学等诸方面均产生一定影响,可能会影响药物疗效,并导致或加重药物不良反应,进而对药物的临床试验带来干扰和假象。肾脏是药物排泄的主要器官,狼疮肾炎患者大多都伴有一定的肾功能异常,肾功能损害时药物的吸收、分布、代谢、排泄过程均受影响,进而影响药物及其活性代谢产物的药理作用强度及维持时间,产生或加重不良反应,有时可使药物失效。

因此,在治疗狼疮肾炎药物的临床试验研究过程中,出现以下几种情况需要考虑对肝肾功能不全者进行药动学及药效学研究:①药物或其活性代谢物主要经肝脏代谢和/或排泄;②虽然肝脏不是药物和/或活性代谢物的主要消除途径,但存在药物治疗范围窄等的情况;③药物和/或其活性代谢物主要通过肾脏消除等的其他情况。为保护受试者安全、正确评价药物的有效性和安全性,一般在Ⅱ期临床试验中不选择肝肾功能不全患者进行大规模的临床试验研究。Ⅲ期临床试验可以在Ⅱ期临床试验数据的基础上进一步扩大样本量,可涵盖肝肾功能不全者等特殊人群。Ⅳ期临床试验是在治疗狼疮肾炎药物上市后的研究阶段,目的是考察在广泛使用条件下的药物疗效和不良反应。肝肾功能不全患者应根据试验药物不良反应的不同,在研究者的指导和监测下有选择性地服用试验药物,密切监测各项生理指标,一旦出现严重不良反应/事件如严重感染、胃溃疡穿孔、严重黄疸等时,必须及时处理并记录。

四、老年人

与青中年狼疮肾炎患者相比,老年狼疮肾炎患者的高血压发生率更高、肾功能受损及慢性病变更严重。此外,老年人也可存在胃酸分泌减少,消化道运动功能减退,血浆蛋白含量减少,肾血流量、肾小球滤过率均下降,肝血流量减少,功能性肝细胞减少等改变,因此有必要对老年群体进行单独研究。

根据 ICH 指导原则,在治疗狼疮肾炎新药的临床试验中,老年人的试验需要在包括老年人的所有年龄层中展开,尽量包含 75 岁以上的患者并且不得排除伴随疾病的患者,只有通过观察这些患者,才能观察到药物-疾病的相互作用。在Ⅱ、Ⅲ期临床试验中可包含老年人,并且至少需要 100 名老年患者进入试验。老年狼疮肾炎患者更易合并高血压、心力衰竭、糖尿病等,常常有合并用药的情况,因而在老年人中进行药物-药物相互作用研究有特别的意义。所需进行的研究视不同的情况而定,但一般需要考虑以下几个方面:①与地高辛或口服抗凝血药相互作用的研究,这些药物在老年狼疮肾炎患者中应用广泛,但治疗范围很窄,许多药物的相互作用都可改变其血药浓度,因此在新药的研究中需要特别注意;②对主要在肝脏广泛代谢的药物,如环磷酰胺,联用肝药酶诱导剂或肝药酶抑制剂对其代谢、活性和毒性均有影响;③由细胞色素 P450 酶代谢的药物,很有必要观察已知抑制剂对其的抑制作用,例如氨氯地平可抑制他克莫司的代谢而导致其血药浓度上升。此外,在试验中,研究者还需要注意老年狼疮肾炎患者中高血压合并抗磷脂抗体综合征易诱发卒中,需及时处理高血压;长期糖皮质激素治疗可能导致老年病理性骨折,加之免疫抑制剂的应用可能引起严重感染,研究者需要采取相应的措施防止此类事件的发生。

第八节　临床研究实例介绍

本节结合上述理论知识,进行治疗狼疮肾炎药物临床研究实例介绍。

一、Ⅱ期临床研究

1. 研究目的　评价艾拉莫德在活动性狼疮肾炎患者中的疗效和安全性。

2. 研究设计类型　这是一项随机、开放、平行对照试验。

试验组 A:患者将在整个随访过程中接受艾拉莫德(25mg/次,2 次/d)。

试验组 B:患者将在研究的前半部分接受环磷酰胺 $1g/m^2$,每 4 周 1 次静脉注射;24 周后改为硫唑嘌呤 $2mg/(kg \cdot d)$ 维持直到随访结束。

2 组患者均同时联合糖皮质激素及辅助药物(如维生素 D、胃肠道药物、抗高血压药),糖皮质激素以 $1mg/(kg \cdot d)$(按泼尼松的剂量换算)开始,维持 4 周后,每 2 周减量 5~10mg/d 至剂量为 30mg/d,然后每 2 周减量 2.5~5mg/d,24 周内减量至不超过 10mg/d,并维持。

3. 研究对象　活动性狼疮肾炎Ⅲ型、Ⅳ型、Ⅴ型、Ⅲ+Ⅴ型和Ⅳ+Ⅴ型患者。

4. 预计样本量　120 例。

5. 入选标准

(1)年龄在 18~65 岁,性别不限。①活动性狼疮肾炎;②满足系统性红斑狼疮 ACR 分类标准;③蛋白尿≥1g/24h。

(2)筛选前 90 天内经肾活检证实的Ⅲ型、Ⅳ型、Ⅴ型、Ⅲ+Ⅴ型或Ⅳ+Ⅴ型 LN。

(3)体重≥40kg。

(4)系统性红斑狼疮疾病活动性评分≥8 分。

(5)签署避孕协议。

(6)签署知情同意书。

6. 排除标准

(1)在筛选期存在系统性红斑狼疮所致的活动性重症肾脏疾病或不稳定性肾脏疾病。

（2）活动性重症或不稳定性神经精神狼疮。

（3）活动性感染,包括持续感染和慢性感染。

（4）筛检前90天用环磷酰胺、硫唑嘌呤、他克莫司、吗替麦考酚酯或利妥昔单抗治疗者。

（5）人类免疫缺陷病毒（HIV）感染的病史。

（6）乙肝确认试验阳性或丙型肝炎确认试验阳性。

（7）活动性肺结核。

（8）在筛检前4周内接种活疫苗或减毒疫苗。

（9）有明显的血液学异常者。

（10）肝功能异常（GPT、GOT或总胆红素超过正常水平的2倍以上）。

（11）消化性溃疡或消化道出血史;过去14天内使用华法林或其他抗凝血药治疗。

7. 疗效指标

（1）主要疗效指标:52周时的肾缓解率。

（2）次要疗效指标

1）24周时的肾缓解率。

2）52周时的肾复发率。

3）52周时的SLEDAI评分（SLE疾病活动性指数评分）。

4）52周时的BILAG评分（大不列颠群岛狼疮评估组评分）。

5）每周的医生全面评估（PGA）。

8. 安全性指标　包括不良事件、生命体征、体格检查、实验室检查、心电图、影像学检查。

二、Ⅲ期临床研究

1. 研究目的　评估他克莫司胶囊对狼疮肾炎患者诱导缓解的疗效和安全性,并与环磷酰胺注射剂的疗效和安全性进行比较,说明他克莫司胶囊非劣效于环磷酰胺注射剂。

2. 研究设计类型　这是一项随机、开放、1:1平行对照、多中心的非劣效性临床研究。

（1）试验组:他克莫司胶囊+激素147例。起始剂量给予试验药物4mg/d,激素甲泼尼龙（MP）0.5g/d静脉冲击3天后开始给药,2次/d,餐前1小时空腹口服,为期168天（24周）。为获得稳定的血药浓度,在靶剂量范围内,建议将日剂量调整为偶数,早、晚等量服用。服药7天后开始监测血药浓度。首剂给药14天后开始剂量调整,目标血药浓度为$4 \sim 10 \mu g/L$,靶剂量为$0.08 \sim 0.1 mg/(kg \cdot d)$。血药浓度$<4 \mu g/L$或血药浓度$>10 \mu g/L$时,按靶剂量进行剂量调整至目标血药浓度,但最大剂量不得超过$0.15 mg/(kg \cdot d)$。达到最大剂量而血药浓度仍不达标,如患者可耐受,可不退出。如血药浓度$>10 \mu g/L$,剂量减少25%,1周后测血药浓度;血药浓度$\geqslant 15 \mu g/L$,剂量减半或停药（如发生重度不良事件）后

1 周内重测血药浓度。同时口服激素,泼尼松片的起始剂量为 0.8mg/(kg·d),最大剂量为 45mg/d。4 周后开始减量,每 2 周减量 5mg 至剂量为 20mg/d,然后每 2 周减量 2.5mg 至剂量为 10mg/d 维持。

(2)对照组:环磷酰胺注射剂+激素 147 例。给予阳性对照药物的起始剂量为 0.75g/m² BSA 溶于 250ml 生理盐水中静脉滴注。激素甲泼尼龙(MP)0.5g/d 静脉冲击 3 天后开始给药。此后,剂量调整目标为 0.5~1.0g/m² BSA,每次调整剂量为 0.25g/m² BSA,使最低白细胞计数维持在(2.5~4.0)×10⁹/L。每 4 周 1 次,连续 6 次,为期 168 天(24 周)。BSA(m²)=[身高(m)−0.587]×1.5。可应用美司钠预防膀胱炎及根据患者的水肿情况适当水化。同时口服激素,泼尼松片的起始剂量为 0.8mg/(kg·d),最大剂量为 45mg/d。4 周后开始减量,每 2 周减量 5mg 至剂量为 20mg/d,然后每 2 周减量 2.5mg 至剂量为 10mg/d 维持。

3. 研究对象　肾活检诊断为Ⅲ型、Ⅳ型、Ⅴ型、Ⅲ+Ⅴ型和Ⅳ+Ⅴ型狼疮肾炎患者。

4. 预计样本量　非劣效性检验界值的确定参考日本的Ⅲ期、随机、双盲、平行分组、安慰剂对照研究(研究编号:FJ-506-LN02)。这个研究的完全加部分缓解率在安慰剂组和他克莫司组分别为 2.9% 和 46.4%。如果假设环磷酰胺与他克莫司具有相同的疗效,环磷酰胺的效应值为 43.5%,非劣效性检验界值按效应值的 1/3 设置为 15%。此次研究的完全加部分缓解率假设在 70%~100%,根据这一信息,他克莫司和环磷酰胺的完全加部分缓解率就假设为 80%。根据上述假设,按 80% 的检验效能计算,每组需要 125 例患者以证实他克莫司非劣效于环磷酰胺。考虑失访、退出等原因,计划入组 294 例患者。

5. 入选标准

(1)年龄在 18~60 岁,中国成年人,男女不限。体重指数(BMI)为 18.5kg/m² ≤ I_{bm} < 27kg/m²。

(2)诊断为系统性红斑狼疮(依据 1997 年美国风湿病协会 SLE 诊断标准,见附录 1)。

(3)入组前 24 周内肾活检诊断为Ⅲ型、Ⅳ型、Ⅴ型、Ⅲ+Ⅴ型和Ⅳ+Ⅴ型狼疮肾炎(根据 2003 年 ISN/RPS 狼疮肾炎的分类标准)。

(4)尿蛋白≥1.5g/24h,SCr<260μmol/L。

(5)患者本人或其法定代表人或见证人签署书面知情同意书。

6. 排除标准

(1)Ⅱ型或Ⅵ型狼疮肾炎,或肾活检慢性指数(CI)>3,或伴血栓微血管病(TMA)。

(2)入组前 30 天内接受过免疫抑制剂(吗替麦考酚酯、环孢素、甲氨蝶呤、氮芥、苯丁酸氮芥、雷公藤制剂、来氟米特等)治疗且持续时间超过 1 周。

(3)入组前 30 天内接受过他克莫司(局部用药除外)或环磷酰胺治疗。

(4)入组前 30 天内接受过 1 个疗程的甲泼尼龙(MP)冲击治疗或丙种球蛋白治疗或血浆置换。

(5)有他克莫司、环磷酰胺或甲泼尼龙过敏史的患者。

(6)妊娠期、哺乳期或不愿采取避孕措施的患者。

（7）预计维持性透析将超过 8 周的患者，或进入观察前已经透析大于 2 周者。

（8）以往曾行肾移植或计划近期进行肾移植的患者。

（9）SCr≥260μmol/L（或 3mg/dl）或估算肾小球滤过率（eGFR）<30ml/（min·1.73m²）；根据 MDRD 公式，即 $eGFR = 175×SCr(mg/dl)^{-1.154}×年龄^{-0.203}×1.212（黑色人种）〔或×0.742（女性）〕$。

（10）有肝功能障碍的患者（GOT 或 GPT 超过或等于实验室正常值上限的 3 倍）或胆红素超过或等于实验室正常值上限的 3 倍。

（11）已诊断为糖尿病的患者。

（12）3 个月内有过胃肠道出血史或胰腺炎。

（13）经过饮食或降钾治疗不能控制的高血钾（超过实验室正常值上限）。

（14）有狼疮性肺炎或肺损伤的患者。

（15）非继发于系统性红斑狼疮的贫血（血红蛋白<70g/L），或骨髓抑制的患者（白细胞计数<3.0×10⁹/L，和/或中性粒细胞计数<1.5×10⁹/L，和/或血小板计数<50×10⁹/L）。

（16）先天性心脏病、心律失常、心力衰竭等严重心血管疾病。

（17）有难治性高血压（定义为同时使用 3 种不同类型的抗高血压药，其中一类是利尿药，血压仍高于 180/110mmHg）。

（18）5 年内有复发的肿瘤患者。

（19）随机化前 2 周内有严重感染需要使用静脉抗生素。

（20）乙肝、丙肝病毒感染患者；活动性结核患者；严重的免疫缺陷病，包括活动性巨细胞病毒感染（CMV IgM 抗体阳性）、人类免疫缺陷病毒（HIV）感染等患者。

（21）狼疮性脑病患者或其他威胁生命的系统性红斑狼疮的并发症。

（22）在入组前 3 个月内参加过其他临床试验的患者。

（23）研究医生判断患者的情况不适合参加此试验。

7. 疗效指标

（1）主要疗效指标：终点评估（24 周）的缓解率（完全缓解+部分缓解）。

1）完全缓解：尿蛋白<0.5g/24h，血清白蛋白≥35g/L，并且肾功能稳定（SCr 升高幅度≤15%的基线值）。

2）部分缓解：0.5g/24h≤尿蛋白<3.5g/24h，尿蛋白与基线值比较降低幅度>50%，血清白蛋白≥30g/L，并且肾功能稳定（SCr 升高幅度≤15%的基线值）。

（2）次要疗效指标

1）除外随机后第 4 天的每次访视的 24 小时尿蛋白（第 1 天及第 4、8、12、16、20 和 24 周）及其与基线比较的 24 小时尿蛋白变化量。

2）除外访视 2 的每次访视的血清白蛋白（第 1 天及第 1、2、4、8、12、16、20 和 24 周）及其与基线比较的血清白蛋白变化量。

3）除外访视 2 的每次访视的血清肌酐（第 1 天及第 1、2、4、8、12、16、20 和 24 周）及其与基线比较的血清肌酐变化量；每次访视与基线比较的 eGFR，根据 MDRD 公式，即

$eGFR = 175 \times SCr(mg/dl)^{-1.154} \times 年龄^{-0.203} \times 1.212(黑色人种)[或 \times 0.742(女性)]$。

4)第4、12和24周的SLEDAI、免疫指标(ESR、C3、C4、dsDNA),以及第4、12和24周与基线比较的SLEDAI、免疫指标变化量。

5)24周时的肾活检AI(活动性指数)和CI(慢性指数),以及第24周与基线比较的变化量。

6)在治疗期的24周内,试验组和对照组中转换为其他免疫抑制剂治疗的患者百分比。

7)24周内,血清肌酐水平升至基线时2倍的患者百分比,dsDNA、ANA阳性转阴性的患者百分比。

8. 安全性指标 包括不良事件、生命体征、体格检查、实验室检查、心电图、影像学检查。

三、Ⅳ期临床研究

1. 研究目的 本研究旨在比较他克莫司与吗替麦考酚酯在治疗Ⅲ/Ⅳ型±Ⅴ型狼疮肾炎中的有效性及安全性。

2. 研究设计类型 本研究是一项前瞻性、随机、平行对照、开放性、多中心试验。

研究包括筛选期、之后是随机分组进入他克莫司组与吗替麦考酚酯组,进行为期60个月的随访。

将按照以下方案给药:2组均予激素甲泼尼龙(MP)0.5g/d静脉冲击3天;然后改为口服激素,泼尼松片的起始剂量为0.6mg/(kg·d)。6周后开始减量,每周减量5mg至剂量为10mg/d维持。同时试验组给予试验药物他克莫司起始0.1mg/(kg·d),餐前1小时空腹口服,目标血药浓度为5~10μg/L。若血清肌酐较基线升高幅度>40%或较上次访视升高幅度>30%将暂停他克莫司2周,停药后血清肌酐有缓解,可小剂量开始应用他克莫司并根据肾功能调整剂量;若血清肌酐不缓解,则退组。若临床应答理想,他克莫司于3个月时减量至0.06mg/(kg·d)维持至6个月。对照组给予吗替麦考酚酯1g/次,2次/d。若临床应答不理想,于3个月时加量至1.5mg/次,2次/d。6个月时他克莫司和吗替麦考酚酯序贯为硫唑嘌呤不超过2mg/(kg·d)维持。

3. 研究对象 Ⅲ/Ⅳ型±Ⅴ型狼疮肾炎患者。

4. 预计样本量 150人。

5. 入选标准

(1)年龄≥18岁的中国成年人。

(2)患者本人或其法定代表人或见证人签署书面知情同意书。

(3)经活检证实的Ⅲ/Ⅳ型±Ⅴ型(2003年ISN/RPS狼疮肾炎的分类标准)狼疮肾炎,活检在随机化后12周内进行。

(4)抗dsDNA阳性。

（5）活动性狼疮肾炎伴蛋白尿（基线期尿蛋白/肌酐比值>1.0 或尿蛋白>1.0g/24h），伴或不伴血尿。

（6）新确诊和复发的患者均可。

6. 排除标准

（1）与系统性红斑狼疮无关的肾脏疾病（如糖尿病、其他肾小球或肾小管间质疾病、肾血管性疾病）或移植肾。

（2）筛选期的估算肾小球滤过率（eGFR，MDRD 法计算）≤20ml/（min·1.73m^2）或血清肌酐>300mmol/L（33.9mg/L）。

（3）肾活检显示超过 25% 的肾小球细胞性或细胞纤维性新月体形成。

（4）系统性红斑狼疮合并中枢神经系统或其他器官的严重损伤,需要免疫抑制强化治疗。

（5）需要糖皮质激素治疗的共患疾病（如哮喘、炎性肠病）。

（6）过去 3 个月内应用泼尼松龙（或泼尼松的等同等物）的剂量超过 20mg/d,治疗 4 周以上。

（7）过去 3 个月内应用吗替麦考酚酯的剂量超过 1.5g/d,治疗 4 周以上。

（8）已知对泼尼松龙（或泼尼松,或类似物）、他克莫司及吗替麦考酚酯过敏或不耐受。

（9）过去 12 个月内接受过他克莫司、环孢素或任何其他钙调神经蛋白抑制剂治疗超过 4 周者。

（10）过去 6 个月内使用环磷酰胺、来氟米特或甲氨蝶呤治疗 2 周以上,或使用生物制剂（不论时间长短）（注:允许事先使用硫唑嘌呤、咪唑立宾、静脉注射免疫球蛋白和抗疟药）。

（11）难以控制的高血压（收缩压>160mmHg 或舒张压>95mmHg）。

（12）孕妇或哺乳期妇女。

7. 疗效指标

（1）主要疗效指标:持续肾脏缓解。

1）与基线期相比,尿蛋白下降至少 50%。

2）尿蛋白<1g/24h。

3）血清肌酐水平不高于 15% 的基线水平。

4）无病情恶化。恶化定义为接受以下任何一种免疫抑制治疗的"挽救性治疗",需要将泼尼松（或泼尼松类似物）的剂量增加至 15mg/d 以上,持续 4 周或更长时间,改变原先指定的免疫抑制剂,或添加协议中禁止的免疫抑制剂。

（2）次要疗效指标:肾功能恶化、复发率或死亡率（60 个月时）。

8. 安全性指标　包括不良事件、生命体征、体格检查、实验室检查、心电图、影像学检查。

（高聪聪　郑朝晖　刘章锁）

参考文献

［1］ HAHN B H,MCMAHON M A,WILKINSON A,et al. American college of rheumatology guidelines for screening,treatment,and management of lupus nephritis［J］. Arthritis care & research,2012,64（6）: 797-808.

［2］ WEENING J J,D'AGATI V D,SCHWARTZ M M,et al. The classification of glomerulonephritis in systemic lupus erythematosus revisited［J］. Kidney international,2004,65（2）:521-530.

［3］ 中国狼疮肾炎诊断和治疗指南编写组. 中国狼疮肾炎诊断和治疗指南［J］. 中华医学杂志,2019,99（44）:3441-3455.

［4］ FANOURIAKIS A,KOSTOPOULOU M,CHEEMA K,et al. 2019 Update of the joint European League Against Rheumatism and European Renal Association-European Dialysis and Transplant Association （EULAR/ERA-EDTA）recommendations for the management of lupus nephritis［J］. Annals of the rheumatic diseases,2020,79（6）:713-723.

［5］ FANOURIAKIS A,KOSTOPOULOU M,ALUNNO A,et al. 2019 update of the EULAR recommendations for the management of systemic lupus erythematosus［J］. Annals of the rheumatic diseases,2019,78（6）: 736-745.

［6］ LIU Z H,ZHANG H T,LIU Z S,et al. Multitarget therapy for induction treatment of lupus nephritis:a randomized trial［J］. Annals of internal medicine,2015,162（1）:18-26.

［7］ CRESSWELL L,YEE C-S,FAREWELL V,et al. Numerical scoring for the classic BILAG index［J］. Rheumatology （Oxford）,2009,48（12）:1548-1552.

［8］ GLADMAN D D,IBAÑEZ D,UROWITZ M B. Systemic lupus erythematosus disease activity index 2000 ［J］. Journal of rheumatology,2002,29（2）:288-291.

［9］ GRIFFITHS B,MOSCA M,GORDON C. Assessment of patients with systemic lupus erythematosus and the use of lupus disease activity indices［J］. Best practice & research clinical rheumatology,2005,19（5）: 685-708.

［10］ BRUNNER H I,SILVERMAN E D,BOMBARDIER C,et al. European consensus lupus activity measurement is sensitive to change in disease activity in childhood-onset systemic lupus erythematosus［J］. Arthritis & rheumatism,2003,49（3）:335-341.

［11］ LUIJTEN K M A C,TEKSTRA J,BIJLSMA J W J,et al. The systemic lupus erythematosus responder index （SRI）:a new SLE disease activity assessment［J］. Autoimmunity reviews,2012,11（5）:326-329.

治疗抗中性粒细胞胞质抗体相关性
血管炎药物临床试验

第一节 抗中性粒细胞胞质抗体相关性血管炎概述

一、抗中性粒细胞胞质抗体相关性血管炎的分类

抗中性粒细胞胞质抗体(anti-neutrophil cytoplasmic autoantibody,ANCA)相关性血管炎(ANCA-associated vasculitis,AAV)是一组累及全身多系统的自身免疫病。根据2012年美国Chapel Hill系统性血管炎命名国际会议(CHCC)所制定的血管炎分类命名标准,AAV包括肉芽肿性多血管炎(granulomatosis with polyangiitis,GPA)、显微镜下多血管炎(microscopic polyangiitis,MPA)和嗜酸性肉芽肿性多血管炎(eosinophilic granulomatosis with polyangiitis,EGPA)。ANCA作为AAV的特异性血清学标志物,是以中性粒细胞和单核细胞胞质成分为靶抗原的自身抗体,国际ANCA检测共识提出,针对特定人群GPA和MPA患者,应用高质量的抗原特异性免疫学方法检测MPO-ANCA、PR3-ANCA进行ANCA筛查,高质量的抗原特异性免疫学方法主要包括第二、三代ELISA、化学发光分析法(chemiluminescence analysis,CLIA)、荧光酶免疫法(fluorometric enzyme immunoassay,FEIA)及多通道流式免疫分析法等。

二、抗中性粒细胞胞质抗体相关性血管炎的发病机制

ANCA相关性血管炎的发病机制目前尚未完全明晰,但ANCA、中性粒细胞和补体三者的相互作用是其中的核心。中性粒细胞在补体C5a等炎症因子的作用下,其表面表达ANCA靶抗原水平增加,在ANCA的作用下,中性粒细胞发生呼吸爆发和脱颗粒,并形成中性粒细胞细胞外罗网,导致血管内皮细胞损伤,同时激活凝血系统。中性粒细胞活化还可以进一步激活补体旁路,促使生成C3转化酶和C5转化酶,形成更多的补体活化产物

C5a,从而进一步放大炎症效应,导致疾病的发生。

三、抗中性粒细胞胞质抗体相关性血管炎的临床表现

ANCA相关性血管炎最常受累的器官是肺和肾脏,常伴有不规则发热、疲乏、关节与肌肉疼痛和体重下降等非特异性症状,此外可有眼、耳、鼻和咽喉部等器官受累的表现。

肾脏受累者活动期多表现为血尿,以镜下血尿为主,可见红细胞管型,多伴蛋白尿,但大量蛋白尿少见;急性肾损伤多见,常表现为急进性肾小球肾炎,乃至依赖肾脏替代治疗。肾脏病理以寡免疫沉积性坏死性新月体性肾小球肾炎为特征。

肺受累多表现为咳嗽、咳痰、呼吸困难、胸痛及咯血,可急性起病,也可有慢性进展。影像学可出现阴影、结节和空洞,严重患者出现弥漫性肺泡出血。

头颈部受累可表现出结膜炎、球后占位、听力下降、鼻窦炎及中耳炎等。另外还可出现神经系统受累,包括脑神经麻痹、周围神经病变和多发性单运动神经炎等。

未经治疗的ANCA相关性血管炎患者的病情进展迅速,半年病死率约为60%,1年病死率约为80%。

四、抗中性粒细胞胞质抗体相关性血管炎治疗药物概述

ANCA相关性血管炎的治疗主要包括诱导缓解治疗和维持缓解治疗。诱导缓解治疗的目的是尽快控制炎症,达到病情缓解。维持缓解治疗的目的是维持缓解状态,防止或减少复发。

1. 诱导缓解治疗

(1)糖皮质激素联合环磷酰胺:糖皮质激素联合环磷酰胺是诱导缓解治疗的经典方案,缓解率可达70%~90%。糖皮质激素(泼尼松或泼尼松龙)的初始剂量为1mg/(kg·d),出现血管壁纤维素样坏死、新月体性肾小球肾炎、弥漫性肺泡出血及其他内脏严重受累时需应用甲泼尼龙冲击治疗(每次0.5~1.0g,共3次)。环磷酰胺的经典方案为2mg/(kg·d)口服,疗程为3~6个月。但由于长期应用环磷酰胺存在一系列明确的不良反应,包括继发感染、骨髓抑制、出血性膀胱炎和肿瘤等,目前越来越多的医生采用间断静脉滴注环磷酰胺的方案治疗AAV。

依据2009年欧洲风湿病防治联合会(European League Against Rheumatism,EULAR)指南推荐,环磷酰胺的使用应根据患者的年龄和肾功能调整剂量,超过60岁的患者推荐口服剂量减少25%,超过75岁的患者推荐口服剂量减少50%;静脉应用环磷酰胺的剂量见表7-1。

表 7-1 EULAR 指南推荐依据年龄及肾功能调整后每次静脉应用环磷酰胺的剂量

年龄/岁	环磷酰胺的剂量/(mg/kg)	
	血清肌酐<300μmol/L	300μmol/L≤血清肌酐≤500μmol/L
<60	15.0	12.5
60~70	12.5	10.0
>70	10.0	7.5

（2）利妥昔单抗（rituximab，RTX）：利妥昔单抗是抗 CD20 单克隆抗体，能特异性地与跨膜抗原 CD20 结合。利妥昔单抗与 B 细胞上的 CD20 抗原结合后，启动介导 B 细胞溶解的免疫反应而使 B 细胞耗竭。2010 年 RITUXVAS 研究和 RAVE 研究结果均提示利妥昔单抗对 AAV 诱导缓解治疗的疗效与口服环磷酰胺相当，特别是对于复发性 AAV 及抗 PR3 抗体阳性的 AAV 较环磷酰胺更具有优势。目前利妥昔单抗使用的最佳方案仍有待探索。

（3）CCX168：近年来的研究发现，补体活化在 AAV 的发病中发挥重要作用，其中补体 C5a 是发病机制的核心环节。CCX168 是 C5a 受体即 CD88 选择性抑制剂，CCX168 的 I 期临床试验已经证实其良好的耐受性，没有发现严重的副作用。CLEAR 研究纳入 67 例 AAV 患者，分别接受标准剂量的糖皮质激素（泼尼松 60mg/d）、CCX168 联合小剂量糖皮质激素（泼尼松 20mg/d）和 CCX168 不联合糖皮质激素的诱导缓解治疗，3 组均接受标准的环磷酰胺或利妥昔单抗治疗。结果提示 3 组达到病情缓解和出现不良事件的患者比例无显著性差异，表明 CCX168 有可能有效地替代糖皮质激素，但关于 CCX168 的疗效和不良反应仍需大规模的研究进一步证实。

（4）血浆置换：改善全球肾脏病预后组织（KIDGO）指南中推荐应用血浆置换治疗 AAV 的指征包括起病即需要透析、肾功能迅速进展的急性肾衰竭、弥漫性肺泡出血和合并抗肾小球基底膜抗体阳性。MEPEX 研究发现，对于严重急性肾衰竭（起病时血清肌酐 >500μmol/L）的 AAV 患者，强化血浆置换较甲泼尼龙（MP）冲击治疗更有利于患者肾功能的恢复。

2. 维持缓解治疗 维持缓解治疗的原则是应用免疫抑制剂，伴或不伴小剂量糖皮质激素。由于环磷酰胺长期应用可能产生不良反应，维持缓解治疗的药物多采用除环磷酰胺之外的免疫抑制剂。

（1）硫唑嘌呤（azathioprine，AZA）：硫唑嘌呤具有嘌呤拮抗作用，能抑制 DNA、RNA 及蛋白质合成，从而抑制淋巴细胞增殖，即阻止抗原敏感淋巴细胞转化为免疫母细胞，进而产生免疫抑制作用。硫唑嘌呤是目前维持缓解治疗的首选药物之一。CYCAZAREM 研究证实 AAV 患者达到诱导缓解之后应及时将环磷酰胺替换为硫唑嘌呤，可以达到与环磷酰胺相仿的维持缓解功效，同时可以降低环磷酰胺的累积剂量，避免长期应用环磷酰胺造成的不良反应。

（2）利妥昔单抗（RTX）：利妥昔单抗在诱导缓解治疗中取得理想的效果，同时用于维持缓解治疗也获得成功。MAINRITSAN 研究证实与硫唑嘌呤比较,利妥昔单抗能够更好地减少 AAV 复发。此外,对于维持缓解治疗的方式也有临床试验的探索,MAINRIT-SAN2 研究结果提示依据 CD19$^+$B 细胞及 ANCA 滴度变化来制订个体化治疗方案也是可行的。

(3)吗替麦考酚酯(mycophenolate mofetil,MMF):吗替麦考酚酯能特异性地抑制淋巴细胞嘌呤从头合成途径中次黄嘌呤核苷酸脱氢酸的活性,因而具有强大的抑制淋巴细胞增殖的作用。IMPROVE 研究证实,应用吗替麦考酚酯的患者的复发概率显著高于应用硫唑嘌呤的患者,2 组患者的严重不良反应发生率相当。因此,目前吗替麦考酚酯多作为二线方案使用,尤其适用于不能够应用硫唑嘌呤的患者。

(4)甲氨蝶呤(methotrexate,MTX):NORAM 研究证实,甲氨蝶呤用于 AAV 维持缓解治疗的疗效及安全性与硫唑嘌呤方案相仿。在维持缓解治疗过程中,接受环磷酰胺治疗的患者较接受甲氨蝶呤治疗的患者的尿蛋白降低更明显。甲氨蝶呤的应用会对患者的肾功能产生相关影响,因此在肾受累的 AAV 患者中应用受限。

第二节　相关法律及技术规范要点

目前,国内尚无针对 AAV 治疗药物临床试验的相关文件或指南,因此 AAV 治疗药物的临床试验需要遵循《中华人民共和国药品管理法》及其实施条例、《药品注册管理办法》和《药物临床试验质量管理规范》。其临床试验设计、统计、报告需要遵循国家药品监督管理局药品审评中心制定的一系列指导原则,如《化学药物临床药代动力学研究技术指导原则》《化学药物和生物制品临床试验的生物统计学技术指导原则》《化学药物临床试验报告的结构与内容技术指导原则》及《临床试验数据管理工作技术指南》等。

我国已经加入国际人用药物注册技术协调会(International Council for Harmonization of Technical Requirements for Pharmaceuticals for Human Use,ICH),这意味着中国的药品监管部门、制药行业和研发机构将逐步转化和实施国际最高技术标准和指南。

EULAR 于 2007 年发布《关于 ANCA 相关性血管炎临床研究和临床试验的建议》(EULAR recommendations for conducting clinical studies and/or clinical trials in systemic vasculitis:focus on anti-neutrophil cytoplasm antibody-associated vasculitis),可以指导 AAV 治疗药物临床试验的设计,包括诊断要点、疗效评价、安全性评价等,简要总结如下。

一、推荐抗中性粒细胞胞质抗体相关性血管炎临床研究主题

1. 评价原发性血管炎疾病状态。
2. 评价新型影像学技术(例如 MRI 或者 PET)对于评估疾病活动度的作用。

3. 探索原发性血管炎疾病长期随访和队列研究的终点事件。

4. 探索如何将患者的主观感受纳入疾病评估终点。

5. 探索并评估新型生物标志物(例如利用基因组学和蛋白质组学的方法)。

6. 系统评估血管炎治疗过程中的不良事件。

7. 针对儿童和老年 AAV 患者的临床研究。

8. GPA 患者的疾病活动度和耳鼻咽喉受累程度的评估。

9. 除 AAV 以外的血管炎的临床研究。

二、抗中性粒细胞胞质抗体相关性血管炎临床研究的入选标准要点

1. AAV 诊断需要结合患者的临床表现和血清学标志物或者病理资料。

2. 应用 CHCC 定义和/或 ACR 分类标准定义血管炎的类型。

3. 定义疾病累及范围(例如局限性/系统性)。

4. 定义疾病活动程度(例如难治性或复发性)。

5. 患者的其他情况包括新诊断首次治疗/曾经接受过治疗、既往免疫抑制治疗的方法和持续时间、人口学资料、血清学检查等。

三、进行抗中性粒细胞胞质抗体相关性血管炎临床试验的试验设计要点

1. 明确定义 AAV 患者的疾病状态,包括缓解程度、治疗反应、难治性 AAV 和复发。

2. 应用伯明翰血管炎活动评分(Birmingham vasculitis activity score,BVAS)、系统性血管炎损伤指数评估(vasculitis damage index,VDI)量表和医学结局研究简表-36(the MOS item short from health survey,SF-36)系统评价疾病活动程度、器官受累程度和功能。

3. 入选标准首先满足 ACR 或 CHCC 分类标准,其次需有病理结果(例如坏死性血管炎、肉芽肿形成或肾小球肾炎等)或特异性血清学结果的支持;对于尚无病理学结果的患者也可以应用以下相对特异性结果,例如血管造影、MRI/CT 成像或者一些替代性指标包括肾小球肾炎、肉芽肿形成或特异性抗体阳性(抗 PR3 抗体或抗 MPO 抗体)。

4. 未经治疗的系统性血管炎的死亡率高,因此在诱导缓解治疗阶段,安慰剂限定为配合标准治疗的辅助用药;在维持缓解治疗阶段,安慰剂则需要保证不出现严重的疾病复发而导致终止试验。

5. 试验应包括不同类型、不同疾病阶段的 AAV 患者,治疗方案和试验终点需统一,可进行单一类型或混合类型病种的试验,同时均应保证充足的入组病例数量。

6. C 反应蛋白(C-reactive protein,CRP)和红细胞沉降率是疾病活动度的生物标志物;对于 AAV 患者,需定期监测 ANCA 滴度;对于肾功能的评估应用估算肾小球滤过率(eGFR),同时需进行尿沉渣镜检和尿蛋白测定以评估肾炎活动水平。

第三节　临床试验设计

一、临床设计概述

临床试验设计主要考虑 2 个方面的内容:一方面是非临床研究中是否具备充足的数据来指导临床试验设计中对临床受试者安全性和有效性的评价,以及用于临床试验的研究药物是否具有稳定的质量基础;另一方面是在以目标为导向的整体临床设计思路下,如何设计不同阶段及不同研究目的的临床试验。

治疗 AAV 药物的临床试验与一般临床试验的设计方法基本相同,需考虑如下因素:立题依据、研究目的、研究方案、受试对象的选择、对照组的选择、样本量的确定、有效性及安全性指标、统计分析方法和结果的评价等。

此外,按研究目的分类,可将临床试验分为临床药理学研究、探索性临床试验、确证性临床试验、上市后研究。以下详细介绍研发阶段的分类设计原则。

二、Ⅰ期临床试验

经典的 AAV 治疗主要为糖皮质激素联合免疫抑制剂,环磷酰胺仍为首选的免疫抑制剂。但考虑到糖皮质激素和环磷酰胺的副作用,目前越来越多的其他类型的免疫抑制剂或者单克隆抗体等生物制剂被应用到 AAV 的治疗中。Ⅰ期临床试验需完成耐受性、药动学及药效学研究。

人体耐受性研究是为了确定人体最大耐受剂量,也可发现最初出现的人体不良反应。药物的药动学特性应根据相关指南进行全面研究,内容包括相互作用、特殊人群(老年人和儿童、肝肾功能受损患者)和特殊的质量方面(局部应用药物、蛋白和单克隆抗体)。AAV 治疗药物的研究应注意与其他药物的药动学相互作用。目前应用于 AAV 的新药大部分已经在其他疾病中广泛应用,因此已有的临床试验人群以 AAV 患者为主。

三、Ⅱ、Ⅲ期临床试验

(一) 研究目的

Ⅱ期临床试验的主要目的是对 AAV 新型治疗药物的有效性和安全性进行初步评价,并且探索合理的剂量,同时为Ⅲ期临床试验的设计提供依据。Ⅲ期临床试验是扩大的临床试验,进一步评价新药的有效性和安全性,明确药物的治疗作用,并为药物注册提供数据支持。

（二）研究类型设计

一般情况下，Ⅱ、Ⅲ期临床试验采用随机、盲法、对照临床试验。所有受试者随机分配入试验组和对照组，试验组采用试验药物；对照组用已知有效药物即标准药物作为阳性对照，或用无药理效应的安慰剂作为阴性对照。如果为阳性药物，可选择优效性或非劣效性检验；如果选择安慰剂对照，则需进行优效性检验。

（三）研究对象

根据研究目的的不同，研究对象可以是诊断为 AAV 活动期或缓解期的患者，同时也可以根据 AAV 的疾病分类标准纳入不同类型的 AAV 患者。对于Ⅱ、Ⅲ期临床试验，应根据不同的 AAV 治疗药物种类、不同的试验目的选择相应的受试人群。此外，研究者对每个临床试验选择的受试对象均需制订详细的入选标准和排除标准，并在试验中严格执行。

（四）样本量的确定

按照法规和统计计算取高值的原则确定样本量。法规规定Ⅱ和Ⅲ期临床试验的试验组和对照组至少各为 100 和 300 例。但实际操作中，根据非劣效性或优效性检验计算出来的样本量往往大于法规给出的样本量。同时操作时要考虑 20% 的脱落率，以保证入组足够的病例数。

（五）疗效判定指标

以 AAV 患者为研究对象的临床试验，因 AAV 为多系统受累疾病，其疗效判定指标可以是多个方面的，包括治疗反应、BVAS、肾脏功能恢复及其他受累器官功能恢复等。统计方法上，主要疗效指标将采用优效性检验，采用方差分析、卡方检验或非参数统计方法进行组间比较。

（六）安全性指标

主要为糖皮质激素使用有关的不良反应，包括精神疾病、高血压、类固醇糖尿病、体重增加、骨折、白内障和严重感染。另外，还可以包括免疫抑制剂的主要不良反应，如严重感染、肿瘤等。

四、Ⅳ期临床试验

（一）研究目的

Ⅳ期临床试验是在药物上市后的实际应用过程中加强监测，在更广泛、更长期的实际应用中继续考察疗效及不良反应，评价在普通或者特殊人群中使用的利益与风险关系及改进给药剂量等。应注意对不良反应、禁忌、长期疗效和使用时的注意事项进行考察，以便及时发现可能有的远期副作用，并对其远期疗效加以评估。此外，还应进一步考察对患者的经济与生活质量的影响。

（二）研究设计类型及研究对象

Ⅳ期临床试验的病例选择可参考Ⅱ、Ⅲ期临床试验的设计要求，同时应注重对患有 AAV 的特殊人群（如老年人、儿童、孕妇及肝肾功能不全患者）的应用研究。

（三）预计样本量

按照法规和统计计算取高值的原则确定样本量。Ⅳ期临床试验应在多家医院进行，观察例数不少于 2 000 例。

第四节　有效性评价

一、抗中性粒细胞胞质抗体相关性血管炎系统评估量表

AAV 属于多系统受累疾病，因此药物治疗的有效性评价相对复杂且需顾及各个系统，因此综合评估量表成为有效性评价的重要手段。关于 AAV 疾病活动度的评估有多个评估体系，目前应用最多的是伯明翰血管炎活动评分（BVAS，version 3）量表，见表 7-2。该评分量表对九大系统进行评估，包括一般情况、皮肤、黏膜/眼、耳鼻咽喉、胸部、心脏、腹部、肾脏和神经系统，各个系统有具体条目，每项条目有不同的权重分数，各大系统有总分限制，九大系统的总分为 63 分。此外，系统性血管炎研究国际网络组织（International Network for the Study of the Systemic Vasculitis，INSSYS）为了精简和更有针对性地评估 GPA 疾病活动度，有利于多中心临床试验的进行，对 BVAS 评估量表进行改良，形成 BVAS/GPA 评估量表。为了能很好地评估器官损伤程度，伯明翰血管炎工作组建立 VDI 量表，包括肌肉骨骼、皮肤、耳鼻咽喉、胸部、心血管等十部分，每部分下有具体条款，每一条款 1 分。

表 7-2　伯明翰血管炎评分（BVAS）评分说明

系统及具体项目	评分标准	BVAS 持续	BVAS 新发/恶化
1. 一般情况	**最高评分**	2	3
肌肉	肌肉疼痛	1	1
关节	关节疼痛或关节炎症	1	1
发热（体温≥38.0℃）	口腔/腋下体温升高，直肠温度升高 0.5℃	2	2
体重下降	与上次评估相比，体重至少下降 2kg；或最近 4 周体重至少下降 2kg（除外饮食因素）	2	2
2. 皮肤	**最高评分**	3	6
梗死	组织坏死或破碎性出血	1	2
紫癜	皮肤黏膜出现瘀点、瘀斑	1	2
溃疡	皮肤表面痛性溃烂	1	4
坏疽	广泛组织坏死（如手指或足趾）	2	6
其他皮肤血管炎	网状青斑、皮下结节、结节红斑等	1	2

系统及具体项目	评分标准	BVAS 持续	BVAS 新发/恶化
3. 黏膜/眼	**最高评分**	3	6
口腔溃疡/肉芽肿	口炎、深溃疡和/或"草莓样"牙龈增生,排除红斑狼疮和感染	1	2
生殖器溃疡	位于外生殖器或会阴的溃疡,排除感染	1	1
分泌腺炎症	唾液腺炎症(与进食无关的弥漫性、压痛性肿胀)或泪腺炎症,除外其他原因(感染)。最好经专科医生证实	2	4
显著突眼	由眼眶炎症导致的眼球外突,若为单侧,则两眼应至少有 2mm 的差距,可能与眼外肌浸润所致的复视相关。发生近视(根据最佳视力测量,见下文)可能也是突眼的一种表现	2	4
红眼巩膜(外层)炎	巩膜炎(通常需要专科意见),可以畏光为首发表现	1	2
红眼结膜炎	结膜炎(感染、葡萄膜炎所致的红眼除外,干性结膜炎、并非活动性血管炎的表现也除外)(通常无须专科意见)	1	1
眼睑炎	眼睑炎症,除外其他原因(创伤、感染)(通常无须专科意见)		
角膜炎	由专科医生诊断的中央或外周角膜炎症		
视物模糊	与既往或基线情况相比的最佳视力测量变化,需要专科意见以进一步评估	2	3
突发性视力缺失	由眼科医生诊断的突发性视力缺失	2	6
葡萄膜炎	由眼科医生证实的葡萄膜(巩膜、睫状体、脉络膜)炎症	2	6
视网膜血管炎	专科检查或视网膜荧光血管造影所证实的视网膜血管鞘形成	2	6
视网膜血管血栓形成	视网膜血管动脉或静脉闭塞		
视网膜渗出	眼底镜检查发现视网膜软性渗出(除外硬性渗出)		
视网膜出血	眼底镜检查发现任何部位的视网膜出血		
4. 耳鼻咽喉	**最高评分**	3	6
血性鼻腔分泌物/鼻腔结痂/溃疡和/或肉芽肿	专科医生观察到的血性、黏液性脓性鼻腔分泌物,经常堵塞鼻腔的浅色或深棕色结痂,鼻腔溃疡和/或肉芽肿性损害	3	6
鼻旁窦受累	具有病理性影像学证据(CT、MRI、X 线、B 超)的鼻旁窦压痛	1	2
声门下狭窄	经喉镜证实因声门下炎症狭窄所致的喘鸣和声音嘶哑	3	6

系统及具体项目	评分标准	BVAS 持续	BVAS 新发/恶化
传导性耳聋	经耳镜和/或音叉和/或测听法证实的因中耳受累所致的听力丧失	1	3
感音性耳聋	因听神经或耳迷路受损所致的听力丧失	2	6
5. 胸部	**最高评分**	3	6
喘息	体检时发现的喘息	1	2
结节或空洞	经 X 线胸片证实的新发肺部病灶	1	3
胸腔积液/胸膜炎	胸膜疼痛和/或体检发现的胸膜摩擦音,或影像学证实的胸腔积液。其他病因(如感染、肿瘤)需除外	2	4
浸润性病灶	经 X 线胸片、CT 证实,其他病因(感染)需除外	2	4
支气管受累	支气管假瘤或溃疡病变,感染、恶性肿瘤需除外。光滑的狭窄性病变包括在 VDI 评分中,声门下损害应记录在耳鼻喉部分	2	4
大咯血/肺泡出血	大量肺出血,肺部游走性浸润病灶,排除其他病因	4	6
呼吸衰竭	需要人工辅助通气的严重呼吸困难	4	6
6. 心血管	**最高评分**	3	6
无脉	临床发现任何血管无脉,包括可能导致肢体坏死的无脉	1	4
心脏瓣膜疾病	临床或超声心动图证实的严重的心脏瓣膜(主动脉瓣、二尖瓣、肺动脉瓣)异常	2	4
心包炎	心包部位疼痛和/或体检发现的心包摩擦音	1	3
缺血性胸痛	典型的心绞痛导致心肌梗死或心绞痛的临床病史。更常见病因的可能性(如动脉粥样硬化)需除外	2	4
心肌病	经超声心动图证实为室壁运动减弱所致的严重心脏功能损害	3	6
充血性心力衰竭	经病史或临床检查证实的心力衰竭	3	6
7. 腹部	**最高评分**	4	9
假性腹膜炎	因小肠、阑尾、胆囊等穿孔/梗阻或经放射学/外科/淀粉酶升高证实的胰腺炎所致的假性腹膜炎/腹膜炎引起的急性腹痛	3	9
血便	新近发生的,除外炎性肠病和感染	3	9
缺血性腹痛	影像学或手术证实的具有典型缺血特征的严重腹痛,具有典型的血管瘤特征或异常血管炎特征	2	6
8. 肾脏	**最高评分**	6	12
高血压	舒张压>95mmHg,伴或不伴有视网膜病变	1	4

系统及具体项目	评分标准	BVAS 持续	BVAS 新发/恶化
蛋白尿	尿液分析中的尿蛋白>+、尿蛋白>0.2g/24h;排除感染	2	4
血尿	红细胞计数>10 个/Hp,除外尿路感染和结石	3	6
肌酐为 125~249μmol/L	在第一次评估时血清肌酐值为 125~249μmol/L	2	4
肌酐为 250~499μmol/L	在第一次评估时血清肌酐值为 250~499μmol/L	3	6
肌酐>500μmol/L	在第一次评估时血清肌酐值≥500μmol/L	4	8
肌酐上升>30% 或肌酐清除率下降>25%	由活动性血管炎所致的显著肾功能恶化	4	6
9. 神经系统	**最高评分**	6	9
头痛	新发、不同以往的且持续性头痛	1	1
脑膜炎	除外感染/出血后,因炎症性脑膜炎所致的严重头痛,伴有颈抵抗	1	3
器质性意识障碍	有定向力、记忆力或其他智力功能受损(代谢性、精神性、药物或毒物因素应除外)	1	3
癫痫	突发性脑部异常放电,产生特征性的生理改变包括强直和阵挛运动及特定行为改变	3	9
卒中	导致局部神经体征(如轻瘫、无力等)的脑血管意外。同时应考虑其他病因(如动脉粥样硬化),建议获得神经科的意见	3	9
脊髓损伤	横贯性脊髓炎伴下肢无力、感觉缺失(通常存在感觉平面),并伴括约肌失控(膀胱和直肠)	3	9
脑神经麻痹	面神经麻痹、喉返神经麻痹、动眼神经麻痹等,除外感音性耳聋和炎症导致的眼部症状	3	6
周围神经病变	感觉神经病变所致的手套或袜套样感觉缺失(特发性、代谢性、维生素缺乏、感染性、中毒性、遗传性因素应除外)	3	6
多发性单运动神经炎	同时发生的单/多神经炎,仅在运动神经受累时进行评分。除外其他病因(糖尿病、结节病、恶性肿瘤、淀粉样变)	3	9
10. 其他	**其他活动性血管炎的特征请描述**		

注:一般原则是仅当排除其他原因(如感染、高血压等)后,疾病特征是由活动性血管炎所致时对其进行评分。如果该特征是由活动性疾病所致,在框内进行评分。上述原则适用于评分表中的所有项目,根据每一症状或体征的严重性对评分进行权重。如果所有异常是由活动性(非新发或恶化的)血管炎所致,则在"持续"框内进行标记。对部分特征而言,如果异常为新发或恶化的,则需提供进一步的信息(专家意见或进一步检测)。请记住在大部分情况下,能够在见到患者时完成整个评分记录,但在填写部分项目时可能需要进一步的信息。请将这些项目留空直至获得进一步的信息。例如如果患者具有新发喘息,通常需要咨询耳鼻咽喉科医生以确定该症状是否由活动性 GPA 所致。

综合 BVAS 评分量表,AAV 治疗效果的常用定义如下。

1. 缓解(remission)　根据疾病缓解的具体情况,分为 2 种。①完全缓解(complete remission):经过诱导缓解治疗无疾病活动表现即 BVAS 评分为 0 分持续至少 1 个月,且糖皮质激素可逐渐减量;②部分缓解(partial remission):未达到完全缓解,但经过诱导缓解治疗 BVAS 评分下降至少 50% 且无 AAV 新发受累脏器的表现。

2. 治疗失败　经过 4 周治疗疾病活动程度无改善或出现加重;或经过 6 周治疗 BVAS 评分下降<50%;或经过 12 周治疗仍有持续的疾病活动(定义为依据 BVAS 或 BVAS/GPA 评分量表有 1 个主要系统或 3 个次要系统受累)。

3. 复发　根据 BVAS 评分,新出现或再次出现疾病活动,可以分为 2 种。①大复发(major relapse):BVAS 评分>0 分且至少累及 1 个重要器官;出现致命性临床表现;或以上 2 种情况同时出现。②小复发(minor relapse):BVAS 评分>0 分但不属于大复发,仅需要轻度强化治疗。

4. 持续轻度活动　持续出现轻微症状(如关节痛、肌痛),对糖皮质激素剂量的少量增加有反应。

同时,BVAS 评分、VID 评分和 BVAS/GPA 评分在治疗过程中较基线下降的不同程度也可作为有效性评价的重要指标。

二、抗中性粒细胞胞质抗体相关性血管炎肾脏受累

值得提出的是,因为肾脏是 AAV 的最重要且常见的受累器官,对于肾脏的治疗效果也通常作为 AAV 治疗效果的考量,包括尿红细胞计数、尿蛋白定量、血清肌酐、eGFR 及是否需要肾脏替代治疗等。治疗后,肾功能可表现为以下几种情况。①肾功能完全恢复:肾功能恢复至正常,且尿红细胞转阴;②肾功能部分恢复:肾功能稳定或有部分恢复,但血清肌酐水平仍高于正常上限,但不需肾脏替代治疗;③肾脏治疗失败:在规范治疗下肾功能仍进行性下降,且尿沉渣结果提示 AAV 活动性肾脏受累。

三、患者和研究者报告的结局

除上述 AAV 的特异性治疗效果指标外,在实际临床试验中 SF-36 和欧洲五维健康量表(5-level EuroQol 5-dimensional questionnaire,EQ-5D-5L)问卷也是评价治疗效果的有效工具。

四、糖皮质激素剂量的减少

评估药物的附加作用和维持作用,目的是减少或甚至停止使用糖皮质激素,同时不加重 AAV 活动及复发。这些对于临床试验来说,糖皮质激素减量是一个需考虑的重要变

量。例如患者在基线时的醋酸泼尼松当量剂量为40mg/d,治疗后降为20mg/d,在持续的临床试验中保持至少无疾病复发,则减量幅度具有临床意义。

第五节 安全性评价

首先,安全性数据的分析应该特别关注已知的副作用。如糖皮质激素的相关副作用包括水、电解质、糖、蛋白质及脂肪代谢紊乱,表现为向心性肥胖(库欣综合征)、高血钠和低血钾、高血压、水肿、高血脂、高血糖或糖尿病加重、肾上腺皮质功能减退甚至萎缩、骨质疏松、股骨头坏死和精神症状等,长期应用可能出现致命性严重感染。环磷酰胺存在一系列明确的不良反应,包括继发感染、骨髓抑制、出血性膀胱炎和肿瘤等。

其次,AAV是一种慢性疾病,大多数治疗药物需要长期应用或重复应用。因此,安全性评估应符合关于应用于长期治疗的安全性数据的标准要求,尤其需要评估是否发生相关的恶性肿瘤。

在随机临床试验内进行密切的安全性评估,可能会有助于进一步发现在治疗中发生的罕见不良事件,同时还需要对人群进行长期随访。

第六节 治疗抗中性粒细胞胞质抗体相关性血管炎药物临床研究

治疗AAV药物临床研究目前在美国临床试验数据库注册且完成的约35项,里程碑式的重要临床研究对指导治疗有深远的影响。近年来,利妥昔单抗、C5a受体抑制剂(CCX168)、吗替麦考酚酯及一些新型生物制剂也用于治疗AAV药物临床研究中。

一、经典的治疗抗中性粒细胞胞质抗体相关性血管炎药物临床研究

1. 诱导缓解治疗

(1)CYCLOPS研究:欧洲血管炎研究组(the European Vasculitis Study,EUVAS)主持的CYCLOPS研究的目的是在诱导缓解治疗中对静脉应用环磷酰胺和口服环磷酰胺的治疗效果和不良反应进行比较。该研究纳入149例AAV患者,在接受标准糖皮质激素治疗的基础上,随机分为静脉应用(每次15mg/kg,每2~3周1次)和口服应用[2mg/(kg·d)]环磷酰胺两组,结果两组的诱导缓解率相近。静脉应用环磷酰胺组的环磷酰胺累积剂量更小,因此其感染、白细胞减少等不良反应的发生率较低。目前,在治疗AAV时,静脉应用环磷酰胺日趋成为首选。

(2)NORAM研究:该研究的目的是对比口服甲氨蝶呤和口服环磷酰胺在诱导缓解阶

段治疗 AAV 的效果。该研究共纳入 100 位 AAV 患者,其中 94 例都是肾脏轻度受累或无肾脏受累的 GPA 患者,两组患者分别予口服甲氨蝶呤(15～20mg/w)和口服环磷酰胺[2mg/(kg·d)]进行 12 个月的诱导缓解治疗,都同时合用醋酸泼尼松治疗。在随访 18 个月时,两组患者的缓解率没有差异,但是在病情较重和肺受累的患者中,甲氨蝶呤组患者达到病情缓解的时间要明显长于环磷酰胺组。

(3)MEPEX 研究:该研究旨在比较强化血浆置换与甲泼尼龙冲击治疗对于严重急性肾衰竭患者肾功能恢复的治疗效果。MEPEX 研究纳入 137 名严重急性肾衰竭(起病时血清肌酐>500μmol/L)的 AAV 患者,分为血浆置换组和甲泼尼龙冲击治疗组,两组分别接受血浆置换 7 次和甲泼尼龙 1g/d×3 天冲击治疗,两组均接受标准的糖皮质激素联合口服环磷酰胺治疗,结果提示血浆置换治疗更有利于肾功能恢复。所以目前在 AAV 中,血浆置换治疗的指征已扩大到肾功能快速进展的急进性肾炎患者。

2. 维持缓解治疗

(1)CYCAZAREM 研究:该研究比较硫唑嘌呤与环磷酰胺在维持缓解治疗中的效果,探索药物毒性更低的硫唑嘌呤能否替代环磷酰胺。CYCAZAREM 研究纳入 144 例经糖皮质激素和环磷酰胺诱导缓解的 AAV 患者,随机分为两组,一组接受口服环磷酰胺 1.5mg/(kg·d)治疗,另一组接受口服硫唑嘌呤 2mg/(kg·d)治疗,随访 18 个月,两组患者的复发率无显著性差异。这项临床研究表明,当 AAV 患者达到诱导缓解之后,应及时将环磷酰胺替换为硫唑嘌呤,后者可以达到与环磷酰胺相仿的维持缓解功效,同时可以降低环磷酰胺的累积剂量,避免长期应用环磷酰胺造成的不良反应。因此,硫唑嘌呤是目前维持缓解治疗的首选药物之一。

(2)REMAIN 研究:目前,EULAR 关于维持缓解治疗的持续时间建议不少于 24 个月。REMAIN 研究的目的是确定是否需要将维持缓解治疗时间延长。该研究共纳入 117 例处于缓解期的 AAV 患者,在维持缓解治疗的第 18～24 个月随机分为两组,56 例继续接受硫唑嘌呤[1mg/(kg·d)]联合醋酸泼尼松维持缓解治疗至第 48 个月,61 例接受硫唑嘌呤[0.75mg/(kg·d)]联合醋酸泼尼松维持缓解治疗至 24 个月。结果显示,接受 48 个月维持缓解治疗组的复发率明显下降。因此,REMAIN 研究提示维持缓解治疗时间延长可能降低 AAV 的复发率。

(3)WEGENT 研究:该研究的目的是比较甲氨蝶呤与硫唑嘌呤在维持缓解治疗中的疗效和安全性。WEGENT 研究纳入 126 例患者,其中 63 例患者接受甲氨蝶呤(起始剂量为每周 0.3mg/kg,之后逐渐增加到每周 25mg)维持缓解治疗,另外 63 例患者接受硫唑嘌呤([2mg/(kg·d)])维持缓解治疗,中位随访时间为 11.9 年,结果提示甲氨蝶呤的疗效及安全性与经典的硫唑嘌呤方案相仿。

(4)IMPROVE 研究:该研究旨在探索吗替麦考酚酯在维持缓解治疗环节是否能替代硫唑嘌呤。IMPROVE 研究纳入 156 例维持缓解治疗患者,其中 80 例患者应用硫唑嘌呤[2mg/(kg·d)],76 例患者应用吗替麦考酚酯(2g/d),中位随访时间为 39 个月,在随访过程中应用吗替麦考酚酯的患者的复发比例明显高于应用硫唑嘌呤的患者,两组患者的严重不良反应发生率相当。因此,目前吗替麦考酚酯多作为二线方案使用,尤其适用于不能够应用硫唑嘌呤的患者。

二、近期的抗中性粒细胞胞质抗体相关性血管炎药物临床研究进展

1. 利妥昔单抗 近年来,利妥昔单抗用于 AAV 诱导缓解治疗并取得成功。2010 年 RITUXVAS 研究和 RAVE 研究尝试将利妥昔单抗用于 AAV 的诱导缓解治疗,结果均提示利妥昔单抗对 AAV 诱导缓解治疗的疗效与环磷酰胺相当。

(1)RITUXVAS 研究:该研究纳入 44 例新发的 AAV 患者,按照 3∶1 的比例分配到利妥昔单抗($375mg/m^2$,每周 1 次,共 4 次)联合环磷酰胺(15mg/kg 静脉注射,间隔 2 周共 2 次)治疗组和环磷酰胺(15mg/kg,每 2 周 1 次,共 3 次,之后每 3 周 1 次,最多 10 次)治疗组,两组均接受糖皮质激素治疗(1g 甲泼尼龙静脉滴注后序贯口服醋酸泼尼松龙),两组的缓解率和严重不良事件发生率均相仿;以死亡、终末期肾病和复发为终点事件,两组的长期终点事件发生率相当。

(2)RAVE 研究:该研究纳入 197 例 AAV 患者,在口服泼尼松的基础上分别给予环磷酰胺[2mg/(kg·d),口服,达到缓解后予硫唑嘌呤维持缓解治疗]和利妥昔单抗($375mg/m^2$,每周 1 次,共 4 次),最终两组患者缓解的比例相当。

(3)MAINRITSAN 研究:该研究是首个将利妥昔单抗用于维持缓解治疗的研究,研究比较利妥昔单抗和硫唑嘌呤在维持缓解治疗中的治疗效果。115 例入选患者均接受 4~6 个月的糖皮质激素联合环磷酰胺诱导缓解治疗,进入维持缓解治疗后,57 例患者进入利妥昔单抗组(每次 500mg,前 2 周每周 1 次,之后每半年 1 次,至第 18 个月共 5 次),58 例患者进入硫唑嘌呤组[2mg/(kg·d),12 个月后逐渐减量至 22 个月停用],经过 28 个月的随访,利妥昔单抗治疗组的复发率明显低于硫唑嘌呤组(5% *vs* 29%,$P=0.002$),两组患者的不良反应发生率相似。该结果提示与硫唑嘌呤比较,利妥昔单抗可能能够更好地减少 AAV 复发。

(4)MAINRITSA2 研究:该研究的目的是探索利妥昔单抗在维持缓解治疗中的个体化应用模式。该研究纳入新诊断或复发的 GPA 或 MPA 患者共 162 例,经诱导缓解治疗后均达到完全缓解状态。在维持缓解治疗中,个体化用药试验组患者在随机分组后予利妥昔单抗 500mg 输注,在后续治疗根据 $CD19^+B$ 细胞或 ANCA 滴度变化进行利妥昔单抗输注。对照组在随机分组后的第 0 和第 14 天,第 1 次输注后的第 6、12 和 18 个月的固定时间接受 500mg 利妥昔单抗输注。随访 28 个月,主要终点是复发。结果提示,利妥昔单抗的个体化用药试验组和固定时间试验组方案的 AAV 复发率无显著性差异,个体化用药试验组患者的利妥昔单抗输注次数较少。

2. CCX168(CLEAR 研究) CCX168 是 C5a 受体选择性抑制剂。CLEAR 研究的目的是探索 CCX168 能否用于 AAV 诱导缓解治疗,并进一步验证是否能减少或避免糖皮质激素的使用。该研究纳入 67 例 AAV 患者,分别接受标准剂量的糖皮质激素(泼尼松 60mg/d)、

CCX168 联合小剂量糖皮质激素(泼尼松 20mg/d)和 CCX168 不联合糖皮质激素的诱导缓解治疗,三组均接受标准的环磷酰胺或利妥昔单抗治疗。结果提示三组达到病情缓解和出现不良事件的患者比例比较差异无统计学意义,表明抑制 C5a 受体的 CCX168 有可能有效地替代糖皮质激素,但关于 CCX168 的疗效和不良反应,仍需大规模的研究进一步证实。

3. 吗替麦考酚酯(MYCYC 研究) 该研究的目的是比较吗替麦考酚酯(MMF)与静脉应用环磷酰胺(CTX)对 AAV 诱导缓解治疗的有效性和安全性方面的差别。该研究纳入 140 例新诊断的 AAV 患者,其中 70 例接受 MMF 治疗(2g/d,必要时 3g/d),70 例接受 CTX 治疗(15mg/kg,静脉滴注,每 2~3 周 1 次),联合醋酸泼尼松 1mg/(kg·d),随访 6 个月后减至 5mg/d 维持。结论为 MMF 在诱导缓解方面不逊于 CTX,但复发率高于 CTX,MMF 可作为 AAV 诱导缓解治疗的备选方案。

我国目前尚无规范的治疗 AAV 药物的临床研究,也缺少相关指导原则体系,这说明在这一领域内我国的临床药理学研究水平还具有较大的提升空间。

第七节 特殊人群中进行的研究

特殊人群是指老年人、肝肾功能减退者、孕妇及哺乳期妇女、新生儿及儿童等处于特殊病理或生理状态下的人群。药物在特殊人群体内的过程,即药物的吸收、分布、代谢和清除过程有可能发生变化,使药物疗效及毒副作用的差异较大、药物不良反应发生率高,因此不同于一般人群。在我国药品监督管理部门 2005 年发布的《化学药物临床药代动力学研究技术指导原则》中详细阐述了关于特殊人群(肾功能减退、肝功能减退、老年人、儿童)的药动学研究方法及指导原则,这些均适用于 AAV 治疗药物的特殊人群药动学研究。

一、老年人

老年人群定义为等于或大于 60 岁者。老年人群的胃酸分泌减少、胃肠蠕动减慢、胃肠道血流量下降,导致其对药物的消化吸收减少;而且老年人体内的白蛋白减少,药物的血浆蛋白结合率下降,使得游离药物浓度较高。此外,老年人群的肝血流量和有功能的肝细胞数目减少、肝微粒体酶系统活性降低,以及肾单位、肾血流量、肾小球滤过率显著下降和肾小管分泌功能衰退,导致药物在老年人体内的代谢、排泄时间延长。因此,老年人群的药动学和青年人可能截然不同,确定老年人群的药动学与青年人的差异就显得尤为重要。AAV 患者中的老年人比例高,因此进行治疗 AAV 药物的临床试验时必须将受试者人群的年龄范围涵盖至老年,必要时扩大老年患者的样本量。

二、肝功能不全患者

肝功能不全可使前体药物或其他需经肝脏代谢活化者的活性代谢物生成减少,从而导致疗效降低;可使经肝脏代谢灭活的药物的代谢受阻,原型药的浓度明显升高,从而导致药物蓄积,甚至出现严重不良反应。

肝功能受损对口服且存在首过效应的药物影响较大,可使血药浓度和生物利用度增加;同时药物的血浆蛋白结合率降低,游离药物浓度增加,从而增加药效甚至引起毒性效应。肝药酶量的明显减少或活性降低使通过肝药酶代谢消除的药物的代谢速率和程度明显减退,使原型药的浓度升高、消除半衰期延长,从而增加药效而引起毒性效应。AAV 为多系统受累疾病,常见的消化系统受累主要表现为缺血性腹痛、消化道出血或腹膜炎,对于肝功能不全患者,临床研究除需关注其体内药动学变化外,还需警惕 AAV 肝脏受累的可能性。

三、儿童

儿童的生长发育对药物的吸收、分布、代谢、排泄这 4 个过程均有影响,药物在儿童与成人体内的药动学特性存在较大差异。所以,当拟治疗的疾病是一种典型的儿科疾病或拟治疗的人群中包含儿科人群时,应在儿科人群中进行药动学研究。根据研究药物的特点、治疗的疾病类型、安全性及可选择的其他治疗方法的疗效和安全性等因素,研究可在Ⅰ~Ⅳ期临床试验期间进行。受试者多为目标适应证患儿。由于在儿科人群多次取血比较困难,因此可考虑使用群体药动学研究方法。

第八节 临床研究实例介绍

一、CCX168 用于治疗抗中性粒细胞胞质抗体相关性血管炎的有效性和安全性临床试验

1. 研究目的 补体 C5a 及其受体 C5aR(CD88)在 AAV 的发病过程中发挥重要作用。本研究的目的是评价 C5aR 选择性抑制剂 avacopan(又名 CCX168)用于 AAV 诱导缓解治疗的有效性及安全性,并进一步证实 avacopan 在治疗 AAV 过程中可能减少或者替代糖皮质激素的使用。

2. 研究设计类型 多中心、随机、双盲、安慰剂对照试验,Ⅱ期临床试验。

因为在本研究之前并没有相关数据证实 avacopan 可以安全取代糖皮质激素,且本研究最初的主要目的是评估 avacopan 的安全性,因此试验设计共分 3 个步骤。

步骤 1:验证 avacopan 可以减少口服糖皮质激素的用量;若获得预期结果,包括没有发生意外的严重不良事件或需要增加糖皮质激素的用量,则进行步骤 2。

步骤 2:验证 avacopan 可以替代口服糖皮质激素的使用;若获得预期结果,则进行步骤 3。

步骤 3:若以上 2 步均得到预期结果,则扩大试验规模继续完成上述临床试验。

试验共筛选 67 例患者,随机分为:

(1)对照组:23 例,安慰剂联合泼尼松治疗(初始剂量为 60mg/d);其中 4 例为步骤 1,6 例为步骤 2,13 例为步骤 3。

(2)avacopan+低剂量泼尼松组:22 例,avacopan(30mg/次,2 次/d)加低剂量泼尼松(20mg/d);其中 8 例为步骤 1,14 例为步骤 2。

(3)avacopan 组:22 例,avacopan(30mg/次,2 次/d),不给予泼尼松治疗;其中 8 例为步骤 2,14 例为步骤 3。

3. 研究对象　ANCA 相关性血管炎初诊或复发的成年患者。

4. 入选标准

(1)根据 CHCC 分类标准临床诊断为 GPA、MPA 或肾脏局限性血管炎(renal limited vasculitis,RLV)。

(2)年龄≥18 岁。

(3)同时应用环磷酰胺或利妥昔单抗治疗。

(4)免疫荧光 P-ANCA 或者 C-ANCA 阳性,或者酶联免疫法 MPO-ANCA 或 PR3-ANCA 阳性。

(5)eGFR≥20ml/(min·1.73m^2)。

(6)肾脏受累定义为病理活检证实 AAV 肾脏受累;血尿(尿常规提示尿红细胞计数>30 个/HP 或尿潜血>++)且同时满足尿蛋白/肌酐比值>500mg/g。

(7)根据伯明翰血管炎活动评分(Birmingham vasculitis activity score,BVAS)证实至少有 1 个主要或者 3 个次要受累器官;或者肾脏评分至少满足 2 项。

5. 排除标准

(1)重症 AAV,包括急进性肾小球肾炎、肺泡出血、咯血、快速进展的多发性单神经炎或中枢神经系统受累。

(2)合并其他系统性自身免疫病。

(3)凝血功能障碍或者出血性疾病病史。

(4)12 周内应用过环磷酰胺治疗。

(5)12 周内应用静脉注射糖皮质激素的累积剂量>3g;或者口服超过 10mg 醋酸泼尼松当量的糖皮质激素超过 6 周。

(6)12 个月内应用过利妥昔单抗或其他 B 细胞抗体;6 个月内出现过 B 细胞重建,定义为 CD19$^+$B 细胞>0.01×10^9/L。

(7)12 周内应用抗肿瘤坏死因子、阿巴西普、阿仑单抗、静脉注射丙种球蛋白或血浆置换治疗。

6. 试验终点

(1)有效性终点评价方法

1)第 1 天(基线)及第 4、12、16 和 24 周计算 BVAS。

2)采集患者第 1 天(基线)及第 1、2、4、8、12、16 和 24 周的晨尿,检测尿红细胞计数、白蛋白和单核细胞趋化蛋白-1(monocyte chemoattractant protein-1,MCP-1);采集血清标本检测血清肌酐、计算 eGFR。

3)第 1 天(基线)及第 4、12 和 24 周完成医学结局研究简表(SF-36)和欧洲五维健康量表(EQ-5D-5L)问卷。

4)第 1 天(基线)及第 12 和 24 周完成血管炎损伤指数(VDI)评估。

(2)主要终点:治疗有效,即 BVAS 较基线下降至少 50%,且无受累器官加重的表现。

(3)次要终点:肾脏治疗有效,尿红细胞计数下降、eGFR 升高及尿白蛋白/肌酐比值(UACR)下降。

(4)其他次要终点:疾病缓解(BVAS 0 分)的患者比例;与基线相比,BVAS、eGFR、UACR、尿红细胞计数、尿 MCP-1 肌酐比值、血管炎损伤指数、SF-36 评分、欧洲五维健康量表评分下降和避免糖皮质激素的使用。

7. 安全性指标　通过在随访中对不良事件和实验室数据的分析,对安全性进行评估。主要为糖皮质激素使用有关的不良反应,包括精神疾病、高血压、糖尿病/高血糖、体重增加、骨折、白内障和严重感染等。

二、利妥昔单抗在抗中性粒细胞胞质抗体相关性血管炎维持缓解治疗中的有效性研究(MAINRITSAN)

1. 研究目的　AAV 在经过诱导缓解治疗后,多数患者可以达到病情缓解,但 AAV 的病情复发仍然是其治疗的最大挑战之一。硫唑嘌呤是维持缓解治疗的首选,研究目的是探索利妥昔单抗用于 AAV 维持缓解治疗的有效性、安全性并比较两者的治疗效果。

2. 研究设计类型　前瞻性、多中心、对照、随机比较研究,Ⅲ期临床试验。试验共筛选 115 例患者,随机分为 2 组。

(1)利妥昔单抗组:每次 500mg,前 2 周每周 1 次,之后每半年 1 次,至第 18 个月共 5 次。

(2)硫唑嘌呤组:2mg/(kg·d),12 个月后逐渐减量至 22 个月停用。

3. 研究对象　经过诱导缓解治疗达到缓解的 AAV 患者。

4. 入选标准

(1)GPA、MPA 或 RLV 初诊或复发的患者,经诱导缓解治疗达到缓解(定义为 BVAS 0 分)。

(2)年龄在 18~75 岁。

（3）诱导缓解治疗为糖皮质激素联合环磷酰胺，可以接受过其他免疫抑制剂或丙种球蛋白治疗。

（4）ANCA 阳性。

5. 排除标准

（1）其他系统性血管炎。

（2）继发性血管炎（尤其是肿瘤性疾病或感染后）。

（3）未缓解的患者。

（4）已接受生物制剂治疗的患者。

（5）无能力或拒绝理解或签署知情同意书。

（6）无能力或拒绝坚持治疗或进行研究要求的随访检查。

（7）对研究药物过敏或有使用禁忌证（环磷酰胺、糖皮质激素、硫唑嘌呤、利妥昔单抗）。

（8）孕妇或哺乳期女性。

（9）人类免疫缺陷病毒（human immunodeficiency virus，HIV）、乙型肝炎病毒（hepatitis B virus，HBV）及丙型肝炎病毒（hepatitis C virus，HCV）感染。

（10）1 年内患有深部组织感染史（筋膜炎、骨髓炎、败血症性关节炎）；有慢性和严重或反复感染史，或有易受严重感染的既往疾病史。

（11）5 年内诊断为恶性肿瘤或恶性血液病。

（12）严重的慢性阻塞性肺疾病。

（13）慢性心力衰竭Ⅲ级和Ⅳ级（NYHA 分级）。

（14）近期急性冠脉综合征病史。

6. 试验终点

（1）终点事件定义

1）大复发（major relapse）：BVAS>0 分且至少累及 1 个重要器官；出现致命性临床表现；或以上 2 种情况同时出现。

2）小复发（minor relapse）：BVAS>0 分但不属于大复发，仅需要轻度强化治疗。

（2）主要终点：治疗 28 个月期间病情出现大复发（major relapse）的发生率。

（3）次要终点：治疗 28 个月期间病情出现小复发（minor relapse）的发生率、严重不良事件发生率及死亡率。

7. 安全性指标　参照不良事件评价标准（common terminology criteria for adverse events，v3.0），严重不良事件包括死亡、恶性肿瘤、出现需要住院治疗的副作用及不能耐受再次用药的严重输液反应。

（常冬元　陈　旻　赵明辉）

参 考 文 献

[1] 周宏灏,袁洪. 药物临床试验[M]. 北京:人民卫生出版社,2011.

［2］国家食品药品监督管理局. 化学药物临床药代动力学研究技术指导原则［EB/OL］. (2005-03-18)［2021-08-18］. https：//www. nmpa. gov. cn/wwwroot/gsz05106/07. pdf.

［3］国家食品药品监督管理总局. 总局关于发布药物临床试验的一般考虑指导原则的通告(2017 年第 11 号)［EB/OL］. (2017-01-20)［2021-08-18］. https：//www. nmpa. gov. cn/directory/web/nmpa/xxgk/ggtg/qtggtg/20170120160701190. html.

［4］MUKHTYAR C,GUILLEVIN L,CID M C,et al. EULAR recommendations for the management of primary small and medium vessel vasculitis for the European Vasculitis Study Group［J］. Annals of the rheumatic diseases,2009,68(3):310-317.

［5］KDIGO clinical practice guideline for glomerulonephritis［J］. Chapter 13：Pauci-immune focal and segmental necrotizing glomerulonephritis. Kidney Int Suppl (2011),2012,2(2):233-239.

［6］HELLMICH B,FLOSSMANN O,GROSS W L,et al. EULAR recommendations for conducting clinical studies and/or clinical trials in systemic vasculitis：focus on anti-neutrophil cytoplasm antibody-associated vasculitis［J］. Annals of the rheumatic diseases,2007,66(5):605-617.

［7］DE GROOT K,HARPER L,JAYNE D R W,et al. Pulse versus daily oral cyclophosphamide for induction of remission in antineutrophil cytoplasmic antibody-associated vasculitis：a randomized trial［J］. Annals of internal medicine,2009,150(10):670-680.

［8］DE GROOT K,RASMUSSEN N,BACON P A,et al. Randomized trial of cyclophosphamide versus methotrexate for induction of remission in early systemic antineutrophil cytoplasmic antibody-associated vasculitis［J］. Arthritis & rheumatology,2005,52(8):2461-2469.

［9］JAYNE D R W,GASKIN G,RASMUSSEN N,et al. Randomized trial of plasma exchange or high-dosage methylprednisolone as adjunctive therapy for severe renal vasculitis［J］. Journal of the American society of nephrology,2007,18(7):2180-2188.

［10］JONES R B,TERVAERT J W,HAUSER T,et al. Rituximab versus cyclophosphamide in ANCA-associated renal vasculitis［J］. The New England journal of medicine,2010,363(3):211-220.

［11］JAYNE D,RASMUSSEN N,ANDRASSY K,et al. A randomized trial of maintenance therapy for vasculitis associated with antineutrophil cytoplasmic autoantibodies［J］. The New England journal of medicine,2003,349(1):36-44.

［12］KARRAS A,PAGNOUX C,HAUBITZ M,et al. Randomised controlled trial of prolonged treatment in the remission phase of ANCA-associated vasculitis［J］. Annals of the rheumatic diseases,2017,76(10):1662-1668.

［13］PAGNOUX C,MAHR A,HAMIDOU M A,et al. Azathioprine or methotrexate maintenance for ANCA-associated vasculitis［J］. The New England journal of medicine,2008,359(26):2790-2803.

［14］HIEMSTRA T F,WALSH M,MAHR A,et al. Mycophenolate mofetil vs azathioprine for remission maintenance in anti-neutrophil cytoplasmic antibody-associated vasculitis：a randomized controlled trial［J］. JAMA,2010,304(21):2381-2388.

［15］STONE J H,MERKEL P A,SPIERA R,et al. Rituximab versus cyclophosphamide for ANCA-associated vasculitis［J］. The New England journal of medicine,2010,363(3):221-232.

［16］GUILLEVIN L,PAGNOUX C,KARRAS A,et al. Rituximab versus azathioprine for maintenance in ANCA-associated vasculitis［J］. The New England journal of medicine,2014,371(19):1771-1780.

[17] CHARLES P,TERRIER B,PERRODEAU É,et al. Comparison of individually tailored versus fixed-schedule rituximab regimen to maintain ANCA-associated vasculitis remission:results of a multicentre,randomised controlled,phase Ⅲ trial[J]. Annals of the rheumatic diseases,2018,77(8):1143-1149.

[18] JAYNE D R W,BRUCHFELD A N,HARPER L,et al. Randomized trial of C5a receptor inhibitor avacopan in ANCA-associated vasculitis[J]. Journal of the American society of nephrology,2017,28(9):2756-2767.

[19] JONES R B,HIEMSTRA T F,BALLARIN J,et al. Mycophenolate mofetil versus cyclophosphamide for remission induction in ANCA-associated vasculitis:a randomised,non-inferiority trial[J]. Annals of the rheumatic diseases,2019,78(3):399-405.

第八章

治疗慢性肾脏病矿物质和骨代谢异常药物临床试验

第一节　慢性肾脏病矿物质和骨代谢异常概述

慢性肾脏病矿物质和骨代谢异常(chronic kidney disease mineral bone disorder,CKD-MBD)是慢性肾脏病的常见并发症,其危害大,严重影响慢性肾脏病患者的生活质量。其发生与发展机制复杂,涉及血清学、骨组织与异常软组织及血管钙化。目前治疗药物主要有磷结合剂、维生素 D 受体激动剂、拟钙剂等。

一、慢性肾脏病矿物质和骨代谢异常的定义

2009 改善全球肾脏病预后组织(KDIGO)发布"KDIGO clinical practice guideline for the diagnosis,evaluation,prevention,and treatment of chronic kidney disease-mineral and bone disorder(CKD-MBD)",提出 CKD-MBD 的概念,并于 2017 年更新。2018 年《中国慢性肾脏病矿物质和骨异常诊治指南》将 CKD-MBD 定义为由于慢性肾脏病所致的矿物质及骨代谢异常综合征,临床上出现以下 1 项或多项表现:血磷、钙、甲状旁腺激素或维生素 D 代谢异常的血清学异常,骨转化、骨钙化、骨量、骨密度或线性生长异常在内的骨病,以及血管或软组织钙化在内的临床综合征。

二、慢性肾脏病矿物质和骨代谢异常的组成部分

《中国慢性肾脏病矿物质和骨异常诊治指南》将相关组分定义如下。

1. 血清学异常　包括高磷血症(血清磷水平超过实验室设定的正常值高限,即>1.45mmol/L)、低磷血症(血清磷水平低于实验室设定的正常值低限,即<0.87mmol/L)、高钙血症(血清钙水平超过实验室设定的正常值高限,即>2.50mmol/L)、低钙血症(血清

钙水平低于实验室设定的正常值低限,即<2.10mmol/L)及继发性甲状旁腺功能亢进症(secondary hyperparathyroidism,SHPT;CKD 导致的甲状旁腺组织继发性增生、腺瘤形成及血清 PTH 水平升高)等。

2. 肾性骨营养不良　与 CKD 相关的骨组织学异常,包括高转化骨病(骨高转化和正常钙化,严重者可出现纤维囊性骨炎)、骨软化症(骨钙化滞后及类骨质厚度、表面积和体积增加)、无动力性骨病(低转化骨病状态)、混合性骨病(包括高转化纤维性骨炎和低转化骨病)及骨质疏松(骨量下降、骨微结构损坏、骨脆性增加及骨折风险增加)。

3. 动脉钙化　钙盐沉积于动脉壁组织的一种病理改变,包括动脉内膜钙化、动脉中膜钙化、心脏瓣膜钙化及钙化防御(广泛周围血管钙化,导致微血管闭塞,出现剧烈疼痛及缺血性皮肤病变)。

三、治疗慢性肾脏病矿物质和骨代谢异常药物的分类及指南推荐

(一) 药物分类

1. 磷结合剂　是目前临床治疗高磷血症的主要药物之一。目前磷结合剂主要分为含铝磷结合剂、含钙磷结合剂、不含钙和铝的磷结合剂三大类。

2. 维生素 D 受体激动剂(VDRA)　与维生素 D 受体有较高的亲和力,结合并活化维生素 D 受体,包括活性维生素 D 及其类似物。主要分为非选择性(如骨化三醇、阿法骨化醇)和选择性(如帕立骨化醇)VDRA 两大类。

3. 拟钙剂(calcimimetic)　是一种可以模拟钙作用于组织而发挥效应的药物,通过变构与激活人类器官组织中的钙敏感受体发挥作用。当作用于甲状旁腺细胞表面的钙敏感受体时,通过控制 PTH 的生物合成和甲状旁腺细胞生长而实现对 PTH 分泌的抑制作用。

4. 双膦酸盐　是抑制破骨细胞,减少骨破坏和吸收,并提高成骨细胞活性,从而发挥抗骨吸收作用的一类药物,主要适应证为骨质疏松。

5. 降钙素　是参与骨质代谢的一种多肽激素,通过提高钙盐在骨的沉积和降低肾脏对钙、磷的重吸收,从而降低血钙,用于治疗高钙血症、骨质疏松等。

(二) 指南推荐

2009 年 KDIGO 对 CKD-MBD 的诊治进行推荐,并于 2017 年进行更新。随着国内临床研究证据的增多,2018 年我国出版第 1 部 CKD-MBD 指南,即《中国慢性肾脏病矿物质和骨异常诊治指南》。

1. CKD-MBD 管理的目标　是降低死亡率和提高生活质量,管理异常的生化指标,使血清钙、磷、甲状旁腺激素达标。

2. CKD-MBD 的预防和治疗　包括降低高血磷、维持正常血钙、SHPT 的治疗、血管钙化及骨质疏松的防治。治疗药物主要包括磷结合剂、维生素 D 受体激动剂、拟钙剂、双膦酸盐、钙剂及降钙素等。

3. 《中国慢性肾脏病矿物质和骨异常诊治指南》关于 CKD-MBD 的治疗推荐　如表 8-1。

表 8-1 《中国慢性肾脏病矿物质和骨异常诊治指南》关于 CKD-MBD 的治疗推荐

降低高血磷,维持正常血钙

1. CKD G3a~G5D 期患者,应当在血磷进行性、持续性升高时开始降磷治疗(未分级)。

2. CKD G3a~G5D 期患者,应限制含钙磷结合剂的使用(2B)。

3. CKD G3a~G5D 期患者,应强调磷结合剂使用的个体化(未分级)。

SHPT 的治疗

1. CKD G3a~G5 期未接受透析的成年患者,不建议常规使用活性维生素 D 及其类似物(2C)。伴严重、进行性甲状旁腺功能亢进的 CKD G4~G5 期患者,可使用活性维生素 D 及其类似物(未分级)。儿童患者可考虑使用活性维生素 D 及其类似物,以维持患儿的血钙水平在相应年龄的正常范围内(未分级)。

2. CKD G5D 期需要降 PTH 治疗的患者,建议使用活性维生素 D 及其类似物、拟钙剂,或使用活性维生素 D 及其类似物联合拟钙剂治疗(2B)。

CKD 患者血管钙化的防治

1. 需要磷结合剂治疗的 CKD G3a~G5D 患者,建议限制含钙磷结合剂的使用(2B)。

2. 建议 CKD 患者避免发生高钙血症以降低血管钙化风险。建议使用钙浓度为 1.25~1.5mmol/L 的透析液(2C)。建议准确掌握含钙药物与活性维生素 D 及其类似物的适应证(未分级)。

3. 建议治疗 SHPT 并防止甲状旁腺功能低下,合理使用活性维生素 D 及其类似物、拟钙剂,或实施 PTX。治疗过程中应监测血钙和血磷水平,避免高钙血症和高磷血症(未分级)。

骨质疏松的药物治疗

1. CKD 患者双膦酸盐的使用

使用指征:

- CKD G1~G2 期患者,如果出现骨质疏松和/或高骨折风险,建议按照普通人群的治疗方案使用双膦酸盐(2B)。
- CKD G3~G4 期患者,如果出现 CKD-MBD 生化指标异常及低骨密度(BMD)和/或脆性骨折,建议根据生化指标改变的幅度、可逆性及 CKD 进展情况选择是否加用双膦酸盐或其他抗骨质疏松药治疗,同时考虑进行骨活检(未分级)。
- CKD G5 期患者使用双膦酸盐治疗时需特别注意根据生化指标或骨活检情况排除无动力骨病(2B)。

建议双膦酸盐的使用方法如下(未分级):

- 第一代双膦酸盐以氯屈膦酸盐为代表,口服 400mg/d;依替膦酸钠口服 200mg/次,2 次/d。
- 第二代双膦酸盐目前最常用,以阿仑膦酸钠、帕米膦酸二钠为代表。阿仑膦酸钠口服 75mg,每周 1 次;帕米膦酸二钠口服 150mg/d,或静脉滴注 30~90mg/d,每 3~4 周 1 次,静脉滴注时间不少于 2 小时。
- 第三代双膦酸盐以唑来膦酸、伊班膦酸钠、利塞膦酸钠为代表。唑来膦酸 5mg,静脉滴注,每年 1 次,连续用 3 年;伊班膦酸钠 2mg,静脉滴注 1 次;利塞膦酸钠,口服 5mg/d 或每周 35mg。

2. CKD 患者如果合并骨质疏松和/或高骨折风险,可予活性维生素 D 及其类似物和钙剂治疗。

3. CKD 患者降钙素的使用

降钙素治疗的指征包括:

- 其他药物治疗无效的骨质疏松症患者,如高转化骨质疏松、老年骨质疏松、糖皮质激素治疗引起的骨质疏松。为防止骨量进行性丢失,建议根据个体需要适量补充钙和维生素 D(2B)。
- 骨质溶解或骨质减少引起的骨痛(未分级)。
- 伴严重高钙血症的 CKD 患者(2B)。

4. 对于骨折风险高的女性绝经后骨质疏松症、男性原发性或性功能减退性骨质疏松症及糖皮质激素诱导性骨质疏松症,尤其是抗骨吸收药治疗无效的患者,重组 PTH 能够增加 BMD、改善骨重构,建议使用重组 PTH 进行治疗(2C)。

5. CKD G1~G2 期合并性激素减少相关骨质疏松的患者,如 60 岁以前的围绝经期和绝经后妇女,特别是有绝经相关症状及泌尿生殖道萎缩症状的妇女,可使用雌激素类药物治疗骨质疏松(2B)。

6. CKD G1~G2 期患者确诊为绝经后骨质疏松的女性,可使用雌激素受体调节剂治疗(2B);CKD G3~G5D 期绝经后女性患者,若在 iPTH 控制良好时仍有严重的骨质疏松或骨折,可考虑使用(未分级)。

第二节　相关法律及技术规范要点

我国、ICH 及欧洲药品管理局人用药品委员会(CHMP)目前尚未有专门用于治疗 CKD-MBD 药物的临床研究指南。治疗 CKD-MBD 相关药物的临床试验除遵循国际人用药物注册技术协调会(ICH)、《中华人民共和国药品管理法》及其实施条例、《药品注册管理办法》和《药物临床试验质量管理规范》等药品临床研究的一般原则,同时也要遵循已发布的其他相关临床研究技术指导原则如《化学药物临床药代动力学研究技术指导原则》《化学药物和生物制品临床试验的生物统计学技术指导原则》《化学药物临床试验报告的结构与内容技术指导原则》等(详见第一章第二节)。治疗骨病的药物试验,可参考 EMA-CHMP 提出的用于治疗原发性骨质疏松的指南。

第三节　临床试验设计

治疗 CKD-MBD 药物的临床试验设计遵循药物临床试验设计的随机、对照、重复及盲法原则。临床研究设计的四要素分别为研究对象(participant)、干预措施(intervention)、对照(control)和结局(outcome),简称为 PICO。治疗 CKD-MBD 药物的临床试验设计需要围绕此四要素进行,合理的 PICO 设定对于临床研究假说的验证及结果的应用至关重要。下面就治疗 CKD-MBD 药物临床试验设计的 PICO 原则及注意事项进行阐述。

一、研究对象

研究对象的选择非常重要,关系到一项研究的成败。选择研究对象时必须结合其代表性、预期效应量及实际情况进行。临床研究通常通过设定严格的入选标准及排除标准来限定研究对象。

首先,选择代表性人群进行研究,这样得出的最终结果才能合理推广到合适的目标人群。治疗 CKD-MBD 药物领域的大型 RCT 均为国际多中心合作项目,包括西那卡塞治疗透析患者甲状旁腺功能亢进的随机对照试验(EVOLVE)、一项评价 Etelcacetide 与西那卡赛对于血液透析患者血清甲状旁腺激素的疗效的随机对照临床试验(Effect of etelcalcetide *vs* cinacalcet on serum parathyroid hormone in patients receiving hemodialysis with secondary hyperparathyroidism:a randomized clinical trial,NCT1 896232),也是考虑到覆盖不同人种和地区的因素。治疗 CKD-MBD 药物临床试验研究对象的选择需要考虑 CKD 分期,透析患者要考虑透析模式。以高磷血症为例,高磷血症在 CKD 的不同阶段其患病率差异较大,如血液透析患者具有高磷血症的比例高达 50% 左右,选取该人群作为试验对象可相对容易地获得期望的临床效果;反之,如果在 CKD 1~3 期进行治疗高磷血症药物的临床研究,将很难获得满意的研究对象。因此,如要选择非透析患者,可以考虑 CKD 4~5 期,如一项随机、双盲、平行对照试验(RECOVER,NCT03001011)研究碳酸司维拉姆在非透析高磷血症患者中的疗效和安全性。在 CKD 早期,肾脏对磷的排泄受肾功能影响,继发性甲状旁腺功能亢进症的患病率较低及程度较轻,维生素 D 受体激动剂的使用率较低,通过基础治疗,血磷达标的机会较高。如选择这部分患者进行磷结合剂的研究,可能显示不了磷结合剂的疗效,因为人群选择的偏倚可导致结果出现偏差。

其次,要充分考虑研究对象的特征,以期研究结果精准地实现应用价值。如在透析患者中选择使用华法林的患者作为研究对象,研究使用利伐沙班替换华法林联用或不联用维生素 K_2 对血管钙化的影响(Effect on vascular calcification of replacing warfarin by rivaroxaban with or without vit K_2 in hemodialysis patients,NCT02610933)。血液透析患者存在广泛的血管钙化,其中有研究提示维生素 K 不足可能增加血管钙化的风险,而华法林具有拮抗维生素 K 的作用,因此可能进一步增加血管钙化的风险;换言之,该研究选择血管钙化的高危人群研究不同干预方法对于血管钙化进展的影响,其结果对于临床有重要的参考价值。

再者,要考虑研究的实际可行性。要尽量入选容易达到预定的效应量的研究对象,同时也需要考虑筛选和入组患者的难度,在实际入选过程中要注意平衡这 2 个方面的要求。系统性回顾及探索性单中心试验可以为后续的大样本多中心研究提供重要的参考依据。

最后,CKD-MBD 的各指标之间具有复杂的联系,因此还应对其他相关指标提出一定的要求以最大程度地保证受试者的安全及受益。如在进行治疗继发性甲状旁腺功能亢进药物的临床研究时,需要同时对血钙、血磷及甲状旁腺结节进行筛查及选择。如 EVOLVE 研究的入选标准:①年龄 ≥18 岁;②维持性血液透析(CKD 分期及透析模式);③PTH ≥ 1.8pmol/L(300ng/L)(疾病严重程度);④血钙 ≥2.1mmol/L(84mg/L)(合并指标情况);⑤血钙磷乘积 ≥3.63mmol^2/L^2(4 500mg^2/L^2)(合并指标情况)。

二、干预措施及对照选择

制订干预措施及设定合理的对照组应根据药物临床试验分期、研究目的不同而异。Ⅰ期临床研究包括耐受性研究(以不同剂量的药物为干预手段)、药动学研究(除一般影响因素外,还包括肾功能及透析的影响)、药效学研究(如降低血磷的效果、降低甲状腺素水平的效果等)。Ⅱ临床试验是治疗作用的初步评价阶段,主要用于评价药物对相应疾病的治疗作用和安全性,并探索药物的疗效强度和剂量范围,为Ⅲ期临床试验的设计和给药方案提供参考依据。Ⅱ临床试验一般采取安慰剂对照,并设立不同剂量的治疗组。Ⅲ期临床试验为治疗作用的确证阶段,通常采取双盲、随机、平行对照的研究方法。Ⅲ期临床试验可采取安慰剂或其他指南建议的治疗方案作为阳性对照,如在治疗 SHPT 的临床试验中,可以选择 VDRA、拟钙剂作为对照。Ⅳ期临床试验即药品上市后研究,目的是考察在广泛使用条件下治疗 CKD-MBD 药物的疗效及少见不良反应,也可作为长期获益及风险的评估,包括是否降低患者死亡风险、是否有潜在严重不良事件风险,以及药物临床经济学评价如何等。此时,根据不同的目的,可以进行随机对照试验(一般为阳性对照)。CKD-MBD 的血清学指标为常见的干预靶点,多数药物存在剂量与疗效的关系。因此,在设定干预方案时应规定给药剂量、途径、间隔及给药时机(如透析后)。另外,CKD-MBD的治疗基础较为复杂,对于合并的基础治疗进行合理控制也是保证临床试验能够解答相应临床问题的重要环节。

三、结局

研究结局包括判断药物疗效和安全性的最重要的观察指标,尤其是主要结局,与研究质量相关。合理选择研究结局是临床研究是否能够回答所提出的问题的前提,必须明确规定研究主要结局,包括具体观察时间点。一项研究一般以一个主要结局为核心进行设计,再加上次要观察终点,包括疗效及安全性指标。如前所述,CKD-MBD 作为一种临床综合征,诸多环节异常中以血清学指标作为主要观察指标具有一定的合理性,在目前的临床试验中较为常见。如新型拟钙剂 etelcalcetide 与西那卡塞的头对头研究中(NCT03299244),选择的主要结局为 20~27 周时血清 PTH 下降>30% 的比例,次要观察指标则包括血清 PTH 下降>50% 的比例、血钙变化百分比、血磷≤45mg/L 的比例等。在设计试验终点时,除非是探索性研究,否则应对既往研究结果进行系统回顾,在此基础上选择主要结局,建立科学假说,方可制订可行的临床研究方案。

四、样本量的计算

随机对照试验的本质是对目标人群进行抽样研究,因此存在抽样误差,需要合理计算样本量。样本量的计算主要考虑以下几个因素：①研究的把握度(power)，通常考虑至少80%，最好在90%以上；把握度越大，样本量也就越大。②第一类错误，即α值，要求控制在5%以下。③研究的假设检验，也就是优效性(superiority)检验还是非劣效性(non-inferiority)检验。④干预措施的效应量估计，一般效应量绝对值越小，需要的样本量越大，其设定除通过探索性研究获得参考外，还可以通过系统荟萃获得，但一定要考虑研究对象的特征，可以通过 meta 亚组分析、meta 回归等多种方法提供参考信息。⑤研究的终点类型，是连续性变量还是分类变量。⑥研究的随访时间，一般用于生存分析，如研究结局终点为心血管死亡事件，随访时间越长，相对需要的样本量越少，但可能会增加失访率。⑦患者失访率，通常失访率越低越好，要求控制在 10% 以内。计算样本量需要研究者提供以上数据，然后由专业统计人士或借助统计软件(如 PASS)进行计算。

除此之外，治疗 CKD-MBD 相关药物的临床试验病例数应当符合统计学要求和最低病例数要求。Ⅰ期临床试验的最低病例数(试验组)为 20~30 例；Ⅱ期临床试验的试验组和对照组的最低病例数均不得低于 100 例；Ⅲ期临床试验的试验组例数不低于 300 例，对照组与治疗组的比例不低于 1∶3，具体例数应符合统计学要求；Ⅳ期临床试验应在多家医院进行，观察例数不少于 2 000 例。

五、数据获取及统计

1. 研究数据的获得　数据所设计的项目应包括研究在实施、监察及分析过程中的数据。数据采集可通过多种方法，包括纸质版材料和电子化信息。另外，使用电子健康数据库系统、患者登记系统及新的技术(如数字化健康数据工具)可能会作为新的研究评估手段。不管是研究中所产生的研究数据(如来自随访中的 CRF 表)，还是来自研究外部的研究数据(如来自医疗记录)，都应该能溯源。在信息化高度发展的今天，尤其对血液透析患者 CKD-MBD 方面的研究，必须尽可能借助信息手段，既能提高临床研究的效率，也能提高数据的质量。

2. 科学的统计分析方案　所有临床研究从设计开始均应有统计背景的团队介入，制订样本量及主要研究终点的统计方案。大型临床研究往往在设计时已由 2 人以上的统计人员对主要终点的分析计划撰写统计代码，并记录版本和时间点，当数据清理完毕后，按照既定的统计方案，由 2 人或 2 人以上的统计人员独立进行统计分析以保证结果的一致性。

六、降低或评估偏倚的方法

临床研究设计中必须阐述可能干扰结果的偏倚，不同类型的临床研究有不同的偏倚来源。在干预性研究中，随机化分配是最为推荐的降低偏倚的方法。随机化过程虽然解决了随机时不同组别之间的差异，但是并不能完全避免随机后产生的差异。有些患者可能会因为疗效不佳或不良事件而脱离研究,在设计时应该考虑到这点。盲法可以降低在研究执行或者分析过程中有意或无意的偏倚。设盲的环节越多,这种主观因素引起的偏倚就越小。治疗 CKD-MBD 药物的临床研究遵循所有临床研究中降低偏倚的一般原则。

第四节　有效性评价

临床研究的最终目标是改善患者的生活质量,因此降低死亡率是所有临床研究设计的硬终点。然而,这需要有足够的事件数,才能验证某药品与对照治疗方案相比具有显著降低患者死亡风险的作用。这就要求临床研究需要较高的样本量及较长的随访时间来获得临床问题的验证。CKD-MBD 相关骨病检验的金标准是骨活检,而骨活检在临床上开展较为困难,因此将其作为首选的有效性评价指标有一定难度。血管钙化一般基本不可逆,是钙磷代谢、继发性甲状旁腺功能亢进、透析及其他危险因素的综合长期持续作用所导致的。因此,目前临床上以血管钙化积分作为评价指标的短期研究很少出现阳性结果。对于 CKD-MBD 而言,血清学指标与患者的预后显著相关,采用血清学指标作为替代终点,一是能够缩短研究周期,二是针对 CKD-MBD 疾病早期的治疗,意义较大。

一、磷结合剂的有效性评价原则

随着 CKD 的进展,尤其进入透析治疗后,高磷血症的患病率急剧升高。大量临床资料表明,高磷血症与 CKD 患者的临床硬终点之间存在密切的相关性。高磷血症作为可以干预靶点,临床研究也提示磷结合剂的使用可以降低患者死亡风险。因此,磷结合剂的有效性常常以使用磷结合剂之后血磷的下降情况作为有效性指标。同时,由于 CKD-MBD 的血清学指标之间错综复杂的联系,从临床获益方面评估,以血磷达标或加上其他血清学达标的比例也常用作评价磷结合剂有效性的指标。因为磷结合剂虽能降低血磷,但由于其他指标异常而被迫终止该治疗方案也是影响其持续降磷及长期临床益处的重要考量因素。因此,对于磷结合剂而言,在设计临床试验评价其有效性时,首先要考虑降磷的效果,再根据实际情况决定是否联合其他有效性指标。

二、维生素 D 受体激动剂的有效性评价原则

维生素 D 受体激动剂通过激动维生素 D 受体发挥作用,目前尚无针对该类药物有效性评价指标的规定。本类药物包含活性维生素 D 及其类似物,根据作用靶点可分为选择性及非选择性。虽然不同的维生素 D 受体激动剂对于肠道相应受体的作用能力不同,部分维生素 D 受体激动剂用于骨质疏松、低钙血症等的治疗;但本类药品作为继发性甲状旁腺功能亢进症的治疗手段,都可通过激活甲状旁腺的维生素 D 受体而达到降低甲状旁

激素的作用。而继发性甲状旁腺功能亢进症,尤其当血清 iPTH 为正常值上限的 9 倍以上时透析患者死亡风险会限制增加,并且临床研究也提示维生素 D 受体激动剂的使用可降低透析患者死亡风险。因此,在有效性评价方面,首先应以血清甲状旁腺水平下降程度,或联合 iPTH 及其他血清学指标达标情况作为主要指标。从长期临床获益考量,骨密度(骨质量)、甲状旁腺手术、骨折、住院及心血管死亡可以作为长期终点。

三、拟钙剂的有效性评价原则

拟钙剂是指可以模拟钙作用于组织而发挥效应的药物,通过变构与激活组织中的钙敏感受体发挥作用。当其作用于甲状旁腺细胞表面的钙敏感受体时,控制 PTH 的生物合成和甲状旁腺细胞生长而实现对 PTH 分泌的抑制作用。与维生素 D 类似物相似,评价拟钙剂治疗 CKD-MBD 的有效性仍然首先应以血清甲状旁腺水平下降程度,或联合 iPTH 及其他血清学指标达标情况作为主要指标。从长期临床获益考量,甲状旁腺手术、骨折、住院及心血管死亡可以作为长期终点。

四、抗骨质疏松药的有效性评价原则

评价抗骨质疏松药的有效性可选取骨密度(骨质量)、骨折作为研究终点。除此之外,生活质量、住院及死亡风险均与骨质疏松密切相关,也可以作为长期研究终点。

根据 EMA-CHMP 关于用于预防慢性肾脏病或延缓肾脏病进展的药物的临床观察指南,非透析患者延缓肾脏病进展的有效性评价指标可选择肌酐或联合胱抑素 C、估算肾小球滤过率(eGFR)、蛋白尿或尿白蛋白水平等。

第五节　安全性评价

安全性评价的主要目的是保护研究受试者在接受药物试验时安全。因此,临床试验期间发生的所有不良事件遵循药物临床试验关于不良事件的要求,从不良反应的识别、监测到报告的各个环节都根据系统的流程进行,相关记录必须完整翔实,包括事件发生的时间和程度、与研究药物可能的因果关系初判、处理及转归。对于 CKD 患者而言,除考虑药物作用机制、药动学及其他药物中常见的潜在不良反应外,还需要根据不同的 CKD 分期及特定靶器官的安全性进行考量。包括以下方面:

1. 肝脏　肝脏作为药物损害的常见器官,药物临床研究时必须对其进行监测,在治疗 CKD-MBD 相关药物的临床试验中也必须常规监测。

2. 肾脏　对于非透析 CKD 患者,肾功能既可作为有效性指标,也可作为安全性指标。除此之外,由于人群的特殊性,CKD 患者容易合并电解质紊乱、酸碱失衡等,因此在该人

群中进行的药物临床研究对上述安全性指标应给予重视。

3. 骨(骨折) CKD-MBD 的骨病变难以用单一的指标进行有效预测,目前也没有专门针对 CKD-MBD 患者骨折风险的预测方法。而骨折作为靶器官受损的临床结局,不仅容易监测,并且与患者住院及生存均相关。

4. 心血管 心电图是常用的安全性指标,心脏彩超测量的左室后壁指数也常用于替代心血管疾病及死亡的有效指标。另外,CKD-MBD 的各个方面都与患者的长期生存休戚相关,最为明显的血管钙化能明显增加心血管疾病及相应的死亡风险。因此,不管是否将主要心血管事件(包括心血管死亡)或死亡作为研究设计的主要终点,都需要将其作为安全性指标进行监测和评价。

另外,临床研究中应设立数据安全委员会,中期或定期对数据进行分析,以便在获知安全性信号时采取相应的处理措施,如暂停或终止研究,以最大程度地保障受试者安全。

第六节 特殊人群中进行的研究

特殊人群一般指老年人、肝肾功能不全者、孕妇及哺乳期妇女、新生儿及儿童等处于特殊病理或生理状态下的人群。在治疗 CKD-MBD 新药的开发研究中,应开展针对特殊人群的临床研究以保证特殊人群用药的疗效及安全性。

一、老年人

老龄是 CKD 的危险因素,也增加 CKD 的全因死亡及心血管死亡风险。在 CKD-MBD 中,血管钙化及骨病的患病率和严重程度均较高。2016 年 EMA-CHMP 关于延缓慢性肾脏病进展的指南中提及确证性研究必须纳入足够的老年人群,并充分考虑合并疾病(如心血管疾病、糖尿病等)。CKD-MBD 并非老年人群特有的疾病,因此通常建议Ⅲ期药物临床试验必须纳入足够的老年受试者,一般 100 例老年受试者就足够发现有意义的临床差异。该人群 CKD-MBD 骨病及血管钙化的特点较为突出,对其进行药物临床试验时,除要遵循一般临床研究针对老年人群的特殊要求(药动学特点)外,尤其应注意骨折及心血管安全性。

二、儿童

儿童的药物代谢能力弱,尤其合并 CKD 的儿童。另外,儿童处于发育期,CKD-MBD 所涉及的代谢异常与儿童的生长发育密切相关。CKD-MBD 相关指南对儿童的管理与成人亦有不同。因此,涉及儿童 CKD-MBD 的治疗药物研究除应遵守在儿童中开展临床试验的一般指导原则外,还要考虑到肾功能的不同阶段、考虑到不同年龄及性别阶段的血钙的参考值。儿童使用治疗 CKD-MBD 相关药物时需要考虑的一个很重要的问题就是儿童的骨和其他身体器官的生长发育可能特别需要钙及甲状旁腺激素等方面的调节。在儿童药物临床试验开始前,必须获得以下数据和信息:①该药是否可导致其身体发育、中枢神经系统功能或最终的生殖能力发生改变;②是否对成人试验的安全性和有效性进行过合理的综合评价,包括药物剂量、反应、作用持续时间及体内生理过程的信息;③设计研究对象时需要根据年龄分配到适当的年龄组,如童年组、青春期前组、青春期组。必须充分研究受试儿童体内药物的吸收、分布、代谢和排泄情况。

三、孕妇

CKD 增加妊娠的风险,妊娠本身也可引起 CKD-MBD 的改变,需要临床医生密切注意。在进行治疗 CKD-MBD 药物的临床试验之前,必须对患者进行全面评估,包括肾功能(eGFR)、可能引起肾功能或疾病恶化的指标如尿蛋白、血压、狼疮患者的疾病活动度及合并用药等。在妊娠过程中需要严密监测各项相关指标,警惕疾病复发及妊娠不良结局。

美国食品药品管理局(FDA)2015 年新修订的说明书,针对孕妇、胎儿及哺乳期婴儿提供更多的有效信息,包括药物是否泌入乳汁、是否影响婴儿等。同时,新说明书还将加入"备孕的男性与女性"条目,就药物对妊娠测试、避孕及生育的影响注明相关信息。

大部分 CKD-MBD 治疗药物属于缺乏孕期安全性或是否分泌进入乳汁的证据,双膦酸盐禁用于妊娠期及哺乳期患者。基于伦理方面的原因,治疗 CKD-MBD 的新药一般不在孕妇中进行大规模的临床试验,除非有足够的体外研究或动物实验的证据表明新药对母体和胎儿没有危害性。

四、肝肾功能不全者

CKD-MBD 的患病率随肾功能不全进展而升高,因此研究纳入的患者基本在 CKD 3 期以上,包括透析患者。肾脏又是药物排泄的主要器官,肾功能损害时药物的吸收、分布、代谢、排泄过程均受影响,透析过程可能影响药物的清除,进而影响药物及其活性代谢产物的药理作用强度及维持时间,产生或加重不良反应,有时可使药物失效或者发生蓄积而产生毒副作用。同样,肝脏也是药物代谢和解毒的重要脏器,肝功能减退对药物的药动学、药效学等诸方面均产生一定影响。另外,肝脏及肾脏又是药物损伤的靶器官,因此在药物临床试验中必须将肝肾功能不全患者作为特殊研究对象,有特殊的安全性考量。

第七节　临床研究实例介绍

一、Etelcalcetide(AMG416)治疗慢性肾脏病血液透析合并继发性甲状旁腺功能亢进症患者的疗效和安全性研究(NCT01788046)

1. 研究目的　评价 AMG416 治疗慢性肾脏病血液透析合并继发性甲状旁腺功能亢进症患者的疗效和安全性。

2. 研究设计类型　为一项随机、双盲、1∶1 平行组、安慰剂对照Ⅲ期临床试验,非劣效性/优效性临床研究。

3. 研究对象　慢性肾脏病血液透析合并继发性甲状旁腺功能亢进症患者。

4. 预计样本量　假定 60% 的患者可达到 PTH 较基线下降 30% 以上,非劣效性检验界值为 12% ;或优效性检验,以 PTH 较基线下降 50% 为有效反应,假定 etelcalcetide 的有效率为 60% ,西那卡塞为 45% ;$1-\beta$ 为 90% ,α 为 0.05,1∶1 设计,每组需要 300 例。

5. 入选标准

(1)理解研究并知情同意。

(2)年龄在 18 岁及 18 岁以上。

(3)研究期间同意不参加其他临床试验。

(4)接受血液透析每周 3 次,持续最少 3 个月。

6. 排除标准

(1)筛选期正在接受其他药物或器械试验,或者停止其他临床试验不超过 8 周。

(2)计划或预判在研究期间可能接受甲状旁腺切除术。

(3)在给药之前 3 个月内已经接受甲状旁腺切除术。

(4)计划或预判在研究期间可能接受肾移植术。

(5)已知对研究药物或成分过敏。

(6)之前已参加过 AMG416 的其他临床试验。

(7)根据病史、体格检查及实验室检查或研究者判定受试者正处于不稳定的医学状况。

(8)研究者判定受试者的疾病史中存在干扰研究结果或者增加额外安全风险的疾病。

7. 用药及分组

(1)试验组:受试者透析后接受静脉注射 etelcalcetide,每周 3 次,持续 26 周。起始剂量为 5mg,根据前 1 周的 PTH 及校正钙浓度,可在第 5、9、13 和 17 周(4 周间隔)增加 2.5mg 或 5mg。最小剂量为 2.5mg,最大剂量为 15mg。

(2)对照组:采用安慰剂治疗,给药方法及调整方案同试验组。

8. 试验终点

（1）主要终点：20~27 周的 PTH 水平较基线的下降幅度>30%；未在上述时间点进行 PTH 检测的视为非应答人群。

（2）次要终点：20~27 周的 PTH 水平达到≤300ng/L 的百分比，未在上述时间点进行 PTH 检测的视为非应答人群；20~27 周的 PTH 水平较基线的下降百分比，未在上述时间点进行 PTH 检测的视为非应答人群；20~27 周的透析前校正钙水平较基线水平的下降百分比，未在上述时间点进行检测的视为非应答人群；20~27 周的透析前钙磷乘积水平较基线水平的下降百分比，未在上述时间点进行检测的视为非应答人群；20~27 周的透析前血磷水平较基线水平的下降百分比，未在上述时间点进行检测的视为非应答人群。

二、评价口服帕立骨化醇在慢性肾脏病 3~5 期患者中延缓心肌肥厚、减轻炎症和粥样硬化的前瞻性、双盲、随机、安慰剂对照试验（NCT00796679）

1. 研究目的　旨在评价口服帕立骨化醇在 CKD 3~5 期患者中延缓新心肌肥厚、减轻炎症和粥样硬化的作用。

2. 研究设计类型　一项随机、双盲、平行组、安慰剂对照临床试验，优效性临床研究。

3. 研究对象　CKD 3~5 期非透析患者。

4. 预计样本量　假定 2 组患者的左室质量差距 10g，即左室质量指数为 $2.7g/m^2$，$1-\beta$ 为 90%，$\alpha=0.05$，1：1 设计，脱落率为 20%，每组需要 30 例。

5. 入选标准

（1）诊断为 CKD 3~5 期[eGFR<60ml/（min·1.73m²）]至少 2 个月，并预计 1 年内不会进入透析。

（2）心脏超声提示受试者存在左室肥厚的证据。

（3）4 周内未接受维生素 D 治疗。

（4）进入治疗期，受试者必须 iPTH≥55ng/L 或 5.8pmol/L（使用 Nichols 第二代试剂或相似的试剂检测），血清钙<2.55mmol/L（102mg/L），血清磷≤1.68mmol/L（52mg/L），钙磷乘积<4.36mmol²/L²（5 400mg²/L²）。

（5）育龄期女性受试者必须同意采取避孕措施。

（6）知情同意参加本研究。

6. 排除标准

（1）对维生素 D 或维生素 D 的相关成分有过敏史。

（2）肾结石病史。

（3）合并肿瘤。

（4）限制的胃肠道疾病或肝病。

（5）近 3 个月内有急性肾衰竭病史。

(6)6个月内有药物或酒精成瘾者。

(7)HIV 阳性。

(8)依从性差者。

(9)正在使用可能对钙、磷代谢有影响的药物,如降钙素、西那卡塞、双膦酸盐制剂或本试验药物以外的维生素 D 制剂,或除女性在稳定使用的雌激素和/或孕激素以外的其他可能影响钙或骨代谢的药物。

(10)急性肉芽肿性疾病。

(11)妊娠期。

(12)正在或者 6 个月内使用激素或免疫抑制剂超过 14 天。

(13)存在 MRI 检查的禁忌证。

7. 用药及分组

(1)试验组:iPTH<500ng/L 时,帕立骨化醇胶囊 1mg/d 口服;如 iPTH≥500ng/L,帕立骨化醇胶囊 2mg/d 口服;此后,根据安全性指标(低 PHT、高钙血症、高磷血症)以 1mg 的梯度调整剂量,治疗时间持续 1 年。

(2)对照组:采用安慰剂治疗,给药方法及调整方案同试验组。

8. 试验终点

(1)主要终点:1 年时 MRI 检测的左心室厚度指数的改变。

(2)次要终点:1 年时的左心房及左心室大小、收缩及舒张功能、颈动脉中层厚度、血流介导的扩张功能、脉搏波传播速度、血清炎症因子及心脏生物标志物、iPTH、24 小时尿蛋白定量及肾功能改变。

三、评价盐酸西那卡塞治疗慢性肾脏病透析合并继发性甲状旁腺功能亢进症患者降低心血管事件的临床试验(NCT00345839)

1. 研究目的　旨在评价盐酸西那卡塞对慢性肾脏病透析合并继发性甲状旁腺功能亢进症患者的心血管事件及死亡的影响。

2. 研究设计类型　为一项随机、双盲、平行组、安慰剂对照临床试验,优效性临床研究。

3. 研究对象　CKD 透析合并 SHPT 的患者。

4. 预计样本量　假定对照组的复合终点年发生率为 23.2%,治疗效应量为 20%,1.5 年的入组期,4 年的研究总周期,年失访率为 1%,退出率为 10%,1−β 为 90%,α = 0.05,1∶1 设计,脱落率为 20%,需要达到 1 882 个事件的样本量。

5. 入选标准

(1)年龄≥18 岁。

(2)维持性血液透析治疗,PTH≥31.8pmol/L(300ng/L)。

(3)血钙≥2.1mmol/L(84mg/L)。

(4)血钙磷乘积≥3.63mmol²/L²(4 500mg²/L²)。

6. 排除标准

(1)在接受知情同意之前的 12 周内接受过甲状旁腺切除术。

(2)随机之前 3 个月内接受过西那卡塞治疗。

(3)在随机 12 周内因如下原因住院:①心肌缺血;②不稳定型心绞痛;③心力衰竭(包括各种非计划性的到医疗机构进行的干预性治疗,如非计划透析);④外周血管疾病(除透析通路原因外);⑤脑卒中。

(4)随机前 12 周内出现癫痫发展。

(5)计划接受可知的活体肾移植。

(6)预计随机后 6 个月内接受甲状旁腺切除术。

7. 用药及分组

(1)试验组:西那卡塞的剂量分别为 30、60、90、120 和 180mg。起始剂量为 30mg/d,前 20 周每 4 周调整 1 次剂量,20 周以后每 8 周调整 1 次剂量。剂量调整依据 PTH 水平、血钙及安全性指标。

(2)安慰剂对照组:安慰剂的剂量分别为 30、60、90、120 和 180mg。起始剂量为 30mg/d,前 20 周每 4 周调整 1 次剂量,20 周以后每 8 周调整 1 次剂量。剂量调整依据 PTH 水平、血钙及安全性指标。预计治疗 2.5~4 年。

8. 试验终点

(1)主要终点:到达发生主要复合终点的时间(全因死亡、心肌梗死、不稳定型心绞痛、心力衰竭或外周血管疾病事件导致的住院)(时间计算由随机日期开始到首次确认发生复合终点的时间,预计至 5.4 年);到达发生主要复合终点的时间(全因死亡、心肌梗死、不稳定型心绞痛导致的住院、心力衰竭或外周血管疾病事件),根据是否有糖尿病及国家分层。

(2)次要终点:①到达发生死亡的时间;②到达发生心肌梗死的时间;③到达发生因不稳定型心绞痛导致住院的时间;④到达心力衰竭的时间;⑤到达发生外周血管事件的时间;⑥到达发生心血管死亡的时间;⑦到达发生脑卒中的时间;⑧到达发生骨折的时间;⑨到达甲状旁腺切除术的时间。均根据是否有糖尿病及国家分层。

(王 莉 李贵森 洪大情)

参考文献

[1] Kidney Disease:Improving Global Outcomes (KDIGO) CKD-MBD Work Group. KDIGO clinical practice guideline for the diagnosis,evaluation,prevention,and treatment of chronic kidney disease-mineral and bone disorder (CKD-MBD)[J]. Kidney international supplement,2009,8(113):S1-S130.

[2] 刘志红,李贵森. 中国慢性肾脏病矿物质和骨异常诊治指南[M]. 北京:人民卫生出版社,2018.

[3] Kidney Disease:Improving Global Outcomes (KDIGO) CKD-MBD Update Work Group. KDIGO 2017 clinical practice guideline update for the diagnosis,evaluation,prevention,and treatment of chronic kidney disease-mineral and bone disorder (CKD-MBD)[J]. Kidney international supplement,2017,7(1):1-59.

［4］ CHERTOW G M,BLOCK G A,CORREAROTTER R,et al. Effect of cinacalcet on cardiovascular disease in patients undergoing dialysis［J］. The New England journal of medicine,2012,367(26):2482-2494.

［5］ BLOCK G A,BUSHINSKY D A,CUNNINGHAM J,et al. Effect of etelcalcetide vs placebo on serum parathyroid hormone in patients receiving hemodialysis with secondary hyperparathyroidism:two randomized clinical trials［J］. JAMA,2017,317(2):146-155.

［6］ WANG A Y-M,FANG F,CHAN J,et al. Effect of paricalcitol on left ventricular mass and function in CKD--the OPERA trial［J］. Journal of the American society of nephrology,2014,25(1):175-186.

第九章

治疗肾脏疾病中药临床试验

第一节　治疗肾脏疾病相关中药的分类和概述

　　临床试验设计是基于对疾病和药物的认识来控制变量的过程,是在现代循证医学的基础上发展而来的。中医药的理论基础和药物选择与现代医学存在巨大差异,中药的临床试验设计有其自身的特点,但这并不意味着中医药不能进行临床试验研究。事实上,中医药临床试验结果证据等级不高的原因往往是临床试验方案的设计和选择不当。

　　中医药有悠久的发展史,是在长期的医疗实践中人们将疾病症状和体征与朴素的唯物主义哲学观相结合,进而逐渐归纳总结出的一般规律。司外揣内、见微知著、以常达变是中医诊察疾病的基本原理,这种思维就导致中医在诊治疾病过程中的主观性较强,这也是中医临床试验实现盲法比较困难的原因。而中医辨证方法有阴阳辨证、六经辨证、八纲辨证等,常常对相同疾病的患者却有不同的证型判断,也有不同的处方思路,不同的处方就意味着临床研究的重复性较差、疗效评判的指标多样性。另外,中医的处方多为植物药或动物药,每种药物的成分都很复杂,其安全性及可能存在的偏倚问题等都应考虑,而这些都是中医自身的特点,也影响临床研究方案的选择。中医药的临床研究多为疗效学研究,研究对象多为患者,干预方式多为中药,因此中药的选择对于临床试验方案的设计有重要意义。随着科技发展和现代医学对中医药的影响,中药的类型更加多样化,中成药、单味中药、中药提取物等逐渐增多,如黄葵胶囊和雷公藤多苷片等。不同类型的中药具有不同的特点,与之相适应的临床试验设计也有所不同,故对治疗肾病相关的中药做以下分类概述。

一、中药提取物及单味中药

(一) 中药提取物

　　中药提取物是指按规范化的生产工艺制得的符合一定质量标准的提取物,它包括原药材和提取物生产过程的规范化及原药材和提取物质量的标准化4个方面。中药提取物的研究结合现代医学与中医药学,中药的选择常基于古代文献记载或根据经典名方的组成筛选而得,如葛洪的《肘后备急方》中记载青蒿治疗疟疾,屠呦呦据此提炼出治疗疟疾的青蒿素。相比中药方剂的研究,中药提取物的研究与西药的研究并无太大差别,在药物方面对于临床试验方法的要求也与西药基本一致。影响研究成果的因素主要是有效的中药提取物不易获得,多数研究还是在体外实验和动物实验徘徊,远未到临床试验的研究阶段。在治疗肾脏疾病的药物中,目前应用较多的雷公藤多苷片就属于中药提取物,国内外对于雷公藤多苷的临床研究较多,且有大量的较高质量的实用性随机对照试验(pragmatic randomized controlled trial,pRCT)研究,临床研究方法的选择也较多。总而言之,如果使用中药提取物为干预方法,临床研究的思路和方法与现代医学是基本一致的,与西药的开发并无太大区别,其研究成果易于被人接受。

(二)单味中药

单味中药常常来自经典名方或医书记载并在临床总结中发现有效的药物,单味中药的临床研究有一定的局限性。单味中药应用于临床常难以发挥明显的疗效,或需要超过《中华人民共和国药典》规定的剂量应用,在临床研究注册和伦理学方面都存在诸多问题,但并非不能进行临床研究。在肾脏病临床研究中,单味中药可用于临床优化方案的研究,如黄芪联合缬沙坦与单纯缬沙坦治疗糖尿病肾病的随机对照研究。然而在临床研究中搭载不同的药物(西药或中成药)为后续的研究结果增加交互因素及偏倚风险,最终疗效常受质疑。因此单味中药的临床研究要明确其具体的成分,对可能的作用靶点有预估,并在研究中尽可能地扩大临床样本量,合理使用统计方法,这样才能提高单味中药的临床研究结果质量。单味中药经现代工艺加工后临床疗效增加,此时应用于临床研究时与固定方剂相似,如黄蜀葵花利用现代工艺制成黄葵胶囊后疗效增加。此外,单味中药同样可以应用于随机对照临床试验中。

二、中药固定方剂

中药固定方剂指针对某种疾病使用2味或2味以上药物,按照一定方法组成的较为固定的中药复方,如协定方等。固定方剂(非中成药)多为三甲医院使用,因为这些医院常能接触到大量相同疾病的患者。在长期诊治大量同种疾病的过程中,医生可能会发现同种疾病患者的共同特点,在掌握其中医辨证的本质规律的基础上制订较为固定的治疗方药,即辨病论治。如肾衰Ⅰ号方等。固定方剂与中药提取物的区别在于固定方剂的成分尚不清楚,这是中药方剂的共同特点,影响中药的应用推广,进一步导致中药在治疗某一种疾病时受试人群不足,患者接受度不够。但是固定方剂的应用在盲法上相对有优势,尤其现在许多固定方剂已经开发成中成药。但需要注意的是,在中西医随机对照试验研究中,由于中药和西药的性状差别较大,实施盲法一般需要设计安慰剂组。上海中医药大学附属龙华医院肾病科进行的滋补肝肾颗粒联合口服激素治疗IgA肾病的临床研究中,使用的就是多中心随机、双盲、对照和安慰剂的研究方案。固定方剂是基于辨病论治,若满足受试人群后,相比基于辨证论治的非固定方剂而言,基本能够实现完全随机化,如陈以平教授曾应用参芪膜肾颗粒对照激素联合环磷酰胺开展治疗膜性肾病的多中心随机对照临床研究。然而,国内 RCT 和观察性研究的文献数量比例为 14.7∶1,远远超过国外文献的 1.3∶1。而在缺乏足够的受试人群和接受程度时,不应强调临床试验的类型,虽然临床试验类型不同在循证医学的等级上确实是不一样的,但证据质量可以通过严谨的设计来弥补,如严格设计的单组目标值法或者队列研究常常可以实现。队列研究作为仅次于随机对照的研究方法,常用于病因学研究。近年来,将中药作为暴露因素的干预性队列研究在中医药临床研究中越来越受到重视,英国制药工业协会 2011 年明确提出真实世界的研究与 RCT 证据是相互补充的关系。因此,处理好偏倚的队列研究作为真实世界的研究也可以呈现出较好的临床证据。

三、非固定方剂类中药

中医将辨证论治作为诊治疾病的基本原则,实际上就是针对不同患者的不同证候特点给予相切合的不同治疗方案,所以复杂干预、个体化治疗往往贯穿始终。现代中医在临床过程中往往采用辨证论治与辨病论治相结合的方式。实际上,许多疾病的中医证型病机多样,或病程较长而易出现各种变化,故难以制订十分切合的固定中药处方进行长时间治疗,这也可能是中西医对疾病的不同分类方法造成的。

非固定方剂类中药指方剂的药物组成和/或剂量不固定,但是有相对统一的用药指导原则的临床治疗方案,即个体化中药复方。从制方原则上看,主要包括以下 2 种情况。

1. 中医药专家或团队根据临床经验总结出针对某病的中医治法,如补肾活血法治疗慢性肾脏病、温阳化积法治疗特发性膜性肾病等。被纳入临床研究的患者需要符合该治法的中医证型,这也要求研究者总结和确定的治法应适合临床上该类疾病多数患者的情况,否则研究和应用价值有限,又难以满足样本量要求。在临床实施过程中,医生根据个人经验在主要方剂的基础上进行药味和/或药量的加减变化。

2. 中医药专家或团队根据临床经验总结出针对某病的辨证论治经验,掌握某病的常见证型及相应方药,如中医分期辨证论治治疗高血压肾病、基于辨证论治治疗早期糖尿病肾病等。此类研究往往按照西医诊断标准纳入患者,再根据中医辨证分成不同的证型组,并给予相应的方药,处方灵活性较前者更大。当然,研究者也可制订针对不同证型的固定处方,针对某疾病进行研究时属于非固定方剂,针对某疾病的某一证型进行研究时则属于固定方剂。如中日友好医院的李平教授在开展"糖肾方的多中心 RCT 研究"时曾选择辨病论治与辨证论治相结合的办法:以糖肾方为主方,结合辨证给予既定方案的固定药物;后又针对气阴两虚夹瘀证的糖尿病肾病患者开展固定方剂的临床研究。

非固定方剂(个体化中药复方)的临床试验需报告复方如何、何时和由何人进行加减,并选择适当的临床试验设计。因为需要医生对患者病情进行分析,所以非固定方剂的临床试验中盲法实施较为困难。结合此类研究干预方案的特点,常用的临床试验设计包括：①单病例随机对照试验（randomized controlled trial in individual patient，N-of-1），可较大限度地满足治疗个体化的要求，操作性强，样本量少；②实用性随机对照试验（pRCT），pRCT 不要求盲法，可以实现复方的个体化，但需要尽量提高内部真实性；③群组随机试验，可以医院类型分组，如西医院和中医院分别独立进行西医和中医干预后对比两者的疗效；④观察性研究，包括队列研究、病例对照研究、数据挖掘等。选取怎样的临床试验方案需根据实际情况和研究目的而定，但在实施临床试验前应经过文献发掘、经验总结、横断面和回顾性研究等过程。

四、含中药成分腹膜透析液

腹膜透析目前仍是终末期肾病肾脏替代治疗的主要手段，但是长期腹膜透析可能会导致腹膜的结构和功能发生改变或发生炎症等，从而导致透析效能下降、透析质量降低。国内学者开展加入中药成分的腹膜透析由来已久，以期通过加入中药成分提高透析效能、保护和改善腹膜结构和功能。常用中药包括黄芪注射液、丹参注射液、脉络宁注射液、川芎嗪注射液等，多为益气活血类中药的注射液或提取物。入选患者的中医辨证要求不严格，目前多为观察性研究。由于安全性等问题存在争议，该治疗方法尚未大规模推广研究和应用。

五、中药灌肠剂

中药灌肠疗法起源较早，在汉代张仲景《伤寒论》中就有用猪胆汁灌肠治疗便秘的记载。时至今日，中药灌肠剂在肾脏病、胃肠病、肝病、中风等疾病中广为应用。肠道血运丰富，药物的溶解度及吸收速度较好，肠道充分吸收药物后不经过门静脉，直接由肠静脉进入血液循环。有研究结果表明，中药灌肠治疗提高药物的生物利用度，可借助肠道黏膜毛细血管血液溶质浓度、渗透压梯度，辅助排出毒素及代谢产物。在终末期肾病的治疗中常和腹膜透析或血液透析联合使用，对于各期糖尿病肾病、痛风性肾病等亦有应用。灌肠中药一般为固定复方水煎液，临床研究入选患者的中医辨证要求较宽松，安全性和可行性较高。目前研究大多为学者自拟方剂，多采用加载试验设计，有待筛选出疗效突出而稳定的中药灌肠剂复方，进行大样本量的真实世界研究或 RCT 研究。

六、其他

中医药治疗肾脏疾病的方法和手段丰富，除上述几种外，还有穴位贴敷、中药足浴、穴位注射等特色疗法。对于这些特色方法，在开展临床试验时既要验证疗效，也需注意安全性和可行性等问题。

第二节 相关法律及技术规范要点

一、《中华人民共和国药典》

我国自 1953 年颁布第 1 版《中华人民共和国药典》(以下简称《中国药典》)至今已共颁布 11 版。现在执行的《中国药典》由国家药品监督管理局批准颁布,自 2020 年 12 月 30 日起实施,是药品研制、生产、经营、使用和监督管理等均应遵循的法定依据。历版《中国药典》均客观地反映我国不同历史时期的医药产业和临床用药水平。《中国药典》(2020 年版)的特点是稳步推进药典品种收载,健全国家药品标准体系,扩大成熟分析技术应用,提高药品安全和有效控制要求,提升辅料标准水平,加强国际标准协调,强化药典导向作用,以及完善药典工作机制。建立"最严谨的标准"为指导,以提升药品质量,保障用药安全、服务药品监管为宗旨。在保持药典科学性、先进性、实用性和规范性的原则上,不断强化《中国药典》在国家药品标准的核心地位,标准体系更加完善,标准制定更加规范,标准内容更加严谨,与国际标准更加协调,药品标准整体水平得到进一步提升,全面反映出我国医药发展和检测技术应用的现状。

《中华人民共和国药典临床用药须知》收录的药品信息量大,反映药物的最新研究进展,其中也涉及特殊人群的规范用药,供医生和药剂师使用时参考,为药品使用环节实现严格监管提供支持。

二、《中药新药临床研究指导原则》

1985 年卫生部根据《中华人民共和国药品管理法》制定颁布《新药审批办法》,使我国的新药研制开发步入更为正规的法治化与科学化轨道。1989 年发布的《新药(中药)治疗急性肾功能衰竭临床研究指导原则》提出治疗急性肾衰竭中药的临床研究指导原则,为开展治疗急性肾衰竭中药的临床试验和临床验证提供一定的技术依据。于 1993—2002 年先后发布《中药新药临床研究指导原则》,这一系列指导原则既结合当时的现代科学技术方法,也在中医理论指导下突出中医药特色,在当时对提高中药新药的研制水平起到积极的推动作用,且 2002 年版指导原则在第六章中针对慢性肾炎、慢性肾衰竭的临床研究指导原则分别进行详细叙述,系统介绍治疗肾脏疾病药物临床试验设计应遵循的方法和原则。

三、《中药新药临床研究一般原则》

2015 年,为进一步提高中药新药临床试验的水平和质量,推动中药新药的研究与发展,国家食品药品监督管理总局在 2002 年版《中药新药临床研究指导原则(试行)》的基础上,基于中药新药临床试验现状,参考国内外的相关指导原则而制定的《中药新药临床研究一般原则》是有关研究药物在进行临床试验时的一般原则。本指导原则强调中药新药临床试验需符合伦理学原则,充分保护受试者安全;强调重视中药新药的安全性研究,修订了心、肝、肾等重要脏器安全性评价的具体要求,长期治疗不危及生命疾病的药物需延长疗程进行安全性研究。这一原则明确提高了肾脏安全性研究与评价的具体要求,促进用于肾脏病相关中药研发的规范性和科学性,明确了中药新药开展受益/风险评估的要求、受益/风险评估的原则及临床价值在受益/风险评估中的重要性。

四、《药物临床试验质量管理规范》

2020 年 7 月施行《药物临床试验质量管理规范》,第七十七条规定了研究者手册应当包括的内容,其中提到关于中药民族药研究者手册的内容还应当注明组方理论依据、筛选信息、配伍、功能、主治、已有的人用药经验、药材基原和产地等;来源于古代经典名方的中药复方制剂,注明其出处;相关药材及处方等资料。进一步推动了中药临床试验的规范研究和质量提升,促进中医药研究与国际标准接轨,对实现中药现代化具有重要意义。

2016 年由国家卫生和计划生育委员会颁布实施的《涉及人的生物医学研究伦理审查办法》首次规定临床试验"法律责任"一章,其中临床试验引入行政处罚制裁措施,这对进一步规范临床试验行为有较大的意义。对于涉及人的生物医学研究进行伦理审查管理,该审查方法在涉及人的生物医学研究中保护受试者的生命和健康、维护受试者的合法权益方面发挥重要作用,对促进特殊人群的健康和医疗保健是很有必要的。此办法明确规定涉及人的生物医学研究应当符合特殊保护原则,即对儿童、孕妇、智力低下者、精神障碍患者等特殊人群的受试者应当予以特别保护。

第三节　临床试验设计

一、随机对照试验

在开展一项临床试验之前,明确该试验要解决的临床假说是极为关键的。如果开展中医药治疗肾脏疾病的临床研究,第一件事便是明确假说。如果临床假说是评估中医药方案在治疗某种肾脏病方面的疗效,则随机对照试验便是最佳选择。

1. 概念　随机对照试验(RCT)主要用于评估疗效,通过随机化处理设立试验组与对照组,前者应用试验的干预措施,后者则作为试验组的对照,用来评估试验组的干预措施的有效性。从试验假说的目的来看,RCT 可分为解释性 RCT(explanatory RCT,eRCT)与实用性 RCT(pragmatic RCT,pRCT)。前者是在高度选择的参与者和高度受控的条件下评估研究方案的效力(efficacy),结果具有很强的内部真实性,可重复性高,然而外部准确度较低;后者则相对灵活,更接近现实,目的是评估研究方案在日常实践中的效果(effectiveness),结果具有很强的外部真实性和外推性。

2. 设计要点　以某种中药汤剂治疗某种肾脏疾病的临床研究为例,在设计 RCT 之前需明确以下要点。以下每句话中,前半句为解释性 RCT 的特点,后半句为实用性 RCT 的特点,两者虽同属 RCT,但研究的侧重点不同。

(1)设计的目的是验证中药汤剂(应为工艺稳定的固定制剂,具有一致的药理作用)在治疗某种肾脏病方面的特异性疗效;或某中药方案(以某中药方剂或类方为主,含或不含加减方案,往往不固定剂型)治疗某种肾脏病的总体疗效。

(2)纳入人群是患有某种肾脏病的理想人群(严格的入选标准与排除标准以保证同质性,对年龄、性别、心理因素、文化背景、合并症、并发症等因素的限制较多,避免在纳入过程中出现选择性偏倚);或纳入能够反映临床实际治疗某种肾脏病中所欲施加的所有人群(入选标准比较宽泛,为异质性患者群体,不因患者的年龄、体质等因素而被排除,更不因患者具有合并症或正在服用其他治疗药物而被排除,尽可能地接近临床实际情况)。

(3)所有研究者仅遵循标准化方案对纳入人群实施干预,对研究者要求不高;或不同研究者间对纳入人群的干预及调整方案需经严格的同质化训练(如中药加减方案训练或中医辨证体系训练),对不同研究者的临床水平要求在同样的较高水平。

(4)纳入人群的随机化方式不考虑受试者与研究者的主观意愿,多针对个人进行随机;或纳入人群的随机化基于实际研究情况进行,可以个人随机、组群随机、基于临床专家的随机及结合患者意愿的随机。

(5)采用安慰剂对照以评价特异性疗效;或采用临床最佳常规治疗方案作为对照,也可设空白对照,不评价特异性疗效,仅评价总体疗效。

(6)多对受试者及研究者设盲,即双盲;或对前两者不设盲,设立独立的数据采集、统计分析及结局评价人员,对其设盲。

(7)必须是标准化中药方剂;或在中药方案的基础上允许研究者根据自己的知识结构、临床经验与受试者的病情特点有所选择和调整。

(8)样本量较小,患者的异质性小,组间差异也小;或需要较大的样本量,患者的异质性比较大,既要考虑患者之间的差异,同时也要考虑组间差异,需要大的样本量来消除最终疗效上的偏倚,利用扩大样本量来尽量减少失访和退出对结局评价的影响。

(9)由于仅评价药物的特异性作用,随访时间不需要很长;或需要长时间随访,关注药物的长期效果,更关注患者的长期结局。

(10)统计分析上注重效力评价,强调生物学结局指标的好转,往往是按实际治疗分析,又称"效力分析"(efficacy analysis)或"符合方案分析"(per-protocol analysis,PPA);或强调多重指标,反映患者真正关心的结局,统计学上必须做意向性分析(intention-to-treat analysis,ITTA),由于不强调所有受试者按照分配方案完成试验,依从性评价也作为一个结局进行分析,依从性差提示该治疗在真实临床中的不切实际性。

解释性 RCT 强调以药物为中心,以解释药物的科学性为首要目的,回答的是药物是否有效,并且由于治疗方案的标准化,可进一步涉及药物为什么有效的科学问题,整体上是市场机制驱动下的临床试验。而实用性 RCT 则强调以患者为中心,纳入群体具有充分的代表性,全方位考虑患者、医生、家庭、社会对临床结局的影响,强调基于患者的临床结局;干预设置中考虑医生对结局评价的影响,允许医生有动态干预,允许医生有治疗上的倾斜;对照设置中考虑医德和伦理的约束,不用安慰剂对照;数据处理中采用 ITT,对数据缺失的违背者给予重视,客观评价其临床意义。实用性 RCT 以解决临床问题为首要目的,回答的是对于某种疾病哪种治疗方案更好,目的是为患者提供最佳治疗。

3. 样本量的估算　根据样本量估算公式进行计算。

计量资料样本量计算公式:

$$N_1 = N_2 = \frac{2\left[\left(Z_{1-\frac{\alpha}{2}} + Z_{1-\beta}\right)S\right]^2}{\delta^2}$$

式中,N_1、N_2 分别为两样本含量,一般要求相等;S 为两总体标准差的估计值,一般假设其相等或取合并方差的平方根;δ 为两均数之差值;$Z_{1-\frac{\alpha}{2}}$ 与 $Z_{1-\beta}$ 分别为检验水准 α 和第二类错误概率 β 相对应的 Z 值,α 有单双侧之分,而 β 只取单侧。

计数资料样本量计算公式:

$$N_1 = N_2 = \frac{\left(Z_{1-\frac{\alpha}{2}} + Z_{1-\beta}\right)^2\left[P_1(1-P_1) + P_2(1-P_2)\right]}{\delta^2}$$

式中,N_1、N_2 分别为两样本含量,一般要求相等;$Z_{1-\frac{\alpha}{2}}$ 与 $Z_{1-\beta}$ 分别为检验水准 α 和第二类错误概率 β 对应的 Z 值;P_1 和 P_2 分别代表原有的事件发生率和预计可达到的发生率的值。

此外,实际纳入患者时应当考虑脱落率,故实际纳入的患者数量应为公式所得数值的 1.10~1.15 倍(脱落率为 10%~15%)。

4. 亮点与优势　与西医研究不同的是,在遵循临床研究规范的同时,中医药的临床研究也需要遵循中医药传统理论的思维和原则。对于临床中医医生主导开展的治疗肾脏病中药的临床研究而言,实用性 RCT 以其贴近临床现实问题的特点而有广阔的应用前景。并且基于临床实际情况,在设计实用性 RCT 时还可根据实事求是的原则体现多种试验方案的结合。如中医药临床研究中多见患者对于治疗方案的选择具有较强的主观意愿,研究者在纳入时可根据其是否愿意进行随机分配分组,不进行随机分配的患者亦可纳入作为前瞻性队列开展研究,在分析时进行总体分析,使结果更接近现实实践。如 Witt C M 等在比较常规治疗的基础上加用针刺与单纯常规治疗对痛经的临床疗效和成本效益的试验中采用结合患者意愿的随机分组,将愿意接受随机分组的患者分为针刺组与对照组,拒绝接受随机的患者列入非随机针刺组进行队列研究。这样的设计使中医药治疗过程中患者缺乏意愿和医生的资历浅造成的依从性差的问题得到一定的解决,当然这也不可避免地出现疗效评价上的选择性偏倚,整体的研究设计也不仅仅是简单的 RCT。

实用性 RCT 本身也因入选标准、干预措施、对照措施、结局评价及试验条件等方面的差异而存在不同,根据标准不同,可划分为精确 pRCT、宏观 pRCT 与两者兼有的连续体。对于开展中药方剂的实用性 RCT 而言,差异可体现在以下 4 点(以治疗膜性肾病的中医药临床研究为例)。

(1)入选标准的严格程度:研究者在具有代表性的总体研究群体上进一步严格筛选,如具有较好的依从性、辨证符合阳虚瘀积、既往无治疗史者,可认为是更精确的入选标准;而不进一步限制则代表总体的膜性肾病群体,可认为是更宏观的入选标准。

(2)干预及对照措施的标准化程度:以麻黄附子合肾着汤标准化加减中医药方案对比利妥昔单抗方案,该设置中中医药方案的灵活程度局限,有严格的加减方案,对照方案也严格标准化,并且是最佳临床治疗方案,这种设置可认为是更精确的;以温阳化积法方案对比免疫抑制方案,中医药方案的灵活性较大,中医药的治疗原则符合温阳化积法,以麻黄附子合肾着汤为主方,而加减方案不做严格限制,符合治法即可,同时对照方案也灵活性极大,属于临床常规治疗方案,这种设置可认为是宏观的。

(3)结局评价的标准化程度:以 24 小时尿蛋白定量、血白蛋白及估算肾小球滤过率 3 项客观指标规范化结合(完全缓解或部分缓解)作为主要结局评价,可认为是精确的;以患者的症状积分、生活质量评分等作为主要结局评价,可认为是宏观的。

(4)试验条件的标准化程度:在严格的试验环境中开展,可认为是精确的;在常规医疗环境中开展,可认为是宏观的。

实用性 RCT 的设计根据标准的不同,研究结果的解读也有所不同,研究者要根据实事求是及具体问题具体分析的原则加以解读。整体来说,实用性 RCT 的目的就是评价总体疗效,依然遵循采用随机分组及分配隐藏的原则;在干预/对照措施设置上可采用研究方案+阳性/标准/常规方案对比阳性/标准/常规方案的叠加设置,也可采用研究方案对比阳性/标准/常规/空白方案的设置,需要根据不同的疾病与伦理状况考虑;在对照设置上不采用安慰剂,不对患者设盲,强调对独立的数据采集、统计分析及结局评价人员设盲,是值得在肾脏病中药临床研究中推广应用的试验方案。

二、队列研究

1. 概念 队列研究是一种观察性研究,主要是针对特定人群观察暴露因素对结局影响的临床研究。该设计方案以前主要针对病因学和危险因素的结局事件影响开展研究。研究者应该依靠原有的暴露状态选择研究对象,不能随意更改暴露的程度、频率和条件,也不能分配暴露。队列研究适用于评价复杂性干扰措施,证据级别仅次于随机对照研究。目前的中医药临床研究中,该设计方案多用于药物上市后不良反应的研究,也可用于干预措施疗效的评价等。

2. 设计要点 在中医药的临床研究中,随机对照试验有诸多限制因素,包括①一些突发疾病,治疗上没有疗效明确的药物,而且有较高的致死率,很难去设计对照研究;②慢性肾功能不全阶段的患者主观意愿多以选择中药治疗为主,或肾病综合征拒绝使用激素治疗等情况也不能强硬设计随机对照试验去实施。队列研究是一种观察性研究,没有人为干预因素,所以常常更适合中医临床研究的开展。它也属于平行对照试验研究,在观察以中药疗效为主的临床研究中常常将给予中药的干预方案作为暴露因素即为暴露组,而不与中药治疗方案的对照组视为非暴露组,在不违背患者主观意愿的前提下开展临床研究。队列研究分为回顾性队列研究、前瞻性研究或两者相结合的双向队列研究,符合前瞻性设计的特点。暴露组可根据是否单纯中药或中西药联用程度不同来确定暴露因素的量的变化,即重度暴露、中度暴露和轻度暴露等。如果想观察单纯中药的疗效,可以将单纯应用中药组视为重度暴露组,而合并应用不同数量的免疫抑制剂可依次认为中度和轻度暴露组。因为不同程度的暴露组和对照组的存在,为了达到后期针对结局指标或不同亚组的入组数量的统计分析,所以队列研究的样本量通常要求较大。

3. 样本量的估算　根据队列研究样本量估算公式进行计算。

$$N=\frac{\left[Z_{1-\alpha}\times\sqrt{2\,\overline{P}(1-\overline{P})}+Z_{1-\beta}\times\sqrt{P_1(1-P_1)+P_0(1-P_0)}\right]^2}{(P_1-P_0)^2}$$

式中,P_0 为非暴露人群的发病率;P_1 为暴露人群的发病率;$Z_{1-\alpha}$ 与 $Z_{1-\beta}$ 分别为检验水准 α 和第二类错误概率 β 相对应的 Z 值,通过查正态分布分位数表得到。

此外,实际纳入患者时应当考虑脱落率,故实际纳入的患者数量应为公式所得数值的 1.10~1.15 倍(脱落率为 10%~15%)。

4. 亮点与优势

(1)队列研究的循证医学证据仅次于随机对照试验,前瞻性队列研究中研究者可以决定入选标准、排除标准及疗效判定标准,根据干预方案的强弱确定暴露组的等级,采用客观统一的方式收集资料,是回顾性研究不能做到的。

(2)队列研究作为观察性研究,虽然有其局限性,但与随机对照研究比较,不要求研究对象接受指定的干预处理,因而研究过程较易被研究对象所接受,个体依从性较好,便于针对暴露情况进行长期随访,在控制选择性偏倚的前提下,队列研究常常可以获得可信度较高的证据。

(3)中医药在临床研究中,因其组成成分的复杂所带来的不良反应常常会给研究者带来很多困惑,而队列研究设计最适合观察干预因素所造成的疾病结局和药物不良反应发生率,精确评估不良反应的危险程度,目前是评价药物不良反应的最佳设计类型的科学研究。

(4)队列研究常用的主要效应指标为结局评价,其需要的随访、观察时间较长,这期间研究对象的随访追踪、研究人员的安排、经费等将成为研究实施的主要问题。随访、观察时间较长,队列中人群的暴露状态的变化、失访等可能会对结果造成影响,故需在设计、分析时加以考虑。

5. 队列研究的设计模式　队列研究一般分为前瞻性队列研究(图 9-1)、回顾性(历史前瞻性)队列研究(图 9-2)和双向性队列研究。前瞻性队列研究指在当前(现在的时间点)进行前瞻性设计的队列研究,在当前时间点将一群研究对象按是否暴露于某因素分成暴露组和非暴露组,随访适当长的时间,比较 2 组之间所研究疾病或结局发生率的差异;而回顾性队列研究是根据已有的记录按过去暴露于某因素的情况将被观察的人群分为暴露和非暴露队列,然后查明过去和现在各队列成员的发病或死亡情况,该研究是在过去某时间点进行前瞻性设计的基础上完成的,因此又称为历史前瞻性队列研究;双向性队列研究则是在回顾性队列研究进行的基础上,从当前时间点继续观察将来各队列成员的发病或结局情况,而并非独立的 2 项队列研究。

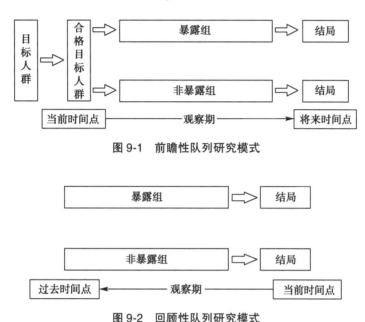

图 9-1 前瞻性队列研究模式

图 9-2 回顾性队列研究模式

6. 队列研究与随机对照试验的方法学比较 选择比较恰当的研究设计是科研的关键,必要时应阐明理由,这样的结果才有利于他人作出判断,能决定在多大程度上解决研究的问题,并需通过医学伦理委员会审核。

(1)选择队列研究

1)优点:队列研究作为观察性研究,其临床治疗被看作暴露因素,而不是作为研究的干预措施。因此,观察性研究更接近临床实际,更能体现中医特有的辨证论治特点,尤其适合长期随访结局的观察,有较好的可行性和较高的论证强度。在统计分析时,严格设计的队列研究采用多因素统计分析可最大限度地减少临床治疗中的干扰因素,且不会系统性地过度评估治疗效果的程度。

2)缺点:队列研究的主要缺点是在研究进程中易出现混杂和失访。这一缺点经严格设计及应用其他方法可加以弥补,从而提高结果的可靠性和研究对象的依从性。在统计分析时,要充分识别哪些是影响结果的混杂因素。另外,队列研究不适于观察事件发生率过低的疾病研究,因该情况所需的研究对象的数量常常很难达到。

(2)选择随机对照研究

1)优点:RCT 通过试验的标准化设计和同质性样本可控制各种变量、混杂因素等,以避免系统误差、最小化偶然误差,更易检测到临床效果和得出确凿的证据。RCT在统计分析时应注意采用意向性分析,国内的中医药随机对照试验绝大部分没有报告退出或失访病例数及理由,很少见到报告意向性分析的。这也是中医药随机对照试验质量低下的原因之一。意向性分析即试验有报告退出或失访病例,将其纳入结果分析之中,并探讨分析结果对效应指标的影响。尽量避免分析中的偏倚,内在真实性高,可证明治疗效果与干预措施间的高度相关性。

2)缺点:RCT为尽量避免研究结果出现偏倚,试验对象必须严格地保证诸如性别、年龄、病程和并发症等非研究因素的组间均衡性。然而在实际操作中,尤其在时限较长的试验中,随着样本失访、无应答、干扰、沾染和退出等情况的不断出现,当试验结束时就很难再保证非研究因素仍具有组间均衡性,从而直接导致研究结论的论证强度大大下降。

三、单组目标值法

1. 概念　单组临床试验(single-arm clinical trial)是指在事先明确主要评价指标的一个有临床意义目标值的前提下,通过无同期对照的单组临床试验,考察该主要评价指标的结果是否在指定的目标值范围内,以此来评价受试产品的有效性、安全性等方面的一类方法。目标值是指专业领域内公认的某医疗器械的有效性、安全性等指标所应达到的标准。单组目标值法已得到美国FDA认可。

2. 设计要点　单组目标值法的评价指标必须具有代表性、客观性和可参考性这3个特点。代表性指评价标准应是最能够诠释本临床研究设计目的的指标;客观性表明评价标准不应该是中医量表、证型占比等具有一定主观性质的指标,而是应当选取实验室检查、影像学检查、缓解或死亡等客观指标;可参考性是评价指标应当是被同类型研究中的主要指标且有参考文献可循,并为同行专家所公认。肾脏病患者因疾病种类不同所产生的变化指标繁多,不同研究设计选取的评价标准各不相同。若观察评价中医药治疗原发性肾病综合征的疗效,除患者症状改善状况指标外,还要选取24小时尿蛋白定量和血白蛋白水平作为疗效判定标准;若观察评价中医药治疗慢性肾功能不全的变化情况,则应当选取血清肌酐、肾小球滤过率等指标作为主要疗效判定标准。

对于目标值的确定,美国FDA对目标值的定义为从大量历史数据库的数据中得到的一系列可被广泛认可的性能标准,即该值需要通过多个在同一条件下的研究的评价指标的整体情况来确定。通过meta分析,由各个方面的专家组成的研究小组共同讨论决定,并且需要通过相关官方审评机构的认可。如果没有已发表的meta分析类文章进行支持,研究者需要在研究设计前期完善meta分析,将该结果作为确定目标值的依据。然而不同的评价标准,即使是同一种疾病,其研究设计所需的目标值亦会不同。以特发性膜性肾病为例,同行公认本病约1/3的患者可自发缓解,约1/3的患者经规律的免疫抑制治疗后可获得缓解,约1/3的患者将在起病5~10年内进展为终末期肾衰竭。因此,单纯探讨本病的疗效,自发缓解和药物治疗有效的合计临床缓解率为66.7%,故可设置此值为目标值。

若以不能自发缓解的膜性肾病患者作为入选标准进行研究,去掉可能达到自发缓解的病例人群 1/3 外,其余经药物治疗有效或无效的病例各为 1/2 的可能性,则将临床缓解率为 50% 设置为目标值。明确目标值后靶值的确定便迎刃而解。靶值指所要研究的干预措施的评价指标预计可以达到的水平,要求优于目标值。靶值确定的关键在于明确临床优效性界值,即本次研究的研究结果要优于目标值多少才被认为具有临床意义。如膜性肾病期达到的有效率为高于目标值的 10%;在设计不能自发缓解的膜性肾病单组目标值临床研究中,即靶值可设定为 60%。目标值和靶值的确定都是需要由行业内的专家集体决定。

临床试验完成后,最终研究结果与目标值的比较主要分为置信区间法和假设检验法 2 种。假设检验法是将样本率或样本均数与目标值进行 t 检验或秩和检验等方式的数据分析。置信区间法则是通过计算靶值指标的 95% 置信区间上限或下限,并与目标值进行比较。若结局指标为高优指标(数值越高越好)时,则使用该置信区间下限与目标值进行比较;若结局指标为低优指标(数值越低越好)时,则使用该置信区间上限与目标值进行比较。例如比较中医药治疗与现代医学治疗对于肾功能的影响时,若结局指标为肾小球滤过率,属于高优指标,则应选取置信区间下限与目标值比较;若结局指标为血清肌酐数值或 CKD5 期患者占比,属于低优指标,则应选取置信区间上限与目标值比较。若该区间上限值小于目标值或下限值大于目标值,便可证明研究试验所使用的疗法效果不同于常规公认疗法。如此方法即可有效且便捷地证明中医药的真实疗效及不良反应。

3. **样本量的估算**　样本量估算公式种类繁多,但主要分为计量资料与计数资料两大类。以特发性膜性肾病为例,本病的完全缓解标准为尿蛋白定量<0.3g/24h。因此,若结局指标为 24 小时尿蛋白定量数值,则属于计量资料;若结局指标为完全缓解率,则属于计数资料。

(1)计量资料:当目标值与靶值为血清肌酐、24 小时尿蛋白定量等计量资料,且目标值为标准公认值时,建议应用以下公式。

$$N=\frac{2(Z_{1-\alpha}+Z_{1-\beta})^2\sigma^2}{(p_1-p_0)^2}$$

式中,p_0 为目标值;p_1 为靶值;σ 为公认数据或前后数据差值的标准差;α 为检验显著性水平,一般双侧取值为 0.05,单侧取值为 0.025;$1-\beta$ 为把握度,一般取值为 0.80;$Z_{1-\alpha}$ 与 $Z_{1-\beta}$ 分别为统计检验显著性水平和把握度对应的正态分布分位数。

(2)计数资料:当目标值与靶值为有效率、病死率等计数资料占比,且目标值为标准公认值时,建议应用以下公式。

$$N=\frac{(Z_{1-\alpha}+Z_{1-\beta})^2[p_0(1-p_0)+p_1(1-p_1)]}{(p_1-p_0)^2}$$

式中,p_0 为目标值;p_1 为靶值;α 为检验显著性水平,一般双侧取值为 0.05,单侧取值为 0.025;$1-\beta$ 为把握度,一般取值为 0.80;$Z_{1-\alpha}$ 与 $Z_{1-\beta}$ 分别为统计检验显著性水平和把握度对应的正态分布分位数。公式与所得样本量为基于正态分布近似法计算,适用于 p_0 或 p_1

接近 0.5 的情况。

此外,实际纳入患者时应当考虑脱落率,故实际纳入的患者数量应为公式所得数值的 1.10～1.15 倍(脱落率为 10%～15%)。

4. 亮点与优势　单组目标值法属于非随机对照试验,适用于已具有同类历史研究成果并形成行业标准或专家共识的疾病,作为 RCT 的替代方案广泛应用于各类临床研究。该试验方法的亮点及优势恰好契合中医临床研究所需。

中医临床研究具有的特殊性使得研究者们很难设计出如同现代医学临床试验那样完善的随机对照试验。若设置双盲法进行试验,中药、针灸、推拿等相关安慰剂的制作存在诸多困难且极易被患者发现;若对照进行单纯现代医学疗法,前来中医门诊就诊的患者多半会拒绝加入这项临床试验;若治疗组选择中西医结合治疗,则必然会因这种方式无法体现中医的真实疗效及不良反应而为中医和西医双方所诟病。同样,中医辨证分型、中医证候指标的分级评价标准常常是建立在主观判断的基础上的,造成这些评价标准缺少可靠性。而单组目标值法恰不需要设计安慰剂,只需与以往同行专家所公认的目标值进行对比即可充分展现中医药的真实疗效及不良反应,很好地满足了中医临床试验的相关需求。

四、横断面研究

1. 概念　横断面研究(cross-sectional study)是指采用自填式问卷或结构式访问的方法,系统地、直接地从一个取自某社会群体的样本中收集资料,并对资料进行统计分析,以认识现象及其规律的研究方式。它广泛应用于医学、社会学等各个方面的研究领域。横断面研究分为普查和抽样调查 2 种。普查是指调查特定时点或时期、特定范围内的全部人群。抽样调查是指调查特定时间、地点、特定范围人群的一个代表性样本,以样本统计量估计总体参数所在的范围。因普查具有费时费力,且难免漏查,又不适用于发病率低、诊断方式复杂的疾病等诸多缺陷,因此主要介绍目前更为常用的抽样调查。

2. 设计要点

(1)问卷设计:问卷是横断面研究获取信息的重要途径。问卷中的问题可分为封闭式与开放式 2 种。虽然开放式问题获得的资料属于回答者的自由发表,但鉴于中医临床横断面研究多为证型分布及证型与实验室检查、影像学检查或病理检查的相关性,在中医临床试验中封闭式问题的使用更为广泛。

在问卷设计时,研究者要明了这项研究的相关问题:研究的目的是什么、谁被调查、在哪里被调查、什么时间被调查。明确这些问题就可以保证避免出现脱离填写者的生活实际、语言环境、文化背景等问题。如对学生进行调查时应尽量避免提及工作、婚姻等方面的问题;对患者进行调查时应尽量避免使用心悸、奔豚、阴虚、肾综、丙球、IMN 等专业术语、简称或英文缩写。另外,目前现诸多量表为西方人设计,具有当地的文化特征,且部分量表虽然被调查者为患者,但填写者建议是医生。因此,切忌直接翻译后拿给患者使用,应根据我国的文化背景及语言环境适当修改后再使用。

问卷应尽量避免题目过多,填写时间过长,填写时需要回忆、思考、计算等问题,这会导致填写者耐心下降。例如对患者证型进行问卷调查时,切忌问题过多过全,使得患者在填写时产生不良情绪。所提的问题应当简单且具有代表性。问卷问题应尽量避免关于隐私等敏感性的问题,导致填写者出现厌弃情绪。如调查患者是否存在肾虚证时,应尽量避免设计大量关于自慰、行房等私密问题的题目。

问卷语言必须避免使用具有双重或多重含义的词语,以免引起歧义。例如不宜出现"父母""师生"等词语。询问患者排便状况时,应避免将大便性状与次数混为一谈,都应当分开进行提问。问卷问题不应具有倾向性,例如不应出现"您喝酒,是吧?"而应问作"您是否饮酒?"在问卷完成后,可找专业人士进行评测并在小范围试用,保证问卷的专业性、一致性,有利于接下来的统计分析。

(2)抽样方法:抽样是抽样调查的基本方法,可分为概率抽样、非概率抽样2种。其中概率抽样可细化为简单随机抽样、系统抽样、分层抽样、整群抽样、多段抽样,非概率抽样可细化为偶遇抽样、判断抽样、定额抽样、雪球抽样。中医临床试验常用的抽样方法介绍如下。

1)概率抽样:简单随机抽样的抽样方式在开始抽样之前,所有选择、排除及排序原则都已制订好。抽签、随机数字表均属于这种抽样方式。系统抽样又称"等距抽样""机械抽样",即在总体名单中,个体排列上有与抽样间距相对应的周期分布的情况。分层抽样是指将总体中的所有单位根据研究目的按照如性别、年龄、职业等特征或标志划分成若干类型或层次,再在各个类型或层次中进行简单随机抽样或系统随机抽样以获取子样本,将子样本合起来构成总体的样本。例如对患者证型分布的调查,可以根据不同的研究目的按年龄进行分层或按病程进行分层,其目的是降低抽样误差,同时便于对不同层次进行单独研究。

具体应用:某市对目前在医院透析的患者的中医证型分布开展横断面研究,因患者人数过多而进行抽样调查。因此,在根据诊疗常规及专家经验完成证型调查问卷后,应先明确目前总共有多少在医院透析的患者及其个人基本信息,然后根据具体研究目的及实际掌握的患者基本信息如年龄、病程、原发病等方面进行分层,开展系统抽样或简单随机抽样。如果掌握的基本信息不足,则可直接开展系统抽样或简单随机抽样,或者直接对该层次进行调查(定额抽样,属于非概率抽样)。完成调查后,使用相关性分析、回归分析对数据进行处理,以明确如水肿程度、肾小球滤过率、原发病等方面与中医证型的相关性。

2)非概率抽样:非概率抽样在虽然存在较大的抽样误差,但因其方便易行,在临床试验中十分常用,是很多未注明抽样方式的横断面研究实际应用的方法。其中偶遇抽样是按先碰到、容易见到、方便找到的程度为先,顺序进行调查。判断抽样是依据研究者的经验进行选择。定额抽样是指按照既定的层次结构复杂的纳入条件,分门别类去找规定数量的样本,不进行随机抽样。雪球抽样即通过已有样本介绍更多样本的抽样方式。例如某市某病患者的证型规律分析等文章,通过对某几家医院某几个门诊可见的患者进行调查,就属于非概率抽样,调查结果往往具有较大的偏倚。

　　具体应用:某市对目前在医院透析的患者的中医证型分布开展横断面研究,因患者人数过多而欲进行抽样调查。若未掌握患者的基本信息,研究方只能进行非概率抽样,即选择某几家医院进行调查(偶遇抽样、经验抽样),或者通过广告宣传及患者间相互介绍进行调查(偶遇抽样、雪球抽样)。

　　因此,横断面研究是该地区信息管理水平的综合考验。推荐使用概率抽样以减少抽样误差,避免产生不正确的结论。

　　3. 样本量的估算　普查是对全体样本的调查研究,无须估算样本量。抽样调查的样本量估算公式分为对率抽样调查和对平均数抽样调查的样本量估算公式。例如调查慢性肾衰竭患者中糖尿病肾病所占比例、膜性肾病患者血栓栓塞事件发生率等调查即属于对率抽样调查,调查糖尿病肾病Ⅳ期患者的平均肾小球滤过率水平、膜性肾病患者的平均血白蛋白及尿蛋白定量水平即属于对平均数抽样调查。

　　对率抽样调查的样本量估算公式:

$$N=\left(\frac{Z_{1-\frac{\alpha}{2}}}{\delta}\right)^2 P(1-P)$$

式中,N 为样本含量;δ 为允许误差,一般取总体率置信区间的一半;P 为可能出现的样本率中最接近 50% 的值;$Z_{1-\frac{\alpha}{2}}$ 为检验水准 α 对应的 Z 值。

　　对平均数抽样调查的样本量估算公式:

$$N=\left(\frac{Z_{1-\frac{\alpha}{2}}S}{\delta}\right)^2$$

式中,N 为样本含量;δ 为允许误差,一般取总体率置信区间的一半;S 为标准差;$Z_{1-\frac{\alpha}{2}}$ 为检验水准 α 对应的 Z 值。

　　此外,横断面研究属于调查性研究,不存在患者脱落现象,故不考虑脱落率,实际纳入的患者数量即样本量估算公式所得的数值。

　　4. 亮点与优势　横断面研究能够迅速、高效地提供丰富且详细的信息资料,一直广为各种研究所使用。然而它只能够证明相关性,研究者不能因此妄自作出因果性的解读。且横断面研究对事物理解和解释的深入性较差,资料比较表面化、简单化,还需要进行RCT、队列研究等临床研究以明确因素之间的时序性,以及进行基础实验来探究相关因素间的内在机制。

第四节　有效性评价

　　有效性评价即疗效评价,是批准药物上市的基本要求和必要条件。而评价药物临床疗效的 2 个最关键的因素,一是需要进行充分的良好的临床对照试验,另一个是选择能够直接反映或预测患者临床受益的临床疗效终点指标。新药临床试验疗效评价应该包括:疗效观测指标、疗效观测指标的观测收集方法以及以疗效观测指标为基础用于药物疗效比较的评价方法。各指标的测量方法要求尽量客观、规范统一。与现代医学药物临床疗效评价不同的是,中医临床疗效评价是对在中医望闻问切、理法方药、辨证论治指导下,运用方药、针灸、器具等作用于人体所产生的效应、效能和效力的度量进行研究。目前中医临床疗效评价方法主要包括以症状与体征改善为内容的疗效评价、以理化指标为内容的疗效评价、以证候要素为内容的疗效评价、重要临床事件发生率的疗效评价、基于患者报告的结局疗效评价、基于照顾者报告的结局疗效评价、安全性评价和卫生经济学评价 7 个方面。

一、疗效观测指标

疗效观测指标是用于评价药物有效性的主要观察和测量工具,可以是疾病临床终点(如死亡、残疾、功能丧失)、影响疾病进程的重要临床事件(如血栓栓塞、脑卒中等);也可以是反映患者社会参与能力(残障)、生存能力(残疾)、临床症状和/或体征、心理状态等内容的相关量表或其他形式的定量、半定量或定性指标;也可以是通过某些医疗仪器和设备测量手段获得的数据或检查结果,主要包括影像学、病理、生化等指标(如病理检查结果、细菌培养、血脂、血压等)。

临床结局指标是指能够反映患者的主观感觉、功能变化的特征性指标及疾病终点(如死亡、残疾、功能丧失)和某些重要的临床事件(如血栓栓塞、脑卒中等)等指标。临床结局指标能直接评价药物的真实效应,如症状缓解率、疾病病死率或者临床严重事件发生率等。但某些疾病临床结局指标的评价往往需要的时间长、样本量大、研究成本高,有时还存在伦理学风险,导致临床结局指标观测存在困难或不合理。因此,常用易于观察和测量的疗效指标以替代临床结局指标评价药物的有效性。

替代指标是指能够替代临床结局指标、反映和预测临床结局指标变化的指标。替代指标应该是根据流行病学、治疗学、病理生理学或其他科学的证据,能够合理预测临床受益或者对临床结局指标存在疗效的指标。如血压、低密度脂蛋白作为替代指标可以预测心血管事件的发生率。需要特别注意的是,虽然替代指标可以降低药物研发成本和试验难度,但不是真正的临床结局指标,且能够广泛使用的替代指标并不多。替代指标可能因为选择不当而导致试验失败,因此选择替代指标需要特别谨慎。有的替代指标即使已经被同类药物治疗某一疾病的临床试验验证过,但用于另一个同类适应证的中药新药仍然可能存在风险。

二、疗效评价方法

药物的临床有效性通过疗效观测指标记录,疗效评价可以针对某一疗效观测指标的直接测量结果,更多的是在直接测量结果的基础上转化而来的、特定的评价指标。下面从以下 7 个方面对疗效评价方法进行说明。

1. **以理化指标为内容的疗效评价** 理化指标能客观反映疾病发生与发展情况,为临床治疗提供客观依据,保证临床诊疗的科学性、准确性。试验中理化指标的选择和疗效等级判定应遵循国际或国家公认的标准。如膜性肾病的国际疗效评价标准举例如下:

国际公认的膜性肾病的疗效评价标准:

(1)完全缓解应同时满足:①尿蛋白≤0.3g/24h;②血白蛋白>35g/L;③肾小球滤过率>60ml/(min·1.73m²)。

(2)部分缓解应同时满足:①尿蛋白≤3.5g/24h或较基线相比减少≥50%,血白蛋白>35g/L;②肾小球滤过率正常或减少≤15%。

2. **以证候要素为内容的疗效评价** 以证候要素为内容的疗效评价是中药临床试验的独特之处,应采用科学公认的中医证候疗效评价标准,目前以证候要素为内容的疗效评价方法主要有四级标准法、循证医学法和量表法。四级标准法主要是将经过临床治疗后的病例归入控制、显效、有效和无效4个等级内,从而对临床疗效进行评价。循证医学法是运用系统评价和统计分析方法,为临床诊疗提供真实可靠的证据。量表法主要是通过建立证候量表和生活质量量表,得到患者自身对于证候的主观感受,从而评价临床疗效。如2002年中国医药科技出版社出版的《中药新药临床研究指导原则(试行)》对慢性肾衰竭的证候疗效判定标准运用量表法与四级标准法相结合的方法作出具体规定。①临床痊愈:中医临床症状、体征消失或基本消失,证候积分减少>95%;②显效:中医临床症状、体征明显改善,证候积分减少>70%;③有效:中医临床症状、体征均有好转,证候积分减少>30%。注:计算公式(尼莫地平法)为[(治疗前积分-治疗后积分)/治疗前积分]×100%。

3. **重要临床事件发生率的疗效评价** 重要临床事件是指对患者影响最大、最直接,患者最关心、最想避免的临床事件,包括疾病终点和某些重要的临床事件,其能反映干预的真正效果,偏倚较小。如膜性肾病临床试验中的血栓栓塞事件发生率、慢性肾脏病临床试验中的心血管事件发生率等。

4. **基于患者报告的结局疗效评价** 根据国家药监局2018年发布的《证候类中药新药临床研究技术指导原则》建议纳入基于患者报告的结局疗效评价(patient reported outcome,PRO)即PRO工具,是一种直接来自患者的(即没有医生或其他任何人对于患者反应的解释)对于患者健康状况的各个方面的测量。PRO工具多用于评价患者的感觉性症状或功能能力情况,如疼痛、瘙痒、失眠等。PRO工具也可用于评估检查其他可能的治疗结果(即对日常生活或心理状态活动的影响)。如果使用国外引进的PRO工具,应该注意其在我国人群中使用的文化和民族适应性。

5. **基于照顾者报告的结局疗效评价** 国际生活质量研究协会指出,临床疗效评价应包括4个方面的内容,即医生对患者功能的评估、理化指标、照顾者的报告、基于患者报告的结局指标,由此可见基于照顾者报告的结局疗效评价是临床疗效评价中的重要组成部分。照顾者与患者关系密切,使报告更真实,从而提高疗效评价的全面性和可靠性。

6. **安全性评价** 安全性评价主要包括治疗过程中不良反应(症状、体征、理化检查等)的出现、出现时间、持续时间、程度、处理措施、经过等。临床治疗过程中要在安全的基础上选择有效的药物,安全性评价成为中医疗效评价体系中不可或缺的一部分。

7. 卫生经济学评价 卫生经济学评价是从卫生资源的投放和效益的收获2个方面,即成本和收获2个方面对不同的选择方案(或项目)进行比较分析的方法。它的基本任务就是确认、衡量、比较与评价候选方案的成本和收获。成本是指在实施某项卫生服务方案的整个过程中所投入的资源消耗,收获包括效果、效益和效用3个方面。效果是直接的服务结果,效益是效果的货币表现,效用是与生命直接关系的指标,最常用的效用指标是生命质量调整年。卫生经济学评价的基本流程为明确要解决的问题和预期达到的目标、确定各种备选方案、计算各种备选方案的成本和收益、计算成效比相对指标、进行敏感性分析和综合评价与决策。

第五节 安全性评价

中药新药在临床试验前,需依据处方组成、既往临床经验、纳入的目标适应证人群特点、药理毒理学研究结果进行安全性方面的临床试验设计与实施。中药安全性评价的要点包括安全性指标的制订、对中药不良事件的解释、对严重不良事件的表述与分析、与对照药物进行的风险比较、药物已知的或潜在的安全性问题等。

一、中药安全性指标的制订

安全性指标应根据疾病的严重程度、疗效指标、给药途径等方面综合考虑制订,除一般常规性的实验室检查如血、尿、便常规,心、肝、肾功能外,还应涉及针对中药特点的安全性指标。如治疗慢性肾衰竭的药物和治疗更年期综合征的药物,前者属于治疗有生命威胁疾病的药物,疗效指标是提高生存率;后者属于治疗无生命威胁疾病的药物,其疗效指标是改善症状。在平衡风险和受益之间,前者更侧重于受益,后者更侧重于风险。因此,安全性指标确立的侧重点也应各有不同。此外,还应考虑根据不同的给药途径,制订相应的安全性指标,如中药注射剂应观察对局部皮肤或静脉的刺激性、是否需要进行皮试及皮试灵敏度的研究等。

需要指出的是,中药毒性广义是指中药的偏性,无药不有;以偏纠偏是中药治病的基本原理。中药毒性狭义是指中药的毒副作用,指中药作用于人体后产生的损害性,是反映中药安全程度的性能。毒性中药则是指药性强、安全范围小(治疗量与中毒量或致死量接近),应用不当甚至正常用法用量情况下容易发生毒性反应的中药。两者之间是存在明显差异的。所以,中药安全性问题与中药毒性不是同一概念,两者只部分相关,中药安全性问题的范畴更广,不能把中药安全问题全部归结为中药的毒性,若既未经过正确的辨证论治,也无合理的配伍组方,而在完全违背了中医药的用药原则的情况下发生的不良反应,不应属于中药的毒性反应。

二、对中药不良事件的解释

在安全性评价中对不良事件的解释不仅仅是回答与药物是否有关,还应考虑该不良事件是否与剂量相关,注意排除其疾病特点、合并治疗等历史背景的干扰。凡是中药用药后产生的与用药目的不相符并给病人带来不适或痛苦的反应,都应归为中药不良反应。而中药与机体交互作用过程中对机体健康引发的有害作用的中药毒性效应,临床上均可被"不良反应"概括。

三、对严重不良事件的表述与分析

对死亡等严重不良事件和其他重要不良事件都应简要叙述,包括事件的性质与强度、导致事件发生的临床过程及其与用药的关系、相关的实验室检查、是否停药及停药时间、相应的措施、死亡后发现的情况(如有)、研究者对因果关系的判定等。对重要不良事件的描述应包括患者的年龄和性别、一般临床状况、被治疗的疾病及疾病持续时间、相关伴随疾病或既往疾病及其发生或持续时间的详细情况、相关伴随用药或既往用药及详细的用药方法、所使用的试验药物和药物剂量及用药时间等。在分析和讨论内容中应对严重不良事件在试验药物的安全性方面的意义予以评价,应特别关注其中的某一事件是否反映该试验药物以前未曾怀疑的重要不良反应。

四、与对照药物进行的风险比较

除关注试验药物的不良事件外,也应关注对照药物(安慰剂和阳性对照药)的不良事件,将试验药物所发生的不良事件与对照药物比较,重视临床试验中不同对照药物所导致的安全性评价结论之间的差异。

五、药物已知的或潜在的安全性问题

在临床试验前应关注中药已知的或潜在的安全性结论,重视临床前安全性评价所提示的毒性,如马钱子的神经毒性、黄药子的肝毒性、白芍提取物芍药总苷对免疫功能的抑制作用及降血糖作用等,并合理地纳入安全性评价中。

第六节　特殊人群中药使用注意及研究

对特殊人群进行中药的科学研究与化学药品的科学研究有不同之处,中药的临床研究一般是药物方剂的研究,再有针对性地进行药物个体如单味药、单体等研究,主要观察在基础实验中是否存在副作用。而在实际治疗过程中,每个患者都会有个体特异性的用药,这是在辨证论治基础上的诊疗。中药使用不当会对患者造成不应有的损伤,特别是对婴幼儿、孕妇、哺乳期妇女、老年人、肝肾功能不全患者,所以更应该对不同患者进行辨证论治,并根据患者情况酌情用药。本节概述了中药在特殊人群中的相关研究及特殊人群使用中药的注意事项。

在治疗肾脏疾病时根据患者的不同症状增减药物,但是在科学研究中,总的治疗方向是不变的,这个治疗方向就是辨证论治指导的方向。传统中医的疾病分类与现代医学不同,现代医学病名确定后,与之对应的可以是不同的中医病名,且症状不同证型也不一样。中医对于疾病的临床研究一般是基于中医手段治疗疾病的体会,认为该病用中医的某种辨证方法指导下的治疗效果更好,更值得研究推广,如某方药/某法治疗某病的疗效研究。

一、特殊人群中的中药相关研究

中药应用于临床目前分为以下几类:中药提取物及单味中药、中药固定方剂、非固定方剂类中药、含中药成分腹膜透析液及中药灌肠剂等。在临床研究中也针对以上几种药物进行临床试验。临床研究方法多种多样,如前瞻性随机对照试验、回顾性对照分析或者仅仅是临床观察。中药是以多靶点、多途径作用于人体的,所以在特殊人群中的研究以安全性为前提,观察有效性。因为特殊人群可能会在服用中药后出现更多的不良反应,所以中药的临床研究应以紧密结合临床为主,用药应谨慎,要从安全性出发,在临床研究过程中应密切关注肝肾功能、皮肤表现等。因为个体差异的存在,中药对每个人产生的不良反应或者副作用是不同的,所以在出现不良反应或副作用时应适时停止研究。

二、婴幼儿使用中药的注意事项

婴幼儿(一般指 1 个月～3 岁)的免疫功能低下或其他脏器功能不全使患病概率增高。婴幼儿使用中成药应注意生理特殊性,选择恰当的药物和用药方法、用药剂量,必须兼顾有效性和安全性。

用药原则

1. 处方要精,用药宜轻　婴幼儿因为本身的生理特性,在使用中药治疗时用药不宜多,用药过多可能会加重婴幼儿的肝脏和肾脏负担。用药宜轻,一方面是指用药用量宜轻,不宜像成年人使用大剂量中药,应根据患儿的实际情况减少用量;另一方面是指宜用轻清之品,慎用大苦、大辛、大寒、攻伐和药性猛烈的药物,更不宜滥用滋补之品。

2. 用药谨慎,中病即止　有些中药含有鞣质、生物碱等化学成分,如鱼腥草、菊花、生地黄、六神丸、十滴水等。在使用这些中药后可能会加重婴幼儿的肝脏或肾脏等脏器负担,造成一些不良反应,应谨慎用药,中病即止,不应长时间服药。

三、妊娠期患者使用中药的注意事项

孕妇用药时必须选择对胎儿无损害的中药。孕妇用药不仅本人可能受到药品不良反应的危害,不少药物还可通过胎盘进入胎儿体内损害胎儿的生长发育。如病情确需用药,一定要充分听取医务人员的意见,认真选择,严格遵守规定的用法用量。

用药原则

1. 权衡利弊,安全用药 妊娠期用药应权衡用药与否的风险差异,临床必须均衡用药对胎儿的危害和孕妇疗效的潜在受益。若孕妇合并有严重的心、脑、肾、内分泌系统等疾病时,一定要合理用药。

2. 严格禁用,酌情慎用 临床根据药物对孕妇和胎儿的危害程度,将中药分为禁用药和慎用药。毒性较强或药性猛烈的中药均应禁用,如破血消癥药三棱、莪术、虻虫、水蛭、斑蝥、土鳖虫等;开窍走窜药麝香、冰片等;峻下逐水药巴豆、甘遂、大戟、芫花、牵牛子等。

孕妇在服用中成药时也应谨慎,如六神丸因其组方中含有蟾酥,有洋地黄样强心作用,可升高孕妇的血压,对胎儿的毒性较大,应禁用。并注意不同剂型特殊人群用药信息的标注情况,中药注射剂的标注率最高,如肾康注射液的标注信息为孕妇禁用或者慎用。

四、哺乳期患者使用中药的注意事项

哺乳期妇女免疫功能低下或其他脏器功能不全使患病率增高。

用药原则

1. 用药谨慎,重在安全 哺乳期患者服用某些中药后,所含的药物成分会随乳汁被新生儿吸收。如复方甘草口服液(含可待因)的有效成分虽经乳汁排出的量小,但新生儿极敏感,不用为宜。临床必须用药时,应首选其所含成分经乳汁排出少的中药,对于药物有效成分在乳汁中的浓度高于血中浓度的中药则应尽量不用或减量用。

2. 按需用药,择优替代 必须用药的哺乳期患者,应首选对母婴危害小且疗效确切的药物。如哺乳期患者肠燥便秘、口舌生疮,不选大黄、牛黄、牵牛子、三黄片、牛黄解毒丸等,而用枳实、厚朴、芒硝、黄连上清丸、麻仁丸等代替。哺乳时间也应在服药前30分钟或上次服药后3~4小时,避免在哺乳期患者的血药浓度高峰期哺乳。如果哺乳期用药对婴儿存在一定危害,应采取短期人工喂养。

五、老年患者使用中药的注意事项

老年人的各种生理功能逐渐减退,肝脏代谢与肾脏排泄的能力也减弱,但其又是用药量比较多的一个群体,所以容易导致药物在老年患者体内的吸收、代谢、排泄能力下降,不良反应发生率也相对增加。

从中医角度说,老年人的身体一般为津血虚损状态,不宜进行药性强烈的中药的研究。如果不能避免应用一些药性强烈的药物,如大黄、甘遂等峻下药,可以考虑下调用药剂量,尽量保证安全。在方药的选择上需要注意,如进行攻下等方法研究,建议选柔和、攻补兼施的方药进行研究。在入组患者的选择中也要注意患者的身体状态是否符合中医理论的研究要求,如疮疡日久的患者慎重考虑是否能进行以解表为治疗方法的研究。研究过程中需要嘱咐患者定期检测肝肾功能及生命体征,有问题及时寻求医生的帮助。

六、肝功能不全患者使用中药的注意事项

肝脏是许多药物的主要代谢场所,患者服用药物后,药物主要经肝脏和肾脏代谢和排泄。如果用药者的肝功能受损,药物代谢就会减弱,从而影响疗效,并增加毒性。肝功能不全患者应注意选方时避免选择具有肝毒性的药物,如关木通、黄药子、苦楝子、蓖麻子、雷公藤、苍耳子、千里光、鱼胆、艾叶、苦杏仁、蟾酥、木薯、广豆根、北豆根、砒石、石榴皮、地榆、防己、细辛、马兜铃、青木香等。但是治疗某些肾病时不可避免要用到其中的药物,这时一定要监测肝功能,避免出现危险。或者此类患者在治疗肾脏疾病的基础上可以咨询肝病科医生,酌情加入治疗肝功能不全的相关药物,联合应用,定期检查肝功能。这种方法也能体现中医整体观,治疗的是整个人体,而不是只治疗某个病。

七、肾功能不全患者使用中药的注意事项

肾脏是人体排泄药物的重要器官。肾功能不全时可影响药物在体内的排泄过程,使药物的半衰期延长,药物在体内蓄积,甚至产生毒性反应,进而影响临床用药的安全性和有效性。肾功能不全患者用药时,既要考虑肾脏功能的情况,还要考虑到药物对肾脏的毒性,应减量使用或者避免使用。如雷公藤及其制剂、草乌头、益母草、蓖麻子、麻黄、北豆根等均可导致急性肾衰竭;马兜铃、天仙藤、寻骨风等均含马兜铃酸,马兜铃酸中毒可致肾小管坏死。肾功能不全患者在服用中药时应减量或避免使用以上中药。

肾功能不全患者后期会发展为需要透析治疗,此类患者也有许多其他注意事项:为控制液体量的摄入,可采用将中药浓煎后服用或者中药结肠灌肠使用等办法;而当部分透析患者出现感染时,可以通过中药外用进行抗感染治疗,减少液体量的摄入,但也要避免使用对肾功能有影响的外用中药。

中医治疗除应用中药外,还有其他治疗手段,如穴位贴敷、耳穴压丸、针灸等特色疗法,从这些方法中选择并进行科学研究,既可以避免上述风险,又可以达到推广中医治疗手段的目的。

第七节　临床研究实例介绍

一、评价中药治疗慢性肾脏病 3~4 期疗效的确证研究

1. 研究目的　评价肾康栓对慢性肾脏病(CKD)3~4 期患者缓解临床症状、改善或延缓肾功能进展的作用。

2. 观察指标　eGFR、SCr、BUN、24 小时尿蛋白定量、中医证候积分、肾生存率、GFR 分期进展情况等。

3. 临床设计类型及方案　采用随机、盲法、安慰剂的研究设计。将符合入选标准及不符合排除标准的受试者按 1∶1 随机分配至下列 2 组中的某一组。

(1)试验组 A:肾康栓+基础治疗(饮食控制、基础用药、并发症用药),每粒 3g,2 粒/次,2 次/d,直肠给药,用带一次性指套的示指将栓剂塞入肛门 2cm 以上,用药后卧床半小时以上;连续治疗 12 周。

(2)对照组 B:肾康栓模拟剂+基础治疗(同试验组 A),每粒 3g,2 粒/次,2 次/d,直肠给药,用带一次性指套的示指将栓剂塞入肛门 2cm 以上,用药后卧床半小时以上;连续治疗 12 周。

4. 研究对象　患者症见肌肤甲错、面色晦暗、肢体困重、腰痛,或食少纳呆、脘腹胀满、口中黏腻、恶心呕吐、肢体麻木、脉络瘀血,舌质淡,或紫黯或有瘀点、瘀斑,苔黄腻,脉沉细、或涩或细涩。符合西医 CKD 3~4 期诊断标准者。

5. 样本量　120 例。

6. 入选标准

(1)符合 CKD 3~4 期西医诊断标准。

(2)病因为慢性肾小球肾炎、糖尿病肾病、高血压肾病。

(3)符合中医湿浊血瘀辨证标准。

(4)年龄在 18~70 岁。

(5)筛选期或导入期治疗结束后血清白蛋白(ALB)≥25g/L,无严重的电解质紊乱及感染。

(6)知情同意或过程符合规定,签署知情同意书。

7. 排除标准

(1)病因不符合慢性肾小球肾炎、糖尿病肾病、高血压肾病者。

(2)筛选期或导入期治疗结束后血压≥150/90mmHg。

(3)伴随其他严重急、慢性感染等可能使 CKD 病情加重者。

(4)脑卒中后,遗留明显的神经系统功能障碍或由医生判定影响临床研究有效实施的患者。

（5）合并心、脑、肝等系统严重疾病者（GPT、GOT 超出正常值上限的 1.5 倍）。

（6）近 3 个月内出现活动性消化道出血，或严重的血小板减少、凝血功能异常者。

（7）既往 3 个月内使用过免疫抑制剂治疗肾脏病者。

（8）肛周、直肠严重疾病或术后，影响药物使用或吸收者。

（9）正在透析，曾经或近期有肾移植计划者。

（10）准备妊娠的妇女、孕妇或哺乳期妇女。

（11）根据研究组的判断，具有较高死亡风险或其他不适合入组原因者，如精神疾病、恶性肿瘤、酒精或药物成瘾、容易失访等。

8. 有效性评价

（1）治疗 12 周后 eGFR、24 小时尿蛋白定量、SCr 及 BUN 等指标的变化情况。

（2）治疗 12 周后的中医证候积分变化、有效比例。

（3）肾生存率及 GFR 分期进展变化情况。

9. 安全性评价　不良事件，包括用药后的临床症状、体格检查、实验室检查及心电图等具有临床意义的改变；严重不良事件。

二、评价中药治疗糖尿病肾病有效性和安全性的研究

1. 研究目的　评价金水宝片治疗糖尿病肾病尿微量白蛋白的有效性和安全性。

2. 观察指标

（1）有效性指标：尿蛋白/尿肌酐比值、肾小球功能（SCr、BUN、UA、血 Cys-C 和 β_2-MG）、肾小管功能（尿 α_1-MG、NAG 和 NGAL）。

（2）代谢控制指标：血压、血糖（空腹及餐后 2 小时）、HbA1c、血清总胆固醇（TC）、低密度脂蛋白胆固醇（LDL-C）、高密度脂蛋白胆固醇（HDL-C）、甘油三酯（TG）。

（3）安全性指标：血、尿常规，血电解质，肝功能，hs-CRP，心电图，不良事件及严重不良事件发生率。

3. 临床设计类型及方案　采用多中心、随机、对照的前瞻性临床研究。将符合入选标准并且不符合排除标准的受试者按 1∶1 随机分配至下列 2 组中的某一组。

（1）试验组 A：基础治疗（饮食控制、基础用药、并发症用药）+金水宝片，每片 0.42g，4 片/次，3 次/d，口服；连续治疗 24 周。

（2）对照组 B：基础治疗（同试验组 A）；连续治疗 24 周。

4. 研究对象　符合 2 型糖尿病肾病诊断标准者。

5. 样本量　200 例。

6. 入选标准

（1）2 型糖尿病：符合 1999 年 WHO《糖尿病诊断标准》；不依赖胰岛素治疗。

（2）年龄在 30~75 岁。

（3）HbA1c<11%。

（4）DN Ⅲ期：同时符合以下 2 条。

1）微量蛋白尿：30mg/g<尿白蛋白/肌酐比值（UACR）<300mg/g，半年内复查，3 次中至少 2 次符合。

2）肾功能：eGFR≥30ml/（min·1.73m²）（EPI 公式）。

（5）正在服用 1 种 ARB 不少于 3 个月，且维持恒定剂量；或是未服用任何 ACEI/ARB。

（6）育龄期女性患者必须有避孕措施。

7. 排除标准

（1）1 型糖尿病。

（2）伴随其他类型的泌尿系统疾病。

（3）伴随其他严重疾病

1）严重高血压（SBP>200mmHg 和/或 DBP>110mmHg，或高血压需要同时服用 3 种或 3 种以上抗高血压药者）。

2）心力衰竭（NYHA 分级Ⅲ级或Ⅳ级）。

3）近 6 个月发生过脑卒中、TIA、急性心肌梗死、不稳定型心绞痛等。

（4）药物相关

1）已知对虫草类制剂过敏或高敏体质者。

2）服用 ACEI 者；服用 1 种 ARB 且剂量恒定，但未达 3 个月的受试者，需服用至 3 个月后重新评估。

3）正在服用天然冬虫夏草或人工虫草制剂如金水宝胶囊（片）、百令胶囊（片）、至灵胶囊等，肠道尿素氮吸附剂如包醛氧淀粉、药用炭吸附剂，以及黄葵胶囊、海昆肾喜胶囊、肾炎康复片、肾康注射液、尿毒清颗粒等对肾脏产生影响的中药/中成药者，需洗脱 1 个月后重新进行评估。

4）过去个月内系统使用（口服或静脉用药）糖皮质激素治疗不少于 7 天。

5）3 个月内使用过环孢素、氨基糖苷类抗生素等和医生认为会影响临床试验结果的其他药物，如其他可减少尿蛋白的中成药（如雷公藤）。

6）有酒精、毒品或精神药物依赖史。

（5）准备妊娠的妇女、孕妇或哺乳期妇女。

（6）正在进行其他药物临床研究的患者，且该药物影响本次研究的主要疗效。

8. 有效性评价

（1）治疗 24 周后，比较 2 组患者有效性指标的变化情况。

（2）治疗 24 周后，比较 2 组患者代谢控制指标的变化情况。

（3）治疗 24 周后，比较 2 组患者安全性指标的变化情况。

9. 安全性评价　不良事件，包括用药后的临床症状、体格检查、实验室检查及心电图等具有临床意义的改变；严重不良事件。

（刘宝利　程　虹）

参考文献

[1] 华君. 中药提取物产业现状及中国企业发展策略[D]. 成都:西南财经大学,2005.

[2] 张一兰. 黄葵胶囊治疗 2 型糖尿病患者合并肾脏损害的随机对照研究[J]. 中国医药指南,2017,15 (32):188-189.

[3] 陈万佳,邓跃毅,倪兆慧,等. 滋补肝肾颗粒联合口服激素治疗肝肾阴虚型、重症 IgA 肾病的随机、双盲、对照的多中心研究[J]. 中国中西医结合肾病杂志,2015,16(5):405-409.

[4] CHEN Y P, DENG Y Y, NI Z H, et al. Efficacy and safety of traditional Chinese medicine (shenqi particle) for patients with idiopathic membranous nephropathy:a multicenter randomized controlled clinical trial[J]. American journal of kidney diseases,2013,62(6):1068-1076.

[5] 费宇彤,张颖,刘建平. 再论"队列研究"在中医药临床疗效评价中的应用[J]. 世界中医药,2014,9 (10):1261-1263.

[6] 张彤,何文婷,费宇彤,等. 干预性队列研究的偏倚控制及其在中医领域的特殊性[J]. 中医杂志, 2019,60(11):923-927.

[7] 卢春键. "补肾活血"法治疗慢性肾脏病 3-5 期患者的临床观察[D]. 广州:广州中医药大学,2019.

[8] 甘盼盼,贺芹,丁念. 中医分期辨证论治高血压肾病疗效观察[J]. 辽宁中医杂志,2017,44(8): 1678-1680.

[9] 冯辉辉. 基于"辨证论治"治疗早期糖尿病肾病的临床疗效观察[D]. 呼和浩特:内蒙古医科大学,2019.

[10] 武曦蔼,李平. 糖肾方加减治疗 2 型糖尿病肾病———一项中医药治疗糖尿病肾病的多中心、随机、双盲、安慰剂对照研究方案[C]//中国中西医结合学会肾脏疾病专业委员会. 中国中西医结合学会肾脏疾病专业委员会 2011 年学术年会暨 2011 年国际中西医结合肾脏病学术会议论文汇编, 2011:544-545.

[11] 严美花,文玉敏,李平. 糖肾方治疗糖尿病肾病显性蛋白尿期的临床试验研究方案———一项多中心、随机双盲、安慰剂平行对照试验[C]//中国中西医结合学会肾脏疾病专业委员会. 2016 年中国中西医结合学会肾脏疾病专业委员会学术年会论文摘要汇编,2016:28.

[12] 井含光,孟庆刚. 单病例随机对照试验在中医药临床疗效评价中的应用与思考[J]. 北京中医药大学学报,2018,41(10):842-847.

[13] 费宇彤,杨红,刘建平. 实用性随机对照试验及其在中医药领域的应用[J]. 中医杂志,2008,49(2): 116-118,122.

[14] 侯政昆,刘凤斌,罗芳,等. 中医临床试验思路与设计的思索[J]. 中华中医药杂志,2016,31(6): 2217-2221.

[15] 吴限,孙伟. 含中药成分腹膜透析液的疗效及研究现状[J]. 现代中西医结合杂志,2005,14(4): 548-549.

[16] 葛玉英,程亚菲,王秋妹. 中药灌肠结合血液透析治疗慢性肾功能不全疗效及对血清 CRP、脂联素水平影响[J]. 中华中医药学刊,2016,34(12):3025-3027.

[17] 国家药品监督管理局. 关于新药审批工作有关事项的通知 [EB/OL]. (2002-08-05)[2021-12-18]. https://www. nmpa. gov. cn/xxgk/fgwj/gzwj/gzwjyp/20020805010101637. html.

[18] 郑筱萸. 中药新药临床研究指导原则(试行)[M]. 北京:中国医药科技出版社,2002.

[19] 国家药品监督管理局. 药物临床试验质量管理规范(2020 年第 57 号)[EB/OL]. (2020-04-26) [2021-08-18]. https://www. nmpa. gov. cn/zhuanti/ypzhcglbf/ypzhcglbfzhcwj/20200426162401243. html.

[20] 国家药品监督管理局. 中药新药临床研究一般原则(2015 年第 83 号)[EB/OL]. (2015-11-3) [2021-08-18]. https://www. nmpa. gov. cn/xxgk/ggtg/qtggtg/20151103120001444. html.

[21] 国家卫生和计划生育委员会. 涉及人的生物医学研究伦理审查办法[EB/OL]. (2016-10-12)[2021-08-18]. http://www. nhc. gov. cn/fzs/s3576/201808/14ee8ab2388440c4a44ecce0f24e064c. shtml.

[22] ZWARENSTEIN M,TREWEEK S,GAGNIER J J,et al. Improving the reporting of pragmatic trials:an extension of the CONSORT statement[J]. The BMJ,2008,337(7680):1223-1226.

[23] 中国医师协会中西医结合医师分会,中国中西医结合学会循证医学专业委员会. 中医药与中西医结合临床研究方法指南[J]. 中国中西医结合杂志,2015,35(8):901-932.

[24] 张彦红,梁伟雄,朱磊,等. 实用性临床试验与解释性临床试验的比较[J]. 中国中西医结合杂志,2009,29(2):161-164.

[25] 青雪梅,房繄恭,刘保延,等. 实用性随机对照试验及其方法学特征思考[J]. 北京中医药大学学报,2008,31(1):14-18.

[26] 徐丹,张哲,张会永,等. 解释性 RCT 和实用性 RCT 在中医临床研究中应用比较[J]. 中华中医药学刊,2011,29(7):1529-1532.

[27] WITT C M,REINHOLD T,BRINKHAUS B,et al. Acupuncture in patients with dysmenorrhea:a randomized study on clinical effectiveness and cost-effectiveness in usual care[J]. American journal of obstetrics and gynecology,2008,198(2):e1-e8.

[28] 李赞华,万霞,刘建平. 队列研究与随机对照试验的方法学比较[J]. 北京中医药大学学报(中医临床版),2008,15(5):11-14.

[29] 刘建平. 循证中医药临床研究方法学[M]. 北京:人民卫生出版社,2009.

[30] LI J,LI S D,L J C,et al. Report 8:Influence of integrated therapy with traditional Chinese medicine and western medicine on lymphocytes and T-lymphocyte subpopulations of patients with SARS[R/OL]// World Health Organization. SARS:clinical trials on treatment using a combination of traditional Chinese medicine and western medicine:121-130 (2007-04-17)[2021-08-18]. http://whqlibdoc. who. int/cgi-bin/repository. pl? url=/publications/2004/9241546433_report8. pdf.

[31] XUE C C L,THIEN F C K,ZHANG J J S,et al. Effect of adding a Chinese herbal preparation to acupuncture for seasonal allergic rhinitis:randomised double-blind controlled trial[J]. Hong Kong medical journal,2003,9(6):427-434.

[32] 中国临床试验生物统计学组(CCTS). 单组目标值临床试验的统计学考虑[J]. 中国卫生统计,2017,34(3):505-508.

[33] Food and Drug Administration Center for Devices and Radiological Health. Clinical study designs for catheter ablation devices for treatment of Atrial flutter[EB/OL]. https://www. fda. gov/regulatory-information/search-fda-guidance-documents/clinical-study-designs-catheter-ablation-devices-treatment-atrial-flutter.

[34] 季聪华,曹毅,陈健. 单组试验目标值法在中医临床研究中的应用[J]. 中国中西医结合杂志,2012,32(12):1589-1591.

[35] 谌贻璞. 肾内科学[M]. 2版. 北京:人民卫生出版社,2015.

[36] 吴圣贤,王成祥. 临床研究样本含量估算[M]. 北京:人民卫生出版社,2008.

[37] 唐欣然,黄耀华,王杨,等. 单组目标值试验样本量计算方法的比较研究[J]. 中华疾病控制杂志, 2013,17(11):993-996.

[38] 牛显明. 统计学[M]. 2版. 上海:同济大学出版社,2009.

[39] 邬春芹. 社会调查方法[M]. 南京:东南大学出版社,2012.

[40] 李鹃,王宏,汪洋. 生命质量在社会医学领域的研究进展[J]. 中国社会医学杂志,2010,27(2): 65-67.

[41] 杨扬,黄辰,李俊. 我国典型抽样方法的研究现状及定性比较[J]. 现代经济信息,2015(5): 127-128.

[42] TAYLOR D M,FRASER S,DUDLEY C,et al. Health literacy and patient outcomes in chronic kidney disease:a systematic review[J]. Nephro Dial Transplantation,2018,33(9):1545-1558.

[43] 安宇,王阶,李赵陵. 中药新药临床疗效评价的现状与发展[J]. 中华中医药杂志,2015,30(1): 9-11.

[44] 刘炳林. 药物临床试验中有效性指标的分类[J]. 中国新药杂志,2016,25(10):1103-1107.

[45] 季聪华,曹毅,李秋爽,等. 中医临床诊疗指南卫生经济学评价应用方法探讨[J]. 中华中医药杂志, 2016,31(3):910-913.

[46] 李攻戍. 中药新药临床安全性评价[J]. 中药新药与临床药理,2005,16(1):3-5.

[47] 张武荣,强雁鸿. 谈特殊人群使用中药注意事项[J]. 内蒙古中医药,2014,33(18):76.

[48] 杨波,翟所迪. 从安全性角度对药品说明书异同的调查分析(二)——从不良反应、禁忌、注意事项、 特殊人群用药、药物相互作用、药物过量进行调查分析[J]. 中国医院用药评价与分析,2008,8(2): 154-156.

[49] 张晨. 特殊人群的用药安全影响因素以及药师干预作用分析[J]. 中国现代药物应用,2016,10(1): 165-166.

[50] 江雅琴. 中成药说明书中特殊人群用药信息的调查分析[J]. 中国卫生产业,2018,15(24):192-194.

[51] 杨翠平. 重视特殊人群中药使用安全问题[J]. 中国民间疗法,2012,20(9):62-63.

[52] 程海鹰. 特殊对象应用中药施治临床浅述[J]. 中国乡村医药,2017,24(11):31,35.

[53] 陈岩. 谈婴幼儿患者中药的使用[J]. 内蒙古中医药,2013,32(34):76.

[54] 全雪花. 浅析特殊人群的用药安全问题[J]. 当代医药论丛,2014,12(1):28-29.

[55] 吴代全. 特殊人群中药的使用[J]. 中国执业药师,2008(4):25-26.

第十章

肾脏替代治疗临床试验

第一节　肾脏替代治疗概述

当各种肾脏病发展到终末阶段,即尿毒症时,肾功能已不能满足人体代谢的最低需求,此时需要进行肾脏替代治疗(renal replacement therapy,RRT)。血液透析、腹膜透析和肾移植是最主要的3种RRT模式。每种RRT方式都有其独特的历史发展过程和特点。

肾脏替代治疗的临床试验是旨在评价某种肾脏替代治疗的相关药物、器材的有效性和安全性的临床试验。本节对肾脏替代治疗进行概述,以便引出肾脏替代治疗的相关临床试验,但不涉及用于尿毒症患者的药物相关临床试验。

一、血液透析

血液透析的中心部件是人工肾,即透析器。血液透析清除溶质的主要原理是弥散和/或对流,血液透析清除尿毒症患者体内多余水分的机制是静水压。

当血液流经透析器的纤维丝时,透析膜血液侧或透析液侧的溶质顺浓度梯度跨膜运动,被流动的血液或透析液带走,从而完成物质交换。这种物质交换的模式称为弥散。

当血液流经透析器的纤维丝时,当透析膜一侧的液体跨膜运动时,溶质伴随液体的跨膜运动称为对流。由于中分子和大分子物质的布朗运动幅度较弱,其清除机制主要为伴随溶液的被动跨膜转运,称为对流。

血液透析的水分清除机制主要为静水压,通过向透析膜的外侧施加负压实现液体自血液侧向透析膜外流动。控制负压大小来控制液体自血液侧向透析液侧的流速,即脱水速度。现代的透析机通常并非直接通过压力控制脱水速度,而是控制单位时间内的脱水量来产生相应的压力。

(一) 透析器

1913年,美国的John Abel用硝化纤维制成第一个人工肾——中空纤维透析器。这种透析器内部纤维丝的内径高达0.6cm,导致跨膜弥散障碍,且透析膜总面积还不到现代中空纤维透析器透析膜总面积的一半,因此透析效率低下。1924 年德国医生 Haas 将这种透析器第一次用于人类血液透析,但由于透析器的透析效率低下、所使用的膜材质和抗凝剂的生物相容性不好、医生对透析液品质的认识不足等问题,血液透析治疗过程维持时间很难超过 1 小时,尿毒症患者很难依赖血液透析存活。

后来经历盘管透析器、转鼓透析器和平板透析器,一直到 20 世纪 60 年代又回到中空纤维透析器,形成今日所用的透析器的雏形。这种透析器内大约有 10 000 根中空纤维,每根中空纤维的内径仅 150μm 甚至更细,这就大大缩短了血液中溶质向透析液侧的弥散距离;同时透析膜面积可达到 1.0m^2 以上,甚至接近 2.0m^2,这就大大提高了血液和透析液的跨膜接触面积。当今,透析器制造商还在不断采取措施尽量增加血液和透析液的跨膜有效接触面积、降低弥散阻力以提高透析效率。包括①血液导流装置,使血液尽量均匀流入每根中空纤维;②透析液导流装置,尽量避免有些中空纤维周围只是浸泡在透析液中而无透析液流动;③波浪形中空纤维设计,尽量避免浸泡在透析液中的中空纤维粘贴在一起而降低血液和透析液的跨膜接触面积;④非对称膜设计,在结构上,从透析膜横断面血液侧到透析液侧依次为致密层(表面光滑、侧孔较小)、过渡层、支撑层(相对疏松),从而在膜厚度较大的情况下提供较低的溶质通过阻力。

透析器具有以下几个重要特性。

1. 透析器对溶质的筛选系数 筛选系数即超滤液中的溶质浓度与血液中的溶质浓度的比值。对一种特定的透析膜来说,溶质的分子量越大、分子的体积越大则筛选系数越低;对一种特定的分子量的溶质来说,透析膜的侧孔越大则溶质的筛选系数越大。筛选系数的大小决定透析膜对溶质的通透特性。一般将 β$_2$-微球蛋白的筛选系数>0.6 的透析器定义为高通量透析器。中分子溶质可以对流模式通过高通量透析膜而被清除。在实际应用场景,筛选系数除受透析膜的孔径和溶质的分子量影响外,下列因素还影响中分子溶质的筛选系数。

(1)待测溶质的溶媒:溶媒蛋白浓度越高则溶质的筛选系数越低,这与透析过程中蛋白黏附在透析膜内表面、溶质与蛋白结合有关。

(2)血液流速:血液流速越快则溶质的筛选系数越高,这是因为较高的血液流速可提供更大的血液侧压力,有助于溶质随液体穿过透析膜侧孔。

(3)对流量:在使用置换液的场景下,置换液量越大则对流量越大,溶质越容易穿过透析膜,筛选系数即高;在不使用置换液的场景下,透析器的血液侧入口和出口的压降较大,透析器局部发生的内对流(血液出口处)和外对流(血液入口处)较大,筛选系数也就较大。

临床上,除较少使用的血液滤过模式外,其他常用的血液透析治疗模式均需使用透析液,较难直接测量筛选系数。所以,常常在体外标准状态下测量筛选系数,ISO 8637-1-2017 规定了筛选系数的测量方法,而临床试验中较少直接测量筛选系数。

2. 透析器的超滤系数 超滤系数即单位时间内 1mmHg 压力下可从透析器血液侧清除的液体量,单位为 mL/(mmHg·h),并将超滤系数超过 20mL/(mmHg·h)的透析器称为高通量透析器。一般来说,透析器对中分子溶质的筛选系数与超滤系数一致,即筛选系数越高则超滤系数越高。实际透析过程中跨膜压并不稳定,因此临床试验中也较少直接测量超滤系数,而是在体外标准状态下测量,ISO 8637-1-2017 规定了透析器超滤系数的测量方法。

虽然在临床试验中较少直接测量透析器对溶质的筛选系数和超滤系数,但这 2 个参数被认为是重要的透析器分类依据。根据这 2 个参数将透析器划分为低通量透析器和高通量透析器等种类。

3. 透析器对溶质的清除率　这是临床试验中必须获得的透析器的溶质清除的有效性指标。

(1)中大分子几乎不能以弥散或对流方式通过低通量透析膜,因此评价低通量透析器时仅需获得其对小分子溶质的清除率,不需要测量中分子溶质的清除率。

(2)高通量透析器不但能通过弥散和对流模式清除小分子溶质,也能通过对流模式清除中分子溶质。清除中分子溶质是高通量透析器的重要特性。因此,临床试验中除获取小分子溶质的清除率,还要获取中分子溶质的清除率。单次透析获得的溶质下降率是临床试验评价透析器有效性的另一个重要指标。

4. 透析器的生物相容性　生物相容性通常是指植入材料引起机体免疫反应或其他反应的程度。透析器内表面并非血管内皮,当血液与透析器表面接触时,有可能会激活凝血系统、免疫系统;透析器也可能有溶出物进入血液,引起慢性炎症或久之致癌。临床试验需要对透析器的生物相容性进行评价。

5. 透析器的其他特性　透析器的消毒方式、内表面积、预充容量和纤维的长度、内径、厚度等也是透析器的重要特性,但一般不需要进行临床试验来验证这些特性。

(二) 透析管路

透析管路是连接患者血液透析通路和透析器的通道,分为动脉段和静脉段,分别引导血液流入或流出透析器。动脉段上有采血点、动脉壶、监测接口等;静脉段上有采血点、静脉壶、监测接口等。临床试验需要对透析管路的安全性进行评价。

(三) 血液透析需要的其他设备和材料

1. 水处理系统　水处理系统包含砂滤、软水器、活性炭吸附器、反渗透机。经水处理系统生成的反渗水经反渗水水路系统分配到每台透析机。

2. 浓缩物　分为 A 浓缩物和 B 浓缩物,浓缩物可以是浓缩液或浓缩粉剂。

A 浓缩物的主要成分是钠、钾、氯、钙、镁等电解质,并加少量冰醋酸或其他酸性物质调整 pH;B 浓缩物的主要成分为碳酸氢钠。在透析机内,反渗水与 A 浓缩物、B 浓缩物按一定比例通过配比系统进行混合,形成终透析液,终透析液流入透析器与血液通过透析膜进行物质交换。

不同厂商生产的 A 浓缩物的电解质含量不同,在使用时需要对透析机的配比系统进行调整,修改 A 浓缩物、B 浓缩物与反渗水的混合比例,使产生的终透析液符合透析需要。终透析液的电解质浓度与人体血清生理浓度接近但又略有不同,例如终透析液的钠浓度应与生理浓度一致、终透析液的钾浓度应略低于生理浓度以解除机体的高钾血症、透析液的碳酸氢根浓度应高于其生理浓度以利纠正酸中毒等。临床试验需要获得透析液纠正机体电解质紊乱和酸中毒的有效性指标、使用的安全性指标。

3. 透析机　透析机驱动血液和透析液按一定的速度流动,并提供脱水机制和一系列的安全监控装置,包括各种压力、流速、电导度、温度、漏血、空气、血容量等。

有关血液透析相关临床试验将在本章第三节详细介绍。

二、腹膜透析

1923 年,德国的 Ganter 医生首次将腹膜透析技术用于一名梗阻性肾病患者。之后腹膜透析技术不断改进。20 世纪 60 年代,华盛顿大学的 Tenckhoff 用硅胶导管代替金属和玻璃材质的导管,显著提高了导管的生物相容性,可长期留置。1977 年,加拿大多伦多西部医院的 Oreopoulos 用塑料袋替代玻璃瓶罐装腹膜透析液,使腹膜透析成为安全的居家治疗模式,尿毒症患者可依赖腹膜透析长期存活。而后来发展出的双袋 Y 型连接管腹膜透析系统大幅降低腹膜炎的发生率,成为标准的腹膜透析装置。

腹膜透析的原理是将腹膜作为透析膜,血液与腹膜透析液通过腹膜实现物质交换。

腹膜透析的液体清除原理是渗透压。通过向腹膜透析液中添加高于血液渗透压的渗透性物质,血液侧的水分向腹膜透析液中流动,从而实现水分的清除。常用的渗透性物质为葡萄糖、多聚糖等。

腹膜透析的溶质清除原理是弥散。血液中的高浓度代谢废物向腹膜透析液中弥散,而腹膜透析液中的高浓度物质(葡萄糖、乳酸等)向血液侧移动,从而实现血液与腹膜透析液的物质交换。

关于腹膜透析的原理,有如下几点与临床试验的设计有关。

1. 使用葡萄糖作为渗透性物质时,可通过腹膜平衡试验评价腹膜的溶质转运特性。葡萄糖能快速通过腹膜进入血液时,称此类型腹膜为高转运腹膜;如果葡萄糖进入血液的速度较慢,则腹膜为低转运腹膜。高转运腹膜可以较好地实现溶质清除,但常规的腹膜透析方案的水分清除能力较差;低转运腹膜的溶质清除能力较弱,但因腹腔渗透压能长时间维持在较高水平,则水分清除能力较强。

2. 近年来发展出使用不易吸收的多聚糖作为渗透性物质,不但能维持较好的水分清除,而且因无葡萄糖吸收而引起代谢紊乱的机会降低;因腹膜与葡萄糖的接触减少,腹膜透析液的生物相容性也得到改善。

3. 乳酸进入体内后经肝脏代谢为碳酸氢根,起到纠正酸中毒的作用。但肝功能不良所致的乳酸代谢障碍可能导致乳酸堆积。

4. 近年来,发展出双室双袋透析液,在平时将葡萄糖和碱性物质(碳酸氢盐)分室保存,使用时临时混合在一起。这就避免了乳酸的使用、降低葡萄糖降解产物的含量,显著提高了腹膜透析液的生物相容性。

5. 近年来,自动化腹膜透析机的使用越来越多,自动化腹膜透析每日晚间进行,不影响日间生活和工作;每日仅进行 1 次断开和连接操作,因操作不当引发感染的概率显著降低。

腹膜透析相关临床试验多集中在腹膜透析液、腹膜透析导管和自动化腹膜透析机。有关腹膜透析相关临床试验将在本章第四节详细介绍。

三、肾移植

肾移植是将一颗健康的肾移植给肾脏功能不能满足机体最低需求且肾脏功能不可恢复的患者。1954 年,Murray 等在同卵双生子之间进行成功的肾移植,这成为器官移植的一个里程碑,他因此获得 1990 年的诺贝尔奖。在血液透析、腹膜透析和肾移植 3 种肾脏替代治疗模式中,肾移植是当前最有效的肾脏替代治疗手段。异体肾移植时,根据受者和供者的遗传基因的差异程度,将异体移植术分为同质肾移植、同种肾移植和异种肾移植。自体肾移植和同质肾移植无排斥反应,同种肾移植和异种肾移植均会有排斥反应。

自体肾移植是出于种种原因需要摘除仍有功能的肾脏后再重新植入,临床应用较少;异种肾移植还有很多问题尚未解决,非临床常规使用。因此,当前应用最多的是同种异体肾移植,肾源来自活体或公民逝世后器官捐献。

随着人类对免疫排斥反应研究的不断深入,肾移植也从同卵孪生间逐渐发展到非同卵孪生间、活体亲属间直到捐献肾的使用,均获得巨大的成功。这得益于各种免疫抑制剂的不断开发和临床应用。

肾移植相关临床试验大多集中在免疫抑制剂的有效性和安全性方面。有关肾移植的临床试验将在本章第五节详细介绍。

第二节　相关法律及临床试验应遵循的原则

一、《医疗器械监督管理条例》

我国国务院于 2014 年发布了《医疗器械监督管理条例》(以下简称《条例》),并于2017 年修订,2021 年发布并实施最新版《条例》。《条例》规定"国务院药品监督管理部门负责制定医疗器械的分类规则和分类目录,并根据医疗器械生产、经营、使用情况,及时对医疗器械的风险变化进行分析、评价,对分类规则和分类目录进行调整"。并规定"国家对医疗器械按照风险程度实行分类管理:第一类是风险程度低,实行常规管理可以保证其安全、有效的医疗器械。第二类是具有中度风险,需要严格控制管理以保证其安全、有效的医疗器械。第三类是具有较高风险,需要采取特别措施严格控制管理以保证其安全、有效的医疗器械"。

《条例》规定第一类医疗器械实行产品备案管理,不需要进行临床试验证明其有效性和安全性。由备案人向所在地设区的市级人民政府负责药品监督管理的部门提交备案资料。备案资料包括产品风险分析资料,产品技术要求,产品检验报告,临床评价资料,产品说明书及标签样稿,与产品研制、生产有关的质量管理体系文件,证明产品安全、有效所需的其他资料。其中产品检验报告可以是备案人的自检报告;在某些情况下,临床评价资料可不包括临床试验报告,可以是通过文献、同类产品临床使用获得的数据证明该医疗器械安全、有效的资料。向我国境内出口第一类医疗器械的境外备案人,由其指定的我国境内企业法人向国务院药品监督管理部门提交备案资料和备案人所在国(地区)主管部门准许该医疗器械上市销售的证明文件。未在境外上市的创新医疗器械,可以不提交备案人所在国(地区)主管部门准许该医疗器械上市销售的证明文件。

《条例》规定第二类和第三类实行产品注册管理,申请第二类和第三类和医疗器械产品注册的,应当进行临床评价。但是符合下列情形之一,可以免于进行临床评价:①工作机理明确、设计定型,生产工艺成熟,已上市的同品种医疗器械临床应用多年且无严重不良事件记录,不改变常规用途的;②其他通过非临床评价能够证明该医疗器械安全、有效的。免于进行临床评价的医疗器械目录由国务院药品监督管理部门制定、调整并公布。

二、《医疗器械分类规则》和《医疗器械分类目录》

我国医疗器械分类实行分类规则指导下的分类目录制,分类规则和分类目录并存,以分类目录优先。

2016年我国开始实施更新后的《医疗器械分类规则》(以下简称《规则》)。《规则》用于指导制定《医疗器械分类目录》(以下简称《目录》)和确定新产品的注册类别。

根据医疗器械是否有源、使用时是否与人体接触和接触部位、使用时限对医疗器械的风险程度进行判断。对于有源或无源非接触人体的器械,根据其对医疗效果的影响程度来划分其属于第几类医疗器械;对于有源接触人体的器械,根据失控后可能造成的损伤程度进行分类;对于无源接触人体的器械,根据使用时限和接触部位进行分类。依照此原则,制定了医疗器械分类判定表。《规则》的第六条规定了对一些特殊情形的处理,例如规定"如果同一医疗器械适用2个或2个以上分类,应当采取其中风险程度最高的分类;由多个医疗器械组成的医疗器械包,其分类应当与包内风险程度最高的医疗器械一致"等。

根据《规则》,国家食品药品监督管理总局于2017年更新了《目录》,并于2018年8月1日开始实施。根据《目录》,属于第三类和第二类的血液透析和腹膜透析相关医疗器械如下。

三、血液透析相关医疗器械所属分类

1. 第三类医疗器械　血液透析设备、血液透析滤过设备、连续性血液净化设备、血液灌流机、人工肝设备、血液净化辅助血泵、血流监测系统、中空纤维透析器、中空纤维滤过器、血液灌流器、浓缩物、透析用中心静脉双腔导管、血液透析管路、透析机消毒液等。

2. 第二类医疗器械　水处理系统、血液透析器复用机、电动透析椅等。

四、腹膜透析相关医疗器械所属分类

1. 第三类医疗器械　无。腹膜透析液目前是按照药品管理,并不属于医疗器械。针对腹膜透析液的临床试验应按照药物临床试验管理。

2. 第二类医疗器械　腹膜透析机、腹膜透析液袋加温仪、碘液微型盖、腹膜透析导管、腹膜透析外接短管、腹膜透析管钛接头、腹膜透析机管路。

五、血液透析或腹膜透析相关医疗器械临床试验应遵循的原则

按照《条例》要求,需要进行临床试验证实第三类和第二类血液透析或腹膜透析医疗器械的有效性和安全性,特殊情况除外。

医疗器械临床试验的目的是评价医疗手段的临床应用价值及确定最佳应用方式,需要人类受试者直接参与试验。医疗器械临床试验与药物临床试验一样,需要遵循相应的规范与原则。这些规范与原则通常包括相关的法律法规、伦理道德原则和科学性原则。首先,临床试验不能违法。截至2021年6月,我国已先后颁布或修订30余部医疗器械相关领域的法律法规及相关规范性文件,内容涉及医疗器械的分类、命名、注册、生产、经营、监督及召回等各个环节。其中与血液透析或腹膜透析医疗器械临床试验相关的法律法规文件举例如下:《医疗器械通用名称命名规则》《医疗器械监督管理条例》《医疗器械使用质量监督管理办法》《医疗器械注册管理办法》《医疗器械分类规则》《一次性使用无菌医疗器械监督管理办法(暂行)》《医疗器械标准管理办法》《医疗器械临床试验质量管理规范》等。医疗器械注册申办者和注册研究机构在临床试验开展前应熟悉这些文件。其次,临床试验必须符合伦理道德的指导性文件,包括1948年颁布的《纽伦堡法典》(the Nuremberg code)、世界医学会制定的《赫尔辛基宣言》(Helsinki declaration)、1978年提出的《贝尔蒙报告》(Belmont report)等。要求注册研究必须在具有资质的研究点进行,各研究点的主要研究者必须具有GCP培训经历和开展临床注册研究的资质。最后,科学性原则要求临床试验的开展应具有明确的试验目的,其设计、实施及评价均应制订周密、严谨的方案,须遵循生物统计学的4项基本原则,即随机、对照、盲法和可重复性。注册研究开始前,应对方案进行充分调整,这包括入选标准、排除标准、干预方案、观察终点、不良事件、样本量等。由于医疗器械很难采取盲法,应仔细调整方案,通过其他措施尽量减少结果的偏倚。

当前国家药品监督管理部门已经发布《血液透析浓缩物产品注册技术审查指导原则》《一次性使用透析器产品注册技术审查指导原则》《一次性使用血液透析管路注册技

术审查指导原则》《中心静脉导管产品注册技术审查指导原则》《血液透析用制水设备注册技术审查指导原则》《腹膜透析机注册技术审查指导原则》，并正在出台一系列血液透析或腹膜透析相关医疗器械注册技术审查指导原则。其中均分别对临床试验应遵循的基本原则进行了规定。

开展临床试验时，应按照《医疗器械临床试验质量管理规范》的要求实施。申报资料中应包括伦理委员会批件、试验方案和临床试验报告等文件，提交统计分析报告。

六、中外医疗器械临床试验监管对比

在美国和欧盟，划分为高风险的第三类医疗器械占上市器械的10%左右。美国的多数第二类产品可以通过上市前通告510(k)进行上市申请，申请510(k)时企业无须进行临床试验，但企业应能证明新产品与已批准上市的产品同等安全有效或优于已批准上市产品。如果医疗器械符合条件，企业可向第三方评审机构提交510(k)申请，第三方机构对510(k)申请进行初审，将510(k)申请和初审意见转给美国食品药品管理局，这不但节约了政府资源、降低了企业必须进行临床试验的负担，还加快了医疗器械在美国的上市进程。

在我国国家药品监督管理部门发布的医疗器械分类目录中，第三类医疗器械的比重很大，这就是说，大量的医疗器械新品需要进行临床试验证实其安全性和有效性，且第三类产品要求国家药品监督管理部门的审批。另外，按照我国《条例》的规定，除特殊情况外，第二类和第三类医疗器械均需进行临床试验证明其有效性和安全性。根据临床需求，我国国家药品监督管理部门一直在不断调整医疗器械分类目录，目录的不断更新将会促进医疗器械新品的上市和临床应用。

第三节　血液透析相关临床试验

一、中空纤维透析器

中空纤维透析器的临床试验资料应严格按照《医疗器械临床试验规定》的要求提供。另外，还需注意以下几个方面的内容。

（一）临床试验方案

1. 试验对象应具有代表性，对入选标准和排除标准应有详细说明。

（1）入选标准：试验对象应具有代表性，试验对象的选择原则上应为透析稳定的慢性肾衰竭成年患者，标明年龄、性别、原发病、特殊要求等。

（2）排除标准：如试验对象伴有严重贫血，感染，肿瘤，活动性出血，严重的心、肝、肺疾病，精神异常或病情不稳定等；或有其他不适合试验的情况，如产品有风险、对患者有伤害或影响疗效。

2. 如采用对照组,一般应选择透析参数和膜材料相似的透析器,试验组和对照组的试验条件、方法步骤、临床观察及术后随访时间应一致,对照组与试验组应按随机原则分配;如采用标准对照,应选择行业公认的临床指标。

3. 采用多中心研究时各中心的方案应一致。

4. 足够的样本量,符合统计学要求,统计分析应以例为单位,采用经典且公认的统计方法、计算公式、统计软件。

5. 如果某透析器有多种型号,临床型号应选择透析器膜面积$<1.5m^2$、$>1.5m^2$的型号分别进行临床试验。

6. 评价指标

(1)一般指标:血常规。

(2)生化指标:血浆肌酐、尿素氮、钾、钠、钙、氯、磷、二氧化碳分压(PCO_2)、白蛋白、球蛋白、C反应蛋白、β_2-MG(高通量透析器)。

(3)主要评价指标:透析器肌酐和尿素氮清除率、β_2-MG下降率(高通量透析器)。

(4)次要评价指标:整体透析肌酐和尿素氮清除率、尿素下降率(URR)、超滤率、血磷、C反应蛋白(CRP)、血气分析(透析开始和15分钟时)、产品顺应性。

(5)生物相容性试验:透析开始后15分钟白细胞、血小板浓度的下降率。

7. 评价方法

(1)超滤率

$$超滤率(ml/h)=总除水量(ml)/治疗时间(h)$$

(2)透析溶质清除率(K)

$$K=\left(\frac{C_{BI}-C_{BO}}{C_{BI}}\right)q_{BI}+\frac{C_{BO}}{C_{BI}}q_F$$

式中,C_{BI}和C_{BO}采用的浓度单位相同;C_{BI}为血液透析器或血液透析滤过器血液入口的溶液浓度;C_{BO}为血液透析器或血液透析滤过器血液出口的溶液浓度;q_{BI}为产品入口端的血液流率;q_F为滤过液流率(超滤率)。

注:平稳透析60分钟,固定工作状态下的血流量和透析液流量(通常设置超滤率为0或10ml/min),同时从透析器的动、静脉端抽血,检测肌酐、BNU、β_2-MG,计算清除率。

(3)透析溶质下降率

$$透析溶质下降率=1-(透析后的血浓度/透析前的血浓度)\times100\%$$

注:测定下降率时,在透析开始和结束时抽血,停止超滤,血流量先减至100ml/min后,停泵立刻从患者体内抽血。

8. 临床试验记录应准确详尽,包括产品名称及其配套设备、治疗程序、操作方法、使用的药物或试剂、肝素用量、治疗参数(血流量、透析液流量、跨膜压、除水量、治疗时间)的设定、观察指标、取样时间与方式、副作用及处理预案、试验过程实时记录、结束时处理、不良事件及处理措施等相关内容。

9. 副作用及处理预案(预计本试验中可能出现的副作用及如何处理)。包括①低血压(处理预案);②过敏反应(处理预案);③发热、毒血症、菌血症、败血症等(处理预案);④溶血(处理预案);⑤出血(处理预案);⑥空气栓塞(处理预案);⑦破膜漏血(处理预案);⑧其他意外(处理预案)。

10. 观察指标包括①生命体征:血压、脉搏、体温、心率;②患者的一般状态:患者的自我感觉、首次使用的综合征及体征变化;③与使用透析器相关的数据变化;④与透析器功能相关的实验室参数。

(二)临床试验报告

1. 临床试验报告应与临床试验方案保持一致。

2. 明确所有病例是否全部完成随访、完成随访的病例是否均纳入统计,失访病例需明确失访原因。

3. 提交有效性与安全性评价统计过程中所涉及的原始数据。

4. 报告所有不良事件发生的时间、原因、后果及与试验用器械的关系,对于所采取的处理措施需予以明确。

(三)注意事项

1. 有效性

(1)有关非劣效性或等效性试验设计:一般将溶质的即刻清除率、总体清除率和下降率作为主要观察终点。不同透析器的溶质清除性能差异较大,当以受试透析器非劣效或等效于对照透析器为试验目的时,应选择溶质清除性能相近的透析器。另外,溶质清除率还受到血液流速、透析液流速的影响,因此应在试验组和对照组之间保持血液流速、透析液流速的可比性。除受到血液流速和透析液流速的影响外,溶质的整体清除率和下降率还受到患者体液总量和透析时长的影响,所以也应保持试验组和对照组之间患者体重和透析时长的可比性。

(2)有关优效性试验设计:透析膜对小分子溶质的筛选系数均为1,这样,任何透析器对小分子溶质的清除性能似乎只与膜面积有关。由于要保持试验组和对照组的患者特征、血液流速、透析液流速、透析时长一致,如果受试透析器与对照透析器的面积相同,则似乎很难获得其对小分子溶质的清除性能优于对照透析器的结论。实际上,改良透析器结构,提高血液与透析液的跨膜接触效率,即使面积相同,仍可得到试验透析器优效的结论。例如为受试透析器增加血液和透析液的导流装置、将透析器的中空纤维设计为波浪形等措施,可提高血液与透析液的跨膜接触效率。透析器中空纤维丝的侧孔大小是在中空纤维成型过程中形成的,侧孔大小受到成型过程中的湿度、压力、温度、速度等多种因素影响。不同品牌的透析器的侧孔大小呈连续分布,并非跳跃式分布。当受试透析器的侧孔明显大于对照透析器时,其对中分子的清除能力将明显优于对照透析器。

2. 安全性 由于透析器生产技术的改进,临床试验中观察到的直接与透析器有关的不良反应较少。当将安全性作为主要研究终点时,获得受试透析器比对照透析器非劣效或优效的结论将需要更大的样本量。

239

3. 样本量 要进行充分的文献检索,明确对照透析器在体外标准条件下的溶质清除能力,尤其是临床实际使用时的溶质清除能力,这是计算样本量的重要依据。这里要特别关注文献报告的试验条件,例如患者体重、血液流速、透析液流速、透析时长等。如果预计本试验的条件明显不同于文献报告的条件,则本试验中观察到的对照透析器的性能也会不同于所引用的文献报告。这会导致2个问题:一个是样本量计算错误,另一个是有关非劣效、等效或优效的假设失败。举例说明:

文献 A 报告,作者给一组 100 例平均体重为 (90 ± 10) kg 的美国尿毒症无尿患者使用对照透析器进行 (4.0 ± 0.1) 小时的透析,血液流速设置为 (300 ± 50) ml/min,透析液流速设置为 (500 ± 50) ml/min,得到的尿素下降率平均为 (70 ± 8)%。作者在 90kg 的患者中单次透析获得 70% 的尿素下降率,说明透析器的溶质清除能力较强。在本试验中,预计受试者的体重较轻,如果受试透析器与对照透析器的溶质清除性能在体外标准状态下接近,在血液流速、透析液流速和透析时长可比的情况下,在本试验中将观察到更大的尿素下降率,则依据文献 A 计算的样本量就是错误的了,不管是非劣效、等效或优效设计。

二、一次性使用血液透析管路

血液透析、血液透析滤过等治疗时,与血液透析器、血液透析滤过器、血液灌流器配套使用的体外循环管路由动脉管路、静脉管路、置换液管和其他必要的配件组成。血液透析管路保证体外循环的畅通及提供足够的血液流率,根据需要设有必要的分管。各端口和连接插口与各配用装置的接口兼容,能避免空气进入。血液透析管路以无菌、无热原状态提供给血液透析室一次性使用。

临床试验根据产品申报用途、试验目的考虑纳入病种和严重程度,在试验方案中应详细说明入选标准和排除标准及中止试验标准。

(一) 临床试验方案

1. 临床试验的基本要求 试验方案应明确研究目的、研究人群、观察指标、对照选择及研究设计类型等。多中心临床试验由多位研究者按照同一试验方案在不同的临床试验机构中同期进行。

试验品和对照品选择原则:

(1)申报产品选择试验品时,建议选择原材料和组件最全、经过全项目注册检测的型号试验品进行临床试验。

(2)如进行随机对照试验,应详细描述对照品的规格型号、生产厂家和批号、对照品选择依据等。

(3)对照品应选择已经获得有效医疗器械注册证、有确切疗效和安全性的产品。对照品的原材料、性能结构、适用范围和使用方式等应尽量与试验品一致。试验组和对照组的试验条件、方法步骤、临床观察项目、评价依据等应相同。

2. 受试者入选标准和排除标准

（1）入选标准

1）接受血液透析治疗 3 个月以上的维持性血液透析；或者血液透析和血液透析滤过治疗患者（适用于含置换液管产品）；或者血液透析和血液透析联合血液灌流患者（适用于含灌流器连接管产品）。治疗方式为每周 2~3 次，每次不小于 4 小时。

2）年龄在 18~75 岁，性别不限。

3）血液透析或血液透析滤过时血液流速不小于 200ml/min。

4）自愿参加并签署书面知情同意书。

（2）排除标准

1）同时使用其他血液净化疗法，并对本试验评价有影响的患者。

2）孕妇及哺乳期妇女，以及近期准备妊娠的患者。

3）有严重贫血、感染、肿瘤、活动性出血，以及严重的心、肝、肺疾病的患者。

4）颅内出血或颅内压增高患者，以及难以控制的高血压/低血压患者。

5）有精神疾病或病史者，吸毒、艾滋病、梅毒、乙肝、丙肝等患者。

6）体重<35kg 的患者。

7）1 个月内参加过其他临床试验者。

8）既往对体外循环管路、血液净化器械有过敏史者。

9）研究者认为不适合入组者。

3. 临床观察指标

（1）主要有效性评价指标：血液透析成功率（为成功完成血液透析的患者数占全部透析患者的比例）。成功完成血液透析定义为产品评价结果达到有效要求。

1）管路中血液流动通畅无堵塞，血流量满足透析要求，完成透析过程。

2）各连接处无漏血、无漏气、无脱落，治疗过程中管路无打折、无裂痕、无开裂。

（2）次要有效性评价指标

1）管路外观（柔软度、透明度和光洁度，是否容易观察气泡）。

2）泵管弹性，碾压后的复原程度，有无明显变形。

3）其他组件的性能是否满足使用要求。

如产品宣称具有特殊功能，或者包含特殊组件，建议将该功能或组件列入有效性评价中。

（3）安全性指标

1）透析前、透析开始后 15 分钟和透析完成后血常规（WBC、RBC、Hb、PLT）的变化。

2）透析前后血液 C 反应蛋白浓度的变化。

3）透析前后外周血白蛋白、球蛋白、GPT、GOT 的变化。

4）透析前、透析开始后 15 分钟血气（PO_2、PCO_2）的变化。

5）透析前、透析开始后 15 分钟和透析后体温、心率、呼吸和血压等生命体征的变化。

6）透析过程中、透析后不良反应（如心悸、畏寒、发热、皮疹、皮肤潮红、皮肤瘙痒等）

的发生情况。

透析采血点为透析前、透析开始后 15 分钟和透析结束时,按照《血液净化标准操作规程(2021 版)》评价血液透析充分性时的方法采集血样。透析前及透析开始后 15 分钟测血气时,于血液透析管路的动脉端采样口处采集血液标本。所有临床试验机构的采血方式应相同。

记录临床试验中的不良事件,并分析其原因、后果,以及与试验产品的关系。

4. 样本量　根据受试产品的临床试验设计类型、主要评价指标等因素确定样本量。需详细写明样本量估算采用的软件或公式,以及公式中的所有参数及其估计值,还应结合临床实际情况考虑试验对象的可能脱落率等因素。非劣效性试验设计应由临床专家和统计学家事先给出具有临床意义的非劣效性界值。单组目标值设计亦需明确给出目标值确定的合理依据。

以下举例内容仅供参考:

如果某产品采用非劣效性试验设计,预计主要有效性评价指标"血液透析成功率"为 98%,假定受试产品的疗效与对照产品的疗效相当,非劣效性界值取 5%,等比例入组分配,统计学检验水准取 $\alpha = 0.025$(单侧),$\beta = 0.20$(把握度取 80%)。计算每组所需的样本量为 124 例,2 组共计 248 例。如果考虑到试验过程中约 5% 的病例脱落率(含因严重违背方案而剔除的情况),试验纳入病例数应不低于 260 例。

如果采用单组目标值设计,假定受试产品的主要有效性评价指标"血液透析成功率"为 98%,目标值为 95%,统计学检验水准取 $\alpha = 0.025$(单侧),$\beta = 0.20$(把握度取 80%)。计算所需的样本量为 331 例。在此基础上考虑一定比例的脱落率,最终的入组规模确定为 335 例。

为了保证受试者的安全性和数据的完整性,建议有条件时采用基于互联网的中央随机系统或中央注册登记系统(单组目标值设计),以备监管部门跟踪稽查全部参与试验的病例。

5. 临床试验的统计分析方法　数据分析时应考虑数据完整性,所有签署知情同意并使用受试产品的试验对象必须纳入最终的统计分析。分析受试者退出或脱落的严重程度和产生原因。数据剔除或偏倚数据的处理必须有科学依据和详细说明,并应进行灵敏度分析,以评价其对研究结果的影响。

数据分析应采用国内外公认的统计分析方法。试验方案应明确统计检验的类型、检验假设、判定疗效有临床意义的界值(非劣效性界值)等,界值的确定应有依据。

推断试验产品有效性是否满足临床应用需要时,不能仅将 P 值作为对主要研究终点进行评价的依据。对于随机对照试验设计,应计算组间达标率差的双侧 95% 置信区间;对于单组目标值试验设计,应给出达标率及其单侧 97.5% 置信区间的估计,并明确置信区间的计算方法。

应对所有试验过程中发生的不良事件进行评价,并描述其种类、发生频率及与被验证器械的关系。

6. 统计分析结果 统计分析应基于所有临床试验数据分析得出,并用于撰写临床试验报告。统计分析结果应至少包括但不限于临床试验完成情况、人群基线描述、疗效/效果评价及安全性评价等。对所有试验对象进行安全性评价分析,不能遗漏任何不良事件(包括试验前正常、试验后异常并有临床意义的实验室指标等)。脱落病例应列表逐例陈述脱落原因。单组目标值设计的试验,建议以意向性治疗原则进行主要分析,对于脱落病例的主要疗效指标应按无效处理。

(二)临床试验报告

提交各分中心临床试验小结。建议根据统计分析结果撰写并出具临床试验报告,其中应提供患者一般资料(性别、年龄、体重等)。临床报告内容包括试验对象资料、试验方法、试验和主要指标检测设备、评价方法和标准、试验结果和结论、副作用、不良事件、并发症及其处理、适用范围、禁忌证和注意事项、存在的问题及改进意见等。

临床试验报告应与研究方案保持一致。报告所有不良事件发生的时间、原因、具体表现、后果及与试验用器械的关系,对于所采取的处理措施需予以明确。无论是预期还是非预期不良事件,都应如实记录和报告。对因不良事件而中止研究及出现重度或严重不良事件的病例,加以特别的注明。临床报告中的统计分析结果应经统计学专家审核。

(三)注意事项

1. 有效性 在对受试管路进行试验时,以血液透析成功率作为主要有效性评价指标。国家药品监督管理部门发布的《一次性使用血液透析管路注册技术审查指导原则》规定了透析管路能保证成功完成血液透析且需要达到有效要求时才算受试管路成功用于血液透析。

血液透析过程是否能成功完成,除受到受试管路的影响外,还受到所使用的透析器、透析液、抗凝方案及患者的状况、脱水量等影响。应通过随机分组的原则使这些可能影响透析顺利完成的因素在试验组和对照组间有可比性。

2. 安全性 直接与受试管路有关的不良事件包括漏气、漏血等,相对比较少见。当进行非劣效性检验时可能需要较大的样本量。

在判断不良事件是否与受试管路有关时,可能大多数事件被判断为可能有关,在产生试验报告时需要认真甄别和分析。这是因为:①透析过程中患者发生生物相容性相关症状,这可能分别与透析器、受试管路、透析液、中心静脉置管等有关,应在试验执行阶段遵循随机原则使这些因素在试验组和对照组间有可比性;②血液透析过程是非生理过程,各种各类不良事件的发生率高,患者发生的任何不良事件均应判断其与受试管路的可能关系;③当预充不充分时,受试管路中残存的消毒剂可能引起患者不适,应严格遵循血液透析标准化操作流程完成体外循环管路的预充。

3. 样本量 导致血液透析过程不能顺利完成的因素很多。受试管路不能满足血流量或出现漏血等直接与受试管路相关的不良事件导致血液透析过程不能完成的概率较低。当仅以因受试管路问题不能完成血液透析的概率来计算样本量时,可能需要更大的样本量。

三、血液透析用浓缩物

按照《医疗器械临床试验规定》提供临床试验方案、伦理委员会批件、临床试验原始记录和结论、临床试验报告。试验设计的各项指标应能够正确反映透析过程中的主要治疗作用——电解质和酸碱平衡。

（一）临床试验方案

1. 试验方案

（1）透析液的最终离子浓度或提供状态不同,应分别进行临床验证。需明确临床试验的病例数、评价指标、统计方法。采用多中心研究时各中心的方案应一致。

（2）试验样品的信息:应具体说明临床试验样品的详细信息,包括产品规格型号、批号、使用方法,以及对照品的详细信息(生产厂家、产品规格型号、批号、医疗器械注册证号、有效期等)等。

（3）详细说明选择试验对象的范围及入选条件,试验对象原则上应为透析稳定的慢性肾衰竭成年患者。试验对象应设定为慢性肾衰竭稳定的维持性透析患者,透析治疗每周 3 次,每次不少于 4 小时,维持至少 3 个月。剔除标准为试验对象伴有严重贫血、感染、肿瘤、活动性出血,严重的心、肝、肺疾病,精神异常或病情不稳定等,或有其他不适合试验的情况。

（4）试验方法:优先选择前瞻性、对照、随机试验,可选用非劣效、优效、等效进行研究。对照品应选择离子浓度相同或近似的已上市产品,试验组和对照组的试验条件、方法步骤、临床观察项目、评价依据等应一致,2 组试验对象应按随机原则分配。

（5）样本量确定依据:样本量根据受试产品的具体特性、评价指标及其估计值和临床试验比较类型等情况来确定。采用公认的经典计算公式估计样本量。详细写明样本量计算过程中采用的所有参数及其估计值,如第一类错误 α 和试验的把握度(power $=1-$ 第二类错误 β)等,还应考虑试验对象脱落率。对于非劣效性临床试验,应由临床专家和统计学专家共同给出具有临床意义的非劣效性界值。

以下举例内容仅供参考:选择达标率(达标定义为经过 1 次透析后,试验组和对照组有效性评价的主要项目均达到预先设定的临床指标数值)为统计指标,达标率=达标试验对象人数/试验对象总人数×100% 。

例如非劣效性试验设计时假设对照产品的透析达标率为98% ,预计试验产品与对照产品的透析达标率相当,临床认可的非劣效性界值为 5% ,则在显著性水平为 0.05(双侧)、80%的把握度、考虑5%的脱落率的情况下,每组需要 130 例试验对象,2 组共需要260 例试验对象。

（6）临床操作应符合《血液净化标准操作规程(2021 版)》,临床评价应合理并量化观察项目,明确评价方法和统计方法。

2. 评价项目

（1）有效性评价项目

1）主要项目：透析前后的 K^+、Na^+、Ca^{2+}、Cl^-、CO_2CP（二氧化碳结合力）或 HCO_3^-、pH。

2）次要项目：透析前后肌酐、尿素氮的下降率。

（2）安全性评价项目

1）临床症状：有无恶心、呕吐、头痛、抽搐，以及生命体征（脉搏、血压、呼吸）项目等。

2）肝功能检查：谷丙转氨酶、谷草转氨酶、白蛋白。

3）血常规检查：血小板、红细胞、血红蛋白。

4）炎症状态指标：C 反应蛋白。

5）临床研究过程中出现的其他异常现象。

3. 临床试验的统计处理方法　数据分析时应考虑数据完整性，所有签署知情同意并使用受试产品的试验对象必须纳入分析。数据剔除或偏倚数据的处理必须有科学依据和详细说明。

临床试验数据分析应基于不同的分析集，通常包括全分析集（FAS）、符合方案集（PPS）和安全数据集（SS），研究方案中应明确各分析集的定义。主要研究终点指标的分析应同时在全分析集和符合方案集上进行；对于基线情况的描述和次要终点应在全分析集和符合方案集的基础上进行；安全性指标分析应基于安全数据集。

临床试验数据分析应采用国内外公认的经典统计方法。临床试验方案应该明确统计检验的类型、检验假设、判定疗效有临床意义的界值（目标值/非劣效性界值）等，界值的确定应有依据。

前瞻性随机对照平行组设计应通过将组间达标率差的 95% 置信区间与方案中预先指明的具有临床意义的界值进行比较，从而判断试验产品是否满足方案设计时提出的假设。不能仅将 P 值作为对主要研究终点进行评价的依据。

同时，对于前瞻性随机对照平行组设计，还应评价试验组与对照组的基线变量间是否均衡可比，如果 2 组在重要的基线变量间存在差异，应该分析组间基线不均衡可能对结果造成的潜在影响。

4. 统计分析报告　为了保证临床试验的把握度，应将参与临床试验的所有数据合并在一起进行最终统计分析，并出具临床试验的总的统计分析报告，以便临床试验的主要研究者撰写临床试验报告。

统计分析报告中应至少包括四部分内容。①临床试验完成情况描述：包括临床试验概况（筛选人数、入选人数、完成人数、脱落/剔除人数等）；②基线描述：应对所有入选试验对象的基线人口统计学指标及其他相关病史指标等进行描述；③疗效/效果评价：应对全分析集和符合方案集分别进行统计分析；④安全性评价：应对所有入选的试验对象进行分析（安全数据集），不能遗漏任何不良事件（包括试验前正常、试验后异常并有临床意义的实验室指标事件）。同时，详细描述每一病例出现的全部不良事件的具体表现、程度及其与研究产品的关系。

（二）临床试验报告

建议由组长单位的主要研究者根据临床试验的总的统计分析报告,撰写并出具临床试验报告。临床试验报告的内容包括试验对象资料、试验方法、评价方法、评价标准、试验结果、试验结论、副作用、不良事件、并发症及其处理、试验效果分析、适用范围、禁忌证和注意事项、存在的问题及改进意见等。

此外,需注意以下问题:①临床试验报告应与临床试验方案保持一致。②明确所有试验对象是否全部完成随访、完成随访的试验对象是否均纳入统计,失访试验对象需明确失访原因,且分析可能对研究结果产生的影响。③提交疗效评价与安全性评价统计过程中所涉及的原始数据。④报告所有不良事件发生的时间、原因、后果及与试验用器械的关系,对于所采取的处理措施应予以明确。对于严重不良事件应按照法规要求及时上报;同时临床试验人员应当及时作出临床判断,采取措施,保护试验对象利益;必要时中止临床试验。无论是预期还是非预期不良事件,都应如实记录和报告。

（三）注意事项

1. 有效性　透析液的主要成分为离子,离子以弥散的模式通过透析膜与血液进行物质交换。

（1）活性维生素 D 未上市时,尿毒症患者的低钙血症是个大问题,所以需要使用高钙透析液以纠正低钙血症;活性维生素 D 上市后,低钙血症已不是问题,甚至会出现高钙血症,因此需要使用与血液离子钙浓度接近的透析液以减少透析过程中血清钙浓度的波动。

（2）由于机体的自身调整机制,稳定的血液透析患者通过潴留液体维持稳定的血钠浓度,因此透析液的钠浓度应与血钠浓度接近。

（3）肾衰竭后钾离子不能正常经肾脏排泄,导致钾潴留和高钾血症。因此,一般透析液的钾离子浓度较低,以利于血清钾弥散清除。

（4）如果患者在透析前无酸中毒,则透析液的碳酸氢根浓度与血清一致即可。

透析过程中患者的血清离子浓度保持稳定,对维持血液透析过程中的血流动力学是有好处的。

在抗高血压药的临床试验中,如果人群选择不当、药物剂量调整方案设置不当,在试验过程中就可能观察到此药对部分高血压患者无效,而对另外的高血压患者可能引起严重的低血压。抗高血压药是好的,但试验设计问题导致此药表现为无效或不良反应。透析液的临床试验是一样的道理,例如要验证一种低钾透析液的有效性和安全性,则应入选透析前存在明显高钾血症的患者,并在试验过程中加强监测;低钾透析液是好的,但过度使用可导致低钾血症。在临床工作中,应根据患者的具体情况精心选择透析液的离子浓度。

2. 安全性　有以下几个方面可引发安全性问题。

（1）透析液的离子浓度和血清离子浓度差异太大,透析过程中导致血清离子浓度快速波动而引发不良事件。

（2）透析液内含的乙酸或其他缓冲物质可能引发不良反应。

（3）透析液内含的微量元素、微生物、微生物的产物等可能引发不良反应。

（4）当发生不良事件时，应详细记录，并在试验报告中进行甄别和分析。

（5）不同厂商生产的浓缩物成分不同，应仔细调整 A 浓缩物、B 浓缩物和反渗水的比例，以使终透析液达到要求的离子浓度。

3. 样本量　《血液透析浓缩物产品注册技术审查指导原则》提出了样本量计算原则。

如果主要观察终点为试验组与对照组治疗前后的血电解质浓度一致，则应从文献检索对照浓缩物治疗后的每种离子的均值和标准差，分别计算新浓缩物对某一离子的调整能力非劣效于对照物所需的例数，从中选择最大例数作为本试验的样本量。

主要观察终点也可设定为每种离子在透析后的达标率、相比透析前的改善率等，则应分别采用合理的统计方法计算样本量。

四、血液透析用中心静脉双腔导管

如开展临床试验，应按照《医疗器械注册管理办法》及其指导原则制订临床试验方案，并依据《医疗器械临床试验质量管理规范》的要求实施。申报资料中应提交伦理委员会批件、试验方案和试验报告（含统计分析结果）等文件。

（一）临床试验方案

1. 临床试验的基本要求　试验方案应明确研究目的、研究人群、观察指标、评价方法、对照选择及研究设计类型等。可采用两中心或多中心完成临床试验，其中多中心试验的各参试单位应按照同一试验方案完成临床试验。分中心报告以统计描述为主。分析受试者退出或脱落的严重程度和产生原因，并估计可能对结果造成的影响。

2. 入选标准和排除标准　根据研究产品的预期用途确定目标人群，制订具体的入选标准和排除标准。

（1）入选标准：各种病因引起的需要进行中心静脉置管手术的患者，受试者的置管穿刺部位应在同一试验中固定统一。试验对象应具有代表性：

血液净化用中心静脉导管临床试验的受试者，应为需要使用中心静脉导管进行血液净化的患者，患者的适应证应符合《中国血液透析用血管通路专家共识》。

输液用中心静脉导管临床试验的受试者，原则上应为符合建立中心静脉通路的适应证的患者，如严重创伤、休克及急性循环衰竭等危重患者的抢救，进行快速补液，或需长期输液或静脉药物治疗而周围静脉已无法利用者，或需要多腔同时输注几种不相容药物者，或需要输注有刺激性、腐蚀性或高渗性药液者，或进行胃肠外营养支持，或中心静脉压监测的患者等。

（2）排除标准：不适合进行置管手术的患者，如广泛上腔静脉系统血栓形成、穿刺静脉局部感染、穿刺置管处血管闭塞或严重病变、颈内静脉解剖变异或严重狭窄、伴有腔内静脉系统血栓；凝血功能障碍，严重贫血，感染，肿瘤，活动性出血，严重的心、肝、肺疾病，精神异常或病情不稳定等患者等；或研究者认为其他不宜参加本临床试验的患者。

3. 研究设计和研究假设 建议申请人采用平行、前瞻性、随机对照设计,将拟申报器械与已获准上市器械进行对比。对照器械应与拟申报器械采用相同或类似的材料制成且具有相似的预期用途。对照品的适用范围和使用方式应尽量与申报产品一致,应选择已获得医疗器械注册证的产品。试验组和对照组的试验条件、方法步骤、临床观察项目、评价依据及术后随访时间应一致,对照组与试验组应按随机原则分配。采用多中心研究时各中心的方案应一致。应详细描述试验用中心静脉导管及对照品的规格型号、生产厂家和批号、对照品选择依据等信息。

4. 比较的类型 如优效性检验、非劣效性检验、等效性检验,申请人应说明选择的依据。

5. 血液净化用中心静脉导管的临床操作应符合《血液净化标准操作规程(2021版)》《血液透析血管通路临床实践指南》《中国血液透析用血管通路专家共识》等临床操作规范。

6. 评价指标设定举例 明确临床性能评价指标,评价指标应合理并便于临床观察。评价指标应包括有效性指标、安全性指标及术中操作性能评估指标。

(1)预期用于血液净化用中心静脉导管

1)有效性指标

主要项目:导管完成一次血液净化全过程的成功率。成功率的判定项目应包括导管通畅性(血液净化过程中血流量不低于200ml/min)、无泄漏等。

次要项目:动脉压和静脉压、使用该导管进行血液净化治疗前后尿素和肌酐的变化等。

2)安全性指标

观察时间点:对于隧道式导管和非隧道式导管,短期观察时间点为导管置入后14天;隧道式导管应增加长期观察时间点,为置管后3个月。

并发症:血栓、狭窄、局部感染和系统性感染(如败血症)等。

其他临床指标:受试者的生命体征、血常规、血生化指标(肝功能、肾功能、溶血试验、出/凝血时间等)、发热反应、过敏反应。

不良事件:临床试验过程中出现的任何不利的医学事件,无论是否与试验用医疗器械相关。

临床研究过程中出现的其他异常现象如下:

(2)中心静脉导管相关性感染率评价及对感染来源的确诊方法应参考《血管内导管相关感染的预防与治疗指南》中的适用项目。

(3)中心静脉导管并发症评价与确诊方法应参考《血管内导管相关感染的预防与治疗指南》中的适用项目。目前已知的常见导管并发症分为2类。

1)穿刺置管并发症:①误穿动脉,误穿动脉除引起出血、局部血肿外,少数患者还可形成纵隔血肿、咽后血肿、动静脉瘘和假性动脉瘤;②皮下气肿或液体渗漏;③气胸、血气胸;④导管异位;⑤心律失常;⑥空气栓塞。

2)导管留置并发症:①导管堵塞,分为血栓性和非血栓性堵塞;②导管相关性血栓形成,常为穿刺时损伤血管、置入的导管对血管壁长期刺激或长期通过中心静脉导管输注腐蚀性药物引起,亦与导管尖端所处的心血管解剖位置有关。

7. 样本量确定依据 应根据统计学原则确定试验受试者例数,以确保所申报器械将在临床使用条件下充分发挥作用。

样本量的大小应根据受试产品的具体特性、主要有效性(或安全性)评价指标及其估计值、显著性水平、研究把握度及临床试验比较的类型来确定。应在临床试验方案中明确给出具体的样本量计算公式及其来源出处,说明计算过程中所采用的所有参数及其估计值。

采用非劣效性检验方法对比时,非劣效性界值的制订建议不超过 10%。

8. 统计分析方法 数据分析时应考虑数据完整性,所有签署知情同意并使用受试产品的试验对象必须纳入分析。对于偏离或违反方案及有关数据剔除等处理必须有科学依据和详细说明。

临床试验数据分析应基于不同的分析集,通常包括全分析集(FAS)、符合方案集(PPS)和安全数据集(SS),研究方案中应明确各分析集的定义。主要研究终点指标的分析应同时在全分析集和符合方案集上进行;对于基线情况描述和次要终点应在全分析集的基础上进行;安全性指标分析应基于安全数据集。

临床试验数据分析应采用国内外公认的经典统计方法。临床试验方案应该明确统计检验的类型、检验假设、判定疗效有临床意义的界值(目标值/非劣效性界值)等,界值的确定应有依据。

(1)描述性分析:计数资料采用频数和百分比描述,计量资料采用均数、标准差、最大值、最小值、中位数、25 分位数及 75 分位数描述。

(2)临床终点分析:不能仅将 P 值作为对主要研究终点进行评价的依据,统计结果需采用点估计值及相应的 95% 置信区间进行表达。随机对照设计试验宜给出试验组和对照组有效率的差值及其 95% 置信区间。多中心临床试验主要终点的组间比较分析还应当考虑中心效应。

(3)安全性评价:为评估器械的安全性,建议申请人提交使用该器械时观察到的所有不良事件,无论患者是否提前退出临床研究。

1)实验室指标:报告实验室指标治疗前正常、治疗后异常的例数及所占的比例,并进行组间比较。

2)不良事件:报告不良事件发生例数及所占的比例,并进行组间比较。同时,详细描述各组病例出现的全部不良事件的具体表现、程度、发生原因及其与试验产品的相关性。

9. 试验所用样品的信息 应具体说明临床试验样品的详细信息,包括产品规格型号、批号、使用方法,以及对照品的详细信息(生产厂家、产品材料、预期用途、使用方法、产品规格型号、批号、医疗器械注册证号等)。

(二)临床试验报告

多中心临床试验建议由主要研究者根据临床试验的总的统计分析报告,撰写并出具临床试验报告。临床试验报告应与临床试验方案保持一致,应包括试验对象资料、试验方法、评价方法、评价标准、试验结果、试验结论、副作用、不良事件、并发症及其处理、试验效果分析、适用范围、禁忌证和注意事项、存在的问题及改进意见等。

此外,需注意以下问题:

(1)明确所有试验对象是否全部完成随访、完成随访的试验对象是否均纳入统计,失访试验对象需明确失访原因,且分析可能对研究结果产生的影响。

(2)提交疗效评价与安全性评价统计过程中所涉及的原始数据。

(3)报告所有不良事件发生的时间、原因、后果及与试验用器械的关系,对于所采取的处理措施需予以明确。对于严重不良事件应按照法规要求及时上报;同时临床试验人员应当及时作出临床判断,采取措施,保护试验对象利益;必要时中止临床试验。无论是预期还是非预期不良事件,都应如实记录和报告。

(三)注意事项

1. 有效性　《中心静脉导管产品注册技术审查指导原则》将针对透析用中心静脉双腔导管的主要观察指标设定为"导管完成一次血液净化全过程的成功率",并应保持导管通畅(血液净化过程中血液流速不低于 200ml/min)、无泄漏。

这里提到的是导管实际提供的血液流速不低于 200ml/min,而不是透析机的泵速不低于 200ml/min。一般可通过血泵前动脉压获知导管是否提供足够的血液流速,部分透析机可通过泵速和动脉导管压力获知实际血液流速。当导管不畅通时,管路的动脉段泵前压力呈负值,负值的绝对值越大,实际血液流速与血泵转速的差异越大。

2. 安全性　安全性表现在置管过程中、留置过程中、使用过程中等各个阶段。除《中心静脉导管产品注册技术审查指导原则》中提到的安全性问题外,以下问题也值得注意。

(1)在置管过程中,导管结构、材料或其配件问题,可能伤及周围血管或脏器。

(2)留置过程中,可出现与导管生物相容性相关的不良反应;或封管液使用不当(或因导管结构不良导致更多的封管液漏入血液)导致的不良反应。

(3)使用过程中,可因导管与管路的兼容性不良导致接口渗漏。

3. 样本量　当用有效性作为样本量计算依据时,应根据同时满足"完成透析、无渗漏、提供至少 200ml/min 的血液流速"3 个关键词来检索文献,作为非劣效性检验、等效性检验或优效性检验的样本量计算依据。

在考虑导管能提供血液流速时,应考虑到中心静脉内的实际血液流速,低体重患者或存在中心静脉畸形的患者,所使用的中心静脉血液流速本身即低较难提供超过 200ml/min 的血液流速;同时,应考虑到导管的内径,以及在体外标准状态下导管可提供的液体流速。

第四节　腹膜透析相关临床试验

腹膜透析(peritoneal dialysis)是目前治疗终末期肾病(ESRD)患者的肾脏替代治疗方

法之一,也是有效治疗急性肾损伤的肾脏替代治疗方法之一。与血液透析相比,腹膜透析有其独特的优势,包括:①便捷的居家式透析;②操作简单,时间、地点灵活,不需要依赖特殊的医疗设备;③更好的保护残余肾功能;④对血流动力学的影响小,尤其更适合于合并心血管疾病的患者;⑤感染病毒性肝炎、梅毒等血液传染病的风险低;⑥不需要建立血管通路;⑦生化指标波动小;⑧对中分子物质的清除更有效;⑨治疗费用相对低廉。正因如此,近年来腹膜透析快速发展,全球约有 11% 的 ESRD 患者使用腹膜透析进行肾脏替代治疗;我国透析病例信息登记系统的数据也显示,截至 2019 年 12 月 31 日,全国有 10.3 万患者接受腹膜透析治疗,占所有透析患者总人数的 14%。

然而,目前在腹膜透析患者中开展的临床试验数量有限,检索 PubMed 数据库,1973 年至今发表的纳入腹膜透析患者的随机对照试验仅 1 千余项。而在国际通用的临床试验注册登记系统(ClinicalTrials.gov)和中国临床试验注册中心注册的关于腹膜透析相关临床试验分别仅有几十项。如何在腹膜透析患者中开展高质量的临床试验,解决临床实际问题,为临床诊疗提供有效的循证医学证据是未来工作和研究的重点。

一、腹膜透析相关临床试验的特殊性

1. 研究人群的特殊性　ICH E8 指南关于特殊人群部分的描述,将肾脏和肝脏功能不全的患者列入特殊人群,因为这些患者中的药动学研究对评价可发生的药物代谢或排泄的改变是很重要的。腹膜透析患者的肾脏功能严重受损,使用腹膜透析进行肾脏替代治疗,这些患者具有以下特殊性:①药物代谢或排泄过程复杂。肾功能受损后,尿毒症毒素和药物的代谢产物经肾脏的排泄减少,在体内蓄积;患者开始腹膜透析后,体内的尿毒症毒素可通过腹膜透析清除,而腹膜透析是否可清除药物的代谢产物,目前的研究非常有限。另外,腹膜透析患者多在透析开始后仍有残余肾功能,药物的代谢产物可经过残余肾脏及腹膜透析清除,临床试验过程中药动学的研究更加复杂。②患者的合并症多。腹膜透析患者多合并高血压、心血管疾病、肾性贫血、钙磷代谢紊乱等,患者的合并症多、病情重,服用的其他药物也多,临床试验过程中需要观察指标的干扰因素也增加。③患者脱落率高。腹膜透析患者在随访过程中可因转为血液透析和肾移植而提前退出临床试验,也可因转入其他中心随访或失访退出试验,在计算临床试验的样本量时需要考虑这些因素。例如已完成的一项探讨生物电阻抗法(bioelectrical impedance analysis,BIA)评估腹膜透析患者的容量状态与患者的 1 年全因死亡、心血管死亡和技术生存率的关系的临床试验中,样本量计算时估计的患者脱落率为 10%,但是 1 年随访结束后,41 例患者提前退出研究,其中 20 例患者转血液透析、11 例患者肾移植、10 例患者失访,会在一定程度上导致数据统计效能下降。

2. 研究类型的特殊性　目前发表或注册的临床试验多为Ⅳ期临床试验或研究者发起的研究,研究目的是评价某种药物或治疗方式的有效性和安全性,或是在腹膜透析患者中增加新适应证的研究。在腹膜透析患者中极少开展药物代谢研究和药物相互作用研究,腹膜透析患者中的药物剂量调整的证据缺乏。

二、腹膜透析相关临床试验的一般考虑及存在的问题

1. 研究目的　清晰且明确地陈述临床试验的目的,并围绕研究目的设计临床试验。研究目的需紧密结合临床,从临床诊疗实践中提出问题,围绕问题设计临床试验。例如临床诊疗中发现心血管疾病是腹膜透析患者死亡的主要原因,那么是否可以通过药物预防心血管疾病(cardiovascular disease,CVD)呢。在高心血管疾病风险的非透析人群中,抗血小板药治疗可抑制血栓形成而预防缺血性 CVD 事件,使严重 CVD 事件和血管性死亡分别降低 20% 和 15%。但是既往的大样本随机对照试验(RCT)均将透析患者排除在外。因此,有临床研究设计了一项实用性 RCT,评价阿司匹林预防腹膜透析和血液透析患者心血管疾病的安全性和有效性。

2. 研究设计　紧扣研究目的,采用合适的研究设计以获得需要的信息。平行对照是目前腹膜透析相关临床试验的最常见的研究设计,如探索药物在腹膜透析患者中的疗效和安全性,使用平行对照设计,将研究药物与安慰剂或阳性对照进行比较。交叉设计也见于临床试验中,交叉设计每个受试者都是自己的自身对照,消除受试者个体间变异对干预措施疗效的影响,也节约了样本量。例如探讨新量表评估腹膜透析患者认知功能的效能,可将患者随机分为新量表评估组和对照量表评估组,分别使用新量表和在临床广泛使用或已经验证效能的量表(对照量表)评估患者的认知功能。然后对患者进行 4 周的洗脱,再分别使用对照量表和新量表评估患者的认知功能。还可以采用以研究中心为基础的整群随机对照研究(cluster randomized control study)和基于真实数据的实用性随机对照研究(pragmatic randomized control study)。无论采用何种研究设计,研究都应该选择合适的对照、明确研究主要终点和次要终点、计算研究需要纳入的患者人数、制订统计分析方案。针对腹膜透析患者可能因转血液透析、肾移植或转其他中心透析终止治疗而提前退出研究,研究设计中需说明对这些提前终止治疗患者的随访程序及数据处理方案。

3. 研究对象　根据研究目的选择适宜的研究对象,并清晰描述研究对象的入选标准和排除标准。新置管的腹膜透析患者在透析开始之初各项指标变化较大,贫血、电解质代谢紊乱、高血压等临床症状在透析开始后明显改善,因此目前的临床试验一般纳入透析 3 个月以上的稳定透析患者,减少腹膜透析本身对研究终点的影响。选择研究对象时应考虑腹膜透析时间对患者的影响,如在以残余肾功能为主要终点的研究中,由于患者的残余肾功能在透析开始后逐渐下降,一般选择新置管的透析患者或有残余肾功能的维持性透析患者。而患者存在明显影响主要终点疗效判定的情况,如严重感染、严重水肿、充血性心力衰竭等,则不应纳入研究中。例如在评估血管紧张素转换酶抑制药(ACEI)治疗延缓腹膜透析患者残余肾功能的研究中,结合研究中心腹膜透析患者的实际随访情况和 ACEI 可降低患者的血压这一问题,该研究的患者入选标准包括残余肾功能 eGFR>2ml/(min·1.73m^2)、血压≥120/70mmHg 及且筛选前 6 个月未服用 ACEI 或血管紧张素受体阻滞药

（ARB）。同时排除以下患者：伴有需要使用 ACEI 或 ARB 治疗的疾病，避免患者随机分入安慰剂组而耽误治疗；筛选前 6 个月出现影响残余肾功能的严重并发症，减少其他混杂因素对残余肾功能的影响，如腹膜炎、急性心肌梗死、脑血管意外等；使用 AECI 过敏或存在使用 ACIE 或 ABR 的禁忌证，保护受试者安全。还应考虑急性肾损伤或患者计划短期内行肾移植对研究终点的影响，随访时间较长的研究应排除这些患者以减少提前终止治疗的患者人数。

4. 研究终点　研究终点包括主要终点和次要终点。研究终点既可以是评估药物疗效或安全性的临床指标，如评估贫血的指标血红蛋白、反映残余肾功能的指标残余肾 GFR 和残余尿量等；也可以是死亡、主要心血管事件、技术生存等临床事件。研究终点还可以是评价患者生活质量、认知功能、抑郁等的主观量表。应根据研究的主要目的选择研究的主要终点，次要终点评价干预措施的其他作用可与主要终点相关或不相关。

如何准确选择研究终点是临床试验设计的重要环节。目前腹膜透析相关临床试验的研究终点选择中存在以下问题：①研究终点是以患者为中心的结果缺乏临床试验，如患者报告的生活质量、临床症状、疲劳感、睡眠状态等，这些终点不仅与患者的长期预后密切相关，而且在日常的诊疗中易评价和收集，可操作性强；②临床试验中选择替代终点（如各种实验室指标）没有统一的标准，一般根据各研究者的实际情况选择，导致报道的研究结果难以外延到其他研究或人群、不同研究的结果不可比、不能与患者的临床事件或预后联系，没有临床意义；③为了得到阳性结果，选择其他研究已经报道的终点事件，忽略阴性终点事件或安全性终点。为了解决腹膜透析相关临床试验的终点选择中存在的问题，建立标准化、可靠的研究终点，比较不同的临床试验结果，可为临床决策提供具备临床证据的终点选择策略，SONG（Standardized Outcomes in Nephrology）-PD 项目在全球启动并开展。该项目根据终点事件对患者、医务人员和政策制定人员的重要性将临床试验的终点分为 3 类：核心终点（core outcome）、中间层（middle tier）终点及外层（outer tier）终点，该项目的完成可为腹膜透析相关临床试验的终点选择提供标准化、统一的指导标准。

5. 研究实施　临床试验应严格遵照研究方案实施，腹膜透析患者一般是 3 个月回院进行常规临床随访，患者回院随访前可采用电话随访，了解患者对研究干预措施的依从性，收集患者随访间期的临床事件及不良事件，减少患者脱落。研究终点为临床事件（如死亡、心血管事件）的研究可采用事件驱动的研究设计，即使患者提前停止研究药物仍继续随访患者，收集终点。

第五节　肾移植相关临床试验

一、肾移植概述

自 1954 年美国外科医生 Murray 完成了世界上第一例同卵双生子之间的活体肾移植

后,肾移植经历了半个多世纪的发展,目前已成为挽救慢性肾衰竭患者的最有效的措施,也是终末期肾病患者的最佳肾脏替代治疗方法。随着外科技术的不断提高、新型免疫抑制剂的不断问世、对移植免疫学认知的进展及临床经验的不断积累,肾移植的人/肾长期存活率已较前大大提高。

肾移植术前需对供受者进行术前评估,以确保肾移植术可以安全顺利进行。首先,需进行免疫学配型方面的检查,包括血型鉴定(需符合输血原则)、淋巴细胞毒性试验和HLA配型;其次,需进行传染病学检查,包括 HIV 抗体、HBV 标志物、HCV 抗体、梅毒抗体、巨细胞病毒抗原抗体等。受者的移植前评估除上述内容外,对原发性肾病、合并症和并发症进行系统检查更为重要,可以排除肾移植的禁忌证,并了解这些疾病对肾移植效果的影响。需要收集的信息包括肾活检病史和结论、透析情况、泌尿系统手术史、心血管疾病史、胃肠道病史、肿瘤病史、孕产史、输血史、既往手术史和药物使用情况。

目前肾移植术已标准化,即移植于髂窝,将供肾动脉与受者的髂内或髂外动脉吻合,移植肾静脉与受者的髂外静脉端侧吻合,输尿管种植于膀胱。受者为尿毒症患者,大多已行透析治疗,全身情况一般较差,机体的防御能力和组织愈合能力差。因此,术中操作要仔细,止血要彻底,防止术后发生外科并发症。

肾移植术后需长期服用免疫抑制剂。近年来,可供临床使用的免疫抑制剂日益增多,由此而组成的免疫抑制治疗方案更是层出不穷。如何提高移植物和移植受者的长期存活率是肾移植后面临的首要问题,规范免疫抑制剂的使用则是其中的核心任务之一。不同受者存在个体差异,不能采用统一的免疫抑制模式,应遵循选择性、协调性和特异性的用药原则。采取临床个体化用药,要根据患者的免疫状态和病情变化调整治疗方案,通过分析包括血药浓度在内的检验结果,决定患者药物治疗方案中不同免疫抑制剂的组合和具体剂量。

移植物排斥反应是受者对移植物抗原发生的细胞和体液免疫反应,肾移植术后任何时间都可能发生,它仍是目前导致移植肾失败的主要原因。根据其出现的时间、病理机制、临床和组织学特征,排斥反应有 4 种形式:超急性排斥反应、加速性排斥反应、急性排斥反应和慢性排斥反应。不同类型的排斥反应的临床表现和预后均不同,治疗方法和治疗效果迥异。对肾移植排斥反应如何做到早期发现、早期诊断、及时预防监测和有效治疗是肾移植临床研究的重要内容。

二、相关法律及技术规范要点

随着医学科学技术的不断发展,移植医学领域也出现一系列医学伦理学相关问题,这些问题已经成为肾移植健康发展的不可忽视的影响因素。行肾移植术的医生在掌握临床技能的同时也必须对相关伦理学问题、法规及指南有准确的认识,且重视并将其付之于实践。

(一) 相关法律和指导原则

1991 年,世界卫生组织(WHO)颁布《人体器官移植指导原则》,成为国际上器官移植的通用法则。该法则的基本原则包括捐献器官的自愿原则、器官非商业化原则、器官捐献的公平原则、最小伤害原则及保护未成年人利益原则等。2004年4月,在荷兰阿姆斯特丹召开主题为"关注活体肾移植供肾者"的国际性会议,会议达成共识:活体供肾移植应该将供体的身体、心理及社会危害减少到最低点。我国紧跟国际器官移植法则发展的形势,2006年3月27日卫生部通过并实施《人体器官移植技术临床应用管理暂行规定》,重申人体器官不得买卖,医疗机构用于移植的人体器官必须经捐献者书面同意,要求开展器官移植的医院具备相应资质,确保医疗质量和医疗安全。之后,国务院于2023年通过并颁布《人体器官捐献和移植条例》,自2024年5月1日起施行,规范了人体器官捐献和移植,保证医疗质量,保障人体健康,维护公民的合法权益。这些法规规范了我国器官移植的具体工作。

（二）伦理学原则

肾移植的最大难题是供肾短缺问题,供不应求是国际上各个移植中心的一个普遍现象。为了解决供肾短缺,开辟了多种肾脏获取渠道,自然也就面临诸多伦理问题,但每个肾移植医生都必须遵循伦理学原则。

1. 生命与健康第一原则 生命至重是医学伦理学的最基本的道德准则,也是器官移植领域首先和必须遵循的伦理原则。

2. 知情同意原则 知情同意是肾移植临床和科研所要遵循的重要伦理原则,是医生、患者必须共同遵循的原则,知情是同意的条件,同意是知情的结果,能否做到真正知情同意,其主要责任方在医院及其医务人员。

3. 自主自愿原则 指供、受者在无外在压力下的自我选择器官捐赠,尤其是亲属活体捐献者。任何组织或者个人不得强迫、欺骗或者利诱他人捐献人体器官。

4. 公平、公正、公开原则 我国器官移植的受者目前主要依据适应证、禁忌证和等待移植排队先后顺序等,在一定程度上体现了公平性。如何真正做到公正、公平分配器官,需要建立独立于医疗机构的分配组织和监督机构。

5. 受益大于风险原则 人体器官移植不仅风险极大,而且经济消耗巨大,每次移植都应进行风险与效用的评估。

6. 非商业化原则 我国《人体器官捐献和移植条例》明确规定,任何组织和个人不得以任何形式买卖人体器官,不得从事与买卖人体器官有关的活动。

三、免疫抑制剂

免疫抑制剂可通过影响体液免疫和细胞免疫抑制机体免疫反应,临床上用以预防器官移植后排斥反应、移植物抗宿主反应及某些自身免疫病。免疫抑制剂的发展和应用是器官移植领域的重要突破,让接受器官移植患者的预后得到有效改善。器官移植领域免疫抑制剂的发展主要经历了硫唑嘌呤时代、环孢素时代及他克莫司时代3个阶段,其间还有西罗莫司、单克隆/多克隆抗体及新型免疫抑制剂的研发和使用,目前仍在不断探索和改进中。

目前,临床常用的免疫抑制剂根据其作用机制不同,可分为以下几类。

1. 糖皮质激素 自20世纪60年代早期即用于免疫抑制治疗,这类药物为非特异性免疫抑制,具有多种免疫抑制作用,可以同时抑制细胞免疫反应和体液免疫反应,减少器官移植后排斥反应。目前已知的主要可能机制有抑制IL-1等促炎细胞因子的产生,诱导IL-10等抗炎因子的合成,抑制树突状细胞成熟从而抑制其抗原提呈作用,抑制单核细胞、中性粒细胞和巨噬细胞向炎症部位募集,诱导炎症细胞凋亡等。目前临床常用的有甲泼尼龙、泼尼松等。

2. 抗细胞增殖类药物

(1)硫唑嘌呤:20世纪40年代,Eliton和Hitchings合成了硫唑嘌呤。1959年发现硫唑嘌呤有抗皮肤移植物排斥反应作用,1963年硫唑嘌呤开始临床应用以抗移植肾排斥反应。硫唑嘌呤属于嘌呤类抗代谢药物,其作用机制为抑制核酸的生物合成,阻止细胞增生,主要抑制T细胞在抗原刺激后的增殖,也具有一定的抑制B细胞增殖的作用。

(2)吗替麦考酚酯:1896年,Gosio在青霉菌培养液中发现吗替麦考酚酯。1969年吗替麦考酚酯被证实具有潜在的免疫抑制活性,1990年开始吗替麦考酚酯应用于同种异体肾移植。吗替麦考酚酯的主要活性成分为霉酚酸,是一种高效、选择性、非竞争性的次黄嘌呤核苷酸脱氢酶可逆性抑制剂,可以阻断DNA合成,最终抑制T细胞和B细胞增殖。此外,霉酚酸还可抑制淋巴细胞和单核细胞表面的黏附分子表达,从而阻断其向炎症部位迁移。

(3)咪唑立宾:咪唑立宾是一种咪唑类核苷,1971年由Mizuno发现并在1984年开始批准用于肾移植术后患者。其作用机制是竞争性地抑制次黄嘌呤单核苷酸脱氢酶和鸟苷酸合成酶从而抑制核酸合成,发挥抑制淋巴细胞增殖的免疫抑制作用。

(4)来氟米特:来氟米特是异噁唑类化合物,多用于类风湿关节炎等自身免疫病,近年来应用于肾移植术后预防排斥反应的发生。

3. 钙调神经蛋白抑制剂(CNI) 钙调磷酸酶可以使活化T细胞核转录因子的细胞质亚单位去磷酸化,与多种细胞因子如IL-2基因的启动子结合,上调相关细胞因子的转录。CNI可抑制该通路,从而减少促炎因子IL-2等的活化,起到免疫抑制作用。临床主要应用的药物为环孢素及他克莫司。

(1)环孢素:1970年,Thiele和Kis提取获得环孢素。1978年,环孢素应用于临床肾移植,显著提高了肾移植术后的存活率。环孢素的主要作用机制为通过选择性地抑制T细胞活化而发挥免疫抑制作用。

(2)他克莫司(tacrolimus,FK506):1989年他克莫司首次应用于临床器官移植并取得显著效果,1997年被批准用于临床肾移植。他克莫司为具有大环内酯结构的免疫抑制剂,主要作用机制为抑制钙调磷酸酶活性,阻止IL-2、IL-3、IFN-γ、TNF-α等的表达,抑制细胞毒性淋巴细胞的产生,从而发挥免疫抑制作用。

4. 西罗莫司靶蛋白(mTOR)抑制剂

(1)西罗莫司:西罗莫司又名"雷帕霉素",1975年由Sehgal分离获得,1989年首次用于器官移植。其主要通过阻断 IL-2 启动的 T 细胞增殖而选择性地抑制 T 细胞由 G_1 期向 S 期发展,从而发挥抗排斥作用。

（2）依维莫司:依维莫司为西罗莫司衍生物,其作用机制与西罗莫司基本相同。

5. 生物制剂

（1）单克隆抗体

1）抗 CD3 单克隆抗体（OKT3）:OKT3 主要和 T 细胞表面的 CD3 抗原结合,阻断抗原提呈细胞提呈启动的 T 细胞活化的第一信号,发挥抗排斥作用。

2）抗 CD25 单克隆抗体:CD25 即 IL-2 受体 α 链（IL-2Rα）,表达在活化的人 T 淋巴细胞表面,静止细胞和幼稚细胞表面均不表达。抗 CD25 单克隆抗体是 T 细胞活化的第三信号转导抑制剂。临床上常用的抗 CD25 单克隆抗体主要包括达利珠单抗和巴利昔单抗。

3）抗 CD20 单克隆抗体:抗 CD20 单克隆抗体直接作用于 B 细胞上的 CD20 抗原,清除 B 细胞而发挥免疫抑制作用。临床主要为利妥昔单抗。

（2）多克隆抗体:多克隆抗体是将不同来源的人类淋巴细胞作为免疫原刺激 B 细胞分泌特异性免疫球蛋白后采集纯化而成的,其主要作用机制为作用于 T 细胞,使淋巴细胞耗竭。目前常用的为抗淋巴细胞球蛋白（ATG）和抗胸腺细胞免疫球蛋白（ALG）。

6. 新型免疫抑制剂　免疫抑制剂的探索仍在不断深入,近期也有一些新型免疫抑制剂的探索,包括鞘氨醇-1-磷酸受体调节剂 FTY-720、蛋白酶体抑制剂硼替佐米、补体 C5 单克隆抗体、选择性 T 细胞共刺激信号阻断剂贝拉西普等。

肾移植术患者的免疫抑制方案主要分为免疫诱导和免疫维持治疗 2 个阶段。对于免疫诱导治疗方案的选择,主要根据供受者的"排斥高风险"的危险因素而定,包括供肾情况、受者的致敏状态等,目前最常用的为 T 细胞清除性抗体（ALG 或 ATG）和抗 CD25 单克隆抗体（达利珠单抗和巴利昔单抗）。

肾移植患者术后的免疫维持治疗方案多为不同种类的口服免疫抑制剂组合,抑制淋巴细胞针对移植物抗原的特异性活化,从而减少排斥反应的发生。目前临床上最常用的维持治疗方案的药物组合原则为糖皮质激素、抗细胞增殖类药物及钙调神经蛋白抑制剂三大类各选 1 种组合。根据患者的不同情况,也会有一些个体化免疫抑制方案,如 mTOR 联合小剂量 CNI、无 CNI 方案、无激素方案等。

四、临床试验设计

（一）肾移植相关临床试验设计概述

良好的试验设计对肾移植相关临床试验的顺利开展至关重要。首先,需要明确临床试验的概念,即临床试验可定义为在明确的条件控制下,以特定的患者人群和/或健康人群为受试对象,目的是发现和证实干预措施对特定疾病的治疗、预防、诊断的有效性和安全性,以及为证实与干预措施有效性和安全性相关的药物吸收、分布、代谢和排泄的研究。肾移植是终末期肾病的最佳治疗方法。20 世纪 80 年代环孢素等免疫抑制剂的开发和应用极大地促进了肾移植事业的发展,显著改善了肾移植患者的长期和短期预后。所有免疫抑制剂在其上市进入市场流通以前,其安全性、有效性必须通过临床试验加以证实,临床试验在新药开发、研究和审批中占有特殊的地位。如何使肾移植相关临床试验获得科学、可靠的结论,同时又最大限度地保护受试者,这是肾移植相关临床试验必须解决的命题。

肾移植领域的临床试验主要为涉及免疫抑制剂的临床试验,如新型免疫抑制剂的开发,或原有免疫抑制方案的切换,或不同免疫抑制剂组合的有效性和安全性的比较等,当然也包括其他非免疫抑制剂在肾移植人群中的应用等。肾移植免疫抑制剂主要分为诱导免疫抑制剂和维持免疫抑制剂。常用的诱导免疫抑制剂如抗胸腺细胞免疫球蛋白、白细胞介素-2受体拮抗剂等,常用的维持免疫抑制剂如他克莫司、环孢素、吗替麦考酚酯、西罗莫司、激素等。此外,还有相对较新的药物如选择性T细胞共刺激阻断剂贝拉西普等。同一药物可能会有不同的生产厂家,不同厂家生产的同一药物的生物利用度存在差异可导致药物疗效和安全性存在差别,也要求药物一致性评价的设计和操作必须更加严格和规范。此外,肾移植相关临床试验设计与一般临床试验设计基本相同,需在明确研究类型后考虑如下因素:立题依据、研究目的、研究方案、受试对象的选择、对照组的选择、样本量的确定、有效性及安全性指标、统计分析方法、结果的评价等。

在进行肾移植相关临床试验前,研究者应对所研究的免疫抑制剂的立题依据进行充分的文献检索和论证。对新剂型的研究须符合临床治疗的基本原则,达到长效、血药浓度稳定等。例如在他克莫司已有剂型的基础上创新的他克莫司缓释胶囊,其立题依据上可能与原来的药物不同。对于根据新的药物靶点、基因多态性和新的危险因素设计的药物,尤其要对立题依据进行全面细致的考虑。因此,研究者应该清晰地明确每个临床试验的最主要的研究目的和拟解决的问题。在耐受性研究、药动学研究、探索性治疗试验、验证性临床试验、上市后研究等不同阶段,其研究内容和研究设计会因研究目的的不同存在一定的差异。

同样,肾移植相关临床试验所涉及的化学药物临床试验分为Ⅰ、Ⅱ、Ⅲ和Ⅳ期,并且此前需完成药效学、一般药理学、急性毒性、重复给药毒性等临床前研究。下面将根据不同阶段进行论述。需要指出的是,申请新药注册应进行Ⅰ、Ⅱ和Ⅲ期临床试验,有些情况下可仅进行Ⅱ和Ⅲ期或者Ⅲ期临床试验。另外,有时在实践中可能不能严格按照临床研究的分期进行研究。

(二)病例选择

肾移植相关临床试验的受试群体均为肾移植患者,但进行临床试验时仍需设定入选标准、排除标准和/或退出标准。入选标准应根据试验目的及所设定的不同治疗方案的特征而定。排除标准包括有可能影响试验结果或判断的各种因素,也包括一些不安全或伦理的因素,但也不宜过多,以使研究更具有代表性。各种入选标准及排除标准应具体、客观、可靠,能够简便实施,同时需考虑肾移植患者群体的特殊性。还应规定入选病例在何种情况下退出试验、何种情况下中止试验用药而不停止观察等。

1. 入选标准

(1) 首先应在入选标准中纳入肾移植相关临床试验患者的供肾来源。目前,我国肾移植按供肾来源分为活体亲属供肾肾移植和公民逝世后器官捐献肾移植2类。2种不同供肾来源的肾移植受者群体的基础特征、长短期移植肾预后、长短期受者预后、术后并发症的发生等情况均有显著性差异,如活体亲属供肾肾移植受者的年龄相对较轻、肾移植前的平均透析时间较短,其长短期移植肾和人的预后情况均优于公民逝世后器官捐献肾移植受者等。这些情况决定了不同供肾来源的肾移植受者群体之间存在异质性。因此,在进行肾移植相关临床试验时,入选标准应先明确受试肾移植患者的供肾来源。

人体器官捐献和移植,关系人民群众生命健康,关系生命伦理和社会公平,是国家医学发展和社会文明进步的重要标志。2007年颁布施行的《人体器官移植条例》,对促进器官捐献和移植工作发挥了重要作用。近年来,器官捐献和移植工作面临一些新情况、新形势,我国于2023年颁布了《人体器官捐献和移植条例》。根据中国《人体器官捐献和移植条例》规定,我国活体供肾者的人员仅包括配偶、直系血亲或者三代以内旁系血亲、帮扶关系,供肾者的年龄应满18岁,年龄超过60岁的供肾者需特别讨论。公民逝世后器官捐献(DCD)在我国起步较晚,但发展迅速。人体器官获取组织(OPO)与患者的医疗团队应根据医院政策,协调有关DCD潜在供体评价和捐赠讨论的时间。一名医疗团队成员根据医院政策、国家或地方适用的法律法规宣布患者死亡。应记录捐赠文件,包括供体类型和捐赠前的关键医疗指标(血压、死因、肾功能等)。

(2) 入选标准均会设定年龄范围,通常要求年龄≥18岁,要求签署知情同意书。不同的肾移植相关临床试验的入选标准往往不同,虽然均为肾移植患者群体,不同临床试验根据其试验目的不同对入选的肾移植患者要求也会不同。例如评价不同维持性免疫抑制方案的有效性和安全性的临床试验,往往需要入选患者接受相同的诱导免疫抑制方案。

2. 排除标准 多数情况下,肾移植相关临床试验排除标准需考虑供体因素和受体因素,其中受体相关因素包括:①多器官联合移植;②ABO血型不相容肾移植;③术前存在供者特异性抗体;④术前HIV阳性等;供体相关因素包括:①供体年龄>60岁或<18岁;②供肾冷缺血时间>18小时;③供肾热缺血时间>30分钟;④捐赠前6小时内的平均尿量<50ml/h;⑤捐赠前在ICU的住院时间超过10天;⑥捐赠前的末次肌酐>200μmol/L等。

需要指出的是,上述排除标准并非绝对,也并非必选项,而是在进行临床试验设计时,考虑到上述因素可能对试验结果造成的影响,因此需要根据不同临床试验的目的综合考虑。例如评价不同免疫抑制方案在ABO血型不相容肾移植患者的总的有效性和安全性的临床试验,则需要纳入ABO血型不相容肾移植患者作为研究对象。

3. 退出标准 临床试验较少对退出标准进行详细描述,根据伦理学要求,告知患者可随时甚至不需要理由即可退出临床试验。严重药物不良反应往往是患者退出试验的主要原因。基于肾移植患者的特殊性,在肾移植相关临床试验进行过程中,以下情况可造成患者退出或终止研究:①死亡;②移植肾失败;③严重不良事件;④撤销知情同意;⑤其他原因。

(三) 分组

肾移植相关临床试验的分组应遵循循证医学的基本要求,即随机采样和分组,这是保证试验结果客观和准确的基本措施。要求设置对照组,对照组是已知肯定有效(阳性对照药物)或无效(安慰剂)的药物或疗法,前者可与已知有效药物比较效应的程度,后者可避免假阴性及假阳性结果,但安慰剂组必须以对患者不造成损害为前提。肾移植相关临床试验的对照组设置往往以接受经典免疫抑制方案的患者群体为对照,以评价新型免疫抑制剂或新的免疫抑制方案的有效性和安全性。因接受经典免疫抑制方案的患者其疗效肯定,可保证对患者不造成损害。对某些观察性肾移植相关临床试验,则可以根据免疫抑制剂组合中某一药物的不同进行分组,以观察某单一药物在肾移植患者群体中的安全性和有效性。

(四) 试验终点

试验终点是判断药物疗效和安全性的最重要的观察指标,也是一项研究主要欲达到的目标或回答的问题。不同免疫抑制剂或不同免疫抑制剂组合,无论机制或作用环节如何,其最终的目的是减少肾移植术后急性排斥反应的发生、改善移植肾和人的短期和长期存活率、减少其他并发症的发生、改善生活质量等。因此,肾移植相关临床试验的主要终点事件包括:①活检证实的急性排斥反应;②移植肾存活率;③患者存活率。当然,上述主要终点事件应注明时间范围,如肾移植术后 12 个月的活检证实的急性排斥反应,或肾移植术后 12 个月的移植肾和患者生存率等。

次要终点可根据观察或研究目的的不同而不同,有些带有较大的主观性。有的可与主要终点事件的时间范围不同,如将肾移植术后 12 个月的活检证实的急性排斥反应作为主要终点事件,将肾移植术后 3 个月的活检证实的急性排斥反应作为次要终点事件等。其他常用的次要终点事件包括:①肾移植术后 3、6 和 12 个月的肾功能;②移植肾延迟复功发生率;③不同时间范围内的 CNI 药物浓度水平;④不良事件发生率;⑤巨细胞病毒感染和多瘤病毒感染发生率;⑥围手术期感染事件发生率;⑦药物不良反应;⑧其他。

不论是主要终点事件还是次要终点事件,都需要准确定义,如移植肾延迟复功定义为肾移植术后 1 周内需要透析,活检证实的急性排斥反应需明确其所采用的诊断标准。

五、有效性评价

关于免疫抑制剂的有效性评价,首先,主要指标包括急性排斥反应发生率、移植物功能、移植物短期存活率及长期存活率、人存活率。但是肾移植受者排斥反应的发生、人和肾存活率的影响因素很多,包括供体情况、配型、受者的免疫状态等,所以在进行免疫抑制剂的有效性评价时,必须行对照研究,与经典免疫抑制方案比较,并对目前公认的影响因素在进行临床设计时予以匹配或者排除。

其次,肾移植受者在有效性评价的时间上,也是在不同的临床试验阶段需要被考虑的问题。如围手术期急性排斥反应发生率,肾移植术后 3 个月内、半年内、1 年内和 1 年后的急性排斥反应发生率,人、肾的短期和长期存活率等,每个时间段的影响因素也会有所不同,需要在分析设计时考虑。

最后,部分免疫抑制剂在每个患者体内的代谢及生物利用情况并不相同,需要保持在一个安全、有效的浓度范围内;并且免疫抑制剂的代谢可能受其他药物的影响,从而导致免疫抑制剂的吸收状态有所不同,所以需要通过检测血药浓度评估其疗效情况。

六、安全性评价

免疫抑制剂的安全性评价与其他药物一样,基本内容包括不良事件和治疗前后相关观察指标的变化。常规指标包括一般情况,生命体征(体温、呼吸、心率、血压),临床症状与体征(腹泻、发热等),血、尿、便常规,肝肾功能,心电图,毒副作用相关指标等。并将实验室指标分为正常、异常无临床意义和异常有临床意义。对于实验室指标发生异常且有临床意义的变化,将其作为不良事件进行处理。

免疫抑制剂安全性问题的有关指标需要特别注意的副作用包括以下几点。

1. 骨髓抑制情况 需严密监测白细胞、血红蛋白及血小板情况,根据临床指标及骨髓抑制程度,及时对症处理甚至停药。

2. 感染发生情况 免疫抑制剂使用后的感染情况较复杂,可能会增加机会性感染及非常见病原体感染的发生,在患者有发热等疑似感染的症状时,需尽量寻找感染原及致病菌。

3. 肿瘤发生情况 免疫抑制剂的使用往往会增加肿瘤的发生,部分免疫抑制剂如单克隆抗体的使用可能短期内就有增加某些肿瘤发生的风险,需关注;另一部分免疫抑制对肿瘤的影响往往是随着时间延长而增加,而肿瘤的发生直接影响患者的寿命。所以对于该副作用,在临床试验及上市后均应连续观察评估。

七、临床研究实例分析

(一)基于麦考酚钠的免疫抑制方案在中国心脏死亡器官捐献肾移植患者中的疗效研究——一项多中心、前瞻性研究

1. 研究目的 为一项Ⅳ期、非干预性、开放、多中心、前瞻性、观察性研究,描述白细胞介素-2 受体拮抗剂(IL-2RA)诱导的采用麦考酚钠肠溶片(EC-MPS)免疫抑制治疗方案对 DCD 首次肾移植受体的疗效。

2. 入选标准 ①初次肾移植;②DCD 成年供体肾脏;③成年受体;④体重在 50～80kg;⑤女性孕检结果呈阴性;⑥提供愿意参加研究的书面知情同意;⑦采用巴利昔单抗作为诱导缓解治疗;⑧移植术后第 1 天起采用 EC-MPS。

3. 排除标准

(1)受体:①多器官联合移植;②ABO 血型不相容肾移植;③群体反应性抗体(PRA)＞10%;④供者特异性抗体(DSA)呈阳性;⑤白细胞＜$4×10^9$/L,血小板＜$75×10^9$/L,且血红蛋白(Hb)＜80g/L;⑥人免疫缺陷病毒(HIV)呈阳性;⑦EC-MPS 的初始剂量低于 1 440mg/d;

⑧乙肝病史,HBsAg 阳性;⑨丙肝病史,HCV-RNA 阳性;⑩糖尿病病史,定义为空腹血糖≥7.0mmol/L 或餐后 2 小时血糖≥11.1mmol/L。

(2)供体:①年龄>60 岁;②供肾冷缺血时间>18 小时;③供肾热缺血时间>30 分钟;④捐赠前 6 小时内的平均尿量<50ml/h;⑤捐赠前在 ICU 的住院时间超过 10 天;⑥捐赠前的末次肌酐>200μmol/L。

4. 用药及分组 预计入选患者 500 例。入选患者在肾移植术后被随机分配到 EC-MPS 标准剂量组(初始剂量为 1 440mg/d)或高剂量组(初始剂量>1 440mg/d)。亚组分析将基于患者肾移植术后第 7 天的麦考酚酸(MPA)AUC 分为达标组(定义为患 7 天内的 MPA AUC 等于或高于 40mg · h/L)和非达标组(定义为患者 7 天内的 MPA AUC 低于 40mg · h/L)。术后随访 1 年。

5. 试验终点

(1)主要终点:移植后 12 个月的急性排斥反应(BPAR);移植后 12 个月的移植物存活率;移植后 12 个月的患者存活率。

(2)关键次要终点:终点为高剂量组与标准剂量组 3 个月的活检证实的急性排斥反应发生率。

(3)其他次要终点

1)高剂量组和标准剂量组 7 天内的 MPA AUC 达标率(定义为 MPA AUC>40mg · h/L 的比率)。

2)MPA AUC 达标组和 MPA AUC 未达标组 12 个月的 BPAR 发生率。

3)3、6 和 12 个月的肾功能(肾功能用 eGFR 评估)。

4)3 个月的移植物失功率。

5)3 个月的患者死亡率。

6)功能延迟恢复(DGF)发生率。

7)第 1 周及第 1、第 3 和第 12 个月的平均 EC-MPS 剂量。

8)第 1 周及第 1、第 3 和第 12 个月的 CNI 平均浓度。

9)不良事件(AE)发生率。

10)严重不良事件(SAE)发生率。

11)巨细胞病毒感染和多瘤病毒感染的发生率。

12)其他感染的发生率。

(二) 以吗替麦考酚酯、达利珠单抗和糖皮质激素为基础的免疫抑制方案在肾移植受者中的研究

1. 研究目的 为一项前瞻性、随机、开放标签的Ⅳ期国际多中心临床研究,旨在评估 4 种免疫抑制方案对肾移植受者的疗效和相关毒性作用。

2. 入选标准 受者的年龄在 18~75 岁;首次或第二次接受单独的活体或尸体肾移植的受者(如为第二次肾移植,前一次肾移植不能在术后 1 年内因急性排斥反应失败);能够提供愿意参加试验的书面知情同意书。

3. 排除标准 入组前 6 个月内的 PRA>20%;供肾冷缺血时间>30 小时;之前接受过达利珠单抗治疗;既往有恶性肿瘤病史(局限的皮肤癌除外);存在活动性消化性溃疡。

4. 用药及分组 所有受者在肾移植术后随机接受 4 种方案的免疫抑制治疗 1 年。A组(常规剂量 CsA 组):常规剂量的环孢素(CsA)+吗替麦考酚酯(MMF)+皮质类固醇;B组(小剂量 CsA 组):移植后最初 2 个月达利珠单抗诱导+小剂量 CsA(C_0 为 50~100μg/L)+MMF+皮质类固醇;C 组(小剂量 TAC 组):移植后最初 2 个月达利珠单抗诱导+小剂量他克莫司(C_0 为 3~7μg/L)+MMF+皮质类固醇;D 组(小剂量 SIR 组):移植后最初 2 个月达利珠单抗诱导+小剂量西罗莫司(C_0 为 4~8μg/L)+MMF+皮质类固醇。

5. 试验终点

(1)主要终点:肾移植后 12 个月的估算肾小球滤过率(eGFR),采用 Cockcroft-Gault公式计算。

(2)次要终点:①6 和 12 个月时的急性排斥反应发生率、12 个月时的人存活率及移植物存活率;②术后 12 个月内的治疗失败率(发生以下任意事件被定义为治疗失败:需要额外加用免疫抑制剂、中断研究药物连续 14 天以上或者累计中断药物治疗 30 天、移植物丢失或死亡);③第一次急性排斥反应的发作时间;④DGF 发生率;⑤安全性指标;⑥临床评估指标、生命体征、实验室检查、不良反应、机会性感染、恶性肿瘤及死亡;⑦移植术后 2 周内初始伤口愈合失败的发生率;⑧移植术后 6 个月内因囊性淋巴管瘤形成而需要治疗干预。

(三)评价低剂量钙调神经蛋白抑制剂类药物及快速撤减激素的免疫抑制方案对肾移植受者的影响

1. 研究目的 为一项开放标签、多中心随机对照Ⅳ期临床试验,旨在评价在免疫低危的肾移植患者中,低剂量钙调神经蛋白抑制剂(CNI)类药物及快速撤减激素的免疫抑制方案的有效性及安全性。

2. 入选标准 接受死亡捐献或活体捐献;首次或第二次接受行肾移植的受者(如为第二次肾移植,前一次肾移植不能在术后 1 年内因急性排斥反应失败);PRA≤20%;受者的年龄在 18~75 岁;ABO 血型相容;交叉配合阴性;受者能够提供愿意参加试验的书面知情同意书;育龄妇女必须接受有效的避孕措施。

3. 排除标准 3 次或多次移植;供肾来自心脏死亡后的供体;供肾来自 HLA 全相合的活体供体;不适应研究药物(过敏、不耐受、高敏);患者存在恶性肿瘤或既往恶性肿瘤病史不超过 5 年(接受过成功治疗的皮肤基底细胞癌或鳞状上皮癌除外);女性不接受安全有效的避孕措施;患者存在严重不能控制的感染(如 HIV)和/或严重腹泻、呕吐、上消化道主动吸收不良及活动性消化性溃疡;患者正在进行或过去 30 天内进行过其他研究;基础肾病为原发性局灶性节段性肾小球硬化症或膜性增生性肾小球肾炎;基础疾病为需要激素治疗的自身免疫病(如结缔组织病、结肠炎、溶血性尿毒综合征、SLE);存在其他需要激素短期或维持治疗的疾病(包括吸入激素);慢性 HBV 或 HCV 感染;血小板<70×10⁹/L或白细胞<2.5×10⁹/L 或中性粒细胞<1.5×10⁹/L;患者存在肝硬化且肝功能分析为 Child

B 或 C 或其他严重肝疾病;患者存在严重的躯体或精神疾病症状;患者不能认识到研究的性质、相关性及后果;患者无法遵守、合作及充分沟通,不能遵循研究指示甚至不能提供知情同意;患者依赖赞助商或研究医生;药物滥用或酒精滥用患者;患者正在服用已知能与免疫抑制剂(MMF 和他克莫司)相互作用的其他药物,这些药物影响对免疫抑制剂的充分控制;供肾冷缺血时间>30 小时;妊娠期或哺乳期患者。

4. 用药及分组 患者入组后,被随机分配到 A、B 和 C 3 组。A 组:巴利昔单抗诱导 d0+d4、低剂量他克莫司、MMF、激素维持治疗;B 组:巴利昔单抗诱导 d0+d4、低剂量他克莫司、MMF、第 8 天快速撤减激素;C 组:r-ATG 诱导 3 天、低剂量他克莫司、MMF、第 8 天快速撤减激素。所有患者随访至少 1 年。

5. 试验终点

(1)主要研究终点:第 12 个月活检证实的急性排斥反应(BPAR)发生率(诊断根据 BANFF 1997 标准,2005 修订)。

(2)次要研究终点:无激素维持免疫抑制方案的患者比例;人及移植物存活率;移植肾功能(通过 Cockcroft-Gault 公式及 MDRD 公式计算 eGFR);激素抵抗的排斥反应发生例数;患者的血压及服用的抗高血压药种类、数量;患者的血脂及服用的调血脂药种类、数量;体重、相对增重率、BMI;感染发生率、感染类型及严重程度;需要 EPO 治疗的贫血;移植后淋巴增殖性疾病(PTLD)发生率;肿瘤发生率;术后 30 天后的糖尿病发生率、空腹血糖水平异常发生率、糖耐量减低发生率、新发胰岛素依赖或口服降血糖药治疗发生率;白内障发生率;缺血性坏死发生率;骨质疏松发生率;慢性移植物肾病发生率;巨细胞病毒感染发生率(qPCR>10^6 拷贝/L);BK 多瘤病毒感染发生率(qPCR>10^6 拷贝/L);EB 病毒感染发生率(qPCR>10^6 拷贝/L)。

(左 力 陈 崴 韩 飞)

参 考 文 献

[1] 国家药品监督管理局. 医疗器械监督管理条例[EB/OL]. (2021-03-19)[2021-08-18]. https://www.nmpa. gov. cn/xxgk/fgwj/flxzhfg/20210319202057136. html.

[2] 国家食品药品监督管理总局. 医疗器械分类规则(国家食品药品监督管理总局令第 15 号)[EB/OL]. (2015-07-14)[2021-08-18]. https://www. nmpa. gov. cn/directory/web/nmpa/xxgk/fgwj/bmgzh/20150714120001554. html.

[3] 国家食品药品监督管理总局. 医疗器械分类目录(2017 年第 104 号)[EB/OL]. (2017-09-04)[2021-08-18]. https://www. nmpa. gov. cn/directory/web/nmpa/xxgk/ggtg/qtggtg/20170904150301406. html.

[4] 国家食品药品监督管理总局. 医疗器械临床试验设计指导原则[EB/OL]. (2018-01-08)[2021-08-18]. https://www. nmpa. gov. cn/ylqx/ylqxggtg/ylqxzhdyz/20180108183301635. html.

[5] 国家食品药品监督管理总局. 医疗器械临床试验质量管理规范(国家食品药品监督管理总局,中华人民共和国国家卫生和计划生育委员会令第 25 号)[EB/OL]. (2018-01-08)[2021-08-18]. https://www. nmpa. gov. cn/directory/web/nmpa/xxgk/fgwj/bmgzh/20160323141701747. html.

[6] 国家食品药品监督管理总局. 血液透析浓缩物产品注册技术审查指导原则[EB/OL]. (2014-05-14)

[2021-08-18]. https：//www. nmpa. gov. cn/directory/web/nmpa/ylqx/ylqxggtg/ylqxqtgg/20140514120001519. html.

[7] 国家食品药品监督管理局. 一次性使用透析器产品注册技术审查指导原则[EB/OL]. (2013-01-04) [2021-08-18]. https：//www. nmpa. gov. cn/xxgk/fgwj/gzwj/gzwjylqx/20130104120001794. html.

[8] 国家食品药品监督管理总局. 一次性使用血液透析管路注册技术审查指导原则[EB/OL]. (2016-11-07)[2021-08-18]. https：//www. nmpa. gov. cn/xxgk/ggtg/qtggtg/20161107170801364. html.

[9] 国家食品药品监督管理总局. 中心静脉导管产品注册技术审查指导原则[EB/OL]. (2017-02-10) [2021-08-18]. https：//www. nmpa. gov. cn/ylqx/ylqxggtg/ylqxqtgg/20170210170701888. html.

[10] 国家食品药品监督管理总局. 血液透析用制水设备注册技术审查指导原则[EB/OL]. (2016-02-19) [2021-08-18]. https：//www. nmpa. gov. cn/directory/web/nmpa/xxgk/ggtg/qtggtg/20160219164801129. html.

[11] 国家食品药品监督管理总局. 腹膜透析机注册技术审查指导原则[EB/OL]. (2016-03-03)[2021-08-18]. https：//www. nmpa. gov. cn/xxgk/ggtg/qtggtg/20160303180201483. html.

[12] 潘尔顿,宓现强,陈洁,等. 中美医疗器械临床试验监管比较分析[J]. 中国卫生质量管理,2009,16(5)：54-56.

[13] 中国医院协会血液净化中心管理分会. 血液透析质量控制管理规范(草案)[J]. 中国血液净化,2009,8(5)：233-237.

[14] 中国医院协会血液净化中心分会血管通路工作组. 中国血液透析用血管通路专家共识(第2版)[J]. 中国血液净化,2019,18(6)：365-381.

[15] 左力. 血液净化手册[M]. 北京:人民卫生出版社,2017.

[16] 中国医院协会血液净化中心管理分会临床工程技师学组. 血液净化临床工程技师日常工作内容和常规操作的指导意见[J]. 中国血液净化,2016,15(12)：641-655.

[17] BOCCATO C,EVANS D,LUCENA R,等. 水和透析液:质量管理指南[M]. 左力,译. 北京:北京大学医学出版社,2017.

[18] 中华医学会重症医学分会. 血管内导管相关感染的预防与治疗指南(2007)[J]. 中华内科杂志,2008,47(8)：691-699.

[19] CDC, HICPAC. 血管内导管相关感染的预防. 2011. https：//www. cdc. gov/infectioncontrol/guidelines/bsi/index. html.

[20] SARAN R, ROBINSON B, ABBOTT K C, et al. US renal data system 2017 annual data report：epidemiology of kidney disease in the United States[J]. American journal of kidney diseases,2018,71(3 Suppl 1)：S1-S672.

[21] MANERA K E,TONG A,CRAIG J C,et al. Standardized Outcomes in Nephrology-Peritoneal Dialysis (SONG-PD)：study protocol for establishing a core outcome set in PD[J]. Peritoneal dialysis international,2017,37(6)：639-647.

[22] Ministry of Health PRC. Chinese National Renal Data System (EB/OL). http：//www. cnrds. net. 2018.

[23] ICH Expert Working Group. General considerations for clinical studies E8(R1). 2021.

[24] TIAN N,YANG X,GUO Q Y,et al. Bioimpedance guided fluid management in peritoneal dialysis：a randomized controlled trial[J]. Clinical Journal of the American society of nephrology, 2020, 15 (5)：685-694.

［25］ LI P K,CHOW K M,WONG T Y,et al. Effects of an angiotensin-converting enzyme inhibitor on residual renal function in patients receiving peritoneal dialysis. A randomized,controlled study［J］. Annals of internal medicine,2003,139(2):105-112.

［26］ 陈实. 移植学［M］. 北京:人民卫生出版社,2012.

［27］ 朱有华,石炳毅. 肾脏移植手册［M］. 北京:人民卫生出版社,2010.

［28］ AZZI J R,SAYEGH M H,MALLAT S G. Calcineurin inhibitors:40 years later,can't live without［J］. The journal of immunology,2013,191(12):5785-5791.

［29］ KARPE K M,TALAULIKAR G S,WALTERS G D. Calcineurin inhibitor withdrawal or tapering for kidney transplant recipients［J］. Cochrane database of systematic reviews,2017,7(7):CD006750.

［30］ HARDINGER K L,BRENNAN D C,KLEIN C L. Selection of induction therapy in kidney transplantation ［J］. Transplant international,2013,26(7):662-672.

［31］ 张小东. 肾移植临床用药［M］. 北京:人民卫生出版社,2018.

［32］ DU J M,YANG H,ZHANG D P,et al. Structural basis for the blockage of IL-2 signaling by therapeutic antibody basiliximab［J］. The journal of immunology,2010,184(3):1361-1368.

［33］ MASSON P,HENDERSON L,CHAPMAN J R,et al. Belatacept for kidney transplant recipients［J］. Cochrane database of systematic reviews,2014(11):CD010699.

［34］ 张小东,Kazunari Tanabe,Arthur J. Matas. 肾移植治疗学. 北京:人民卫生出版社,2009.

［35］ KOYAWALA N,SILBER J H,ROSENBAUM P R,et al. Comparing outcomes between antibody induction therapies in kidney transplantation［J］. Journal of the American society of nephrology,2017,28(7):2188-2200.

［36］ SHARIF A,SHABIR S,CHAND S,et al. Meta-analysis of calcineurin-inhibitor-sparing regimens in kidney transplantation［J］. Journal of the American society of nephrology,2011,22(11):2107-2118.

［37］ GALLAGHER M P,KELLY P J,JARDINE M,et al. Long-term cancer risk of immunosuppressive regimens after kidney transplantation［J］. Journal of the American society of nephrology,2010,21(5):852-858.

［38］ GUNEY M,SAHIN G,YILMAZ B,et al. Proteinuria associated with mTOR inhibitors after kidney transplant［J］. Experimental and clinical transplantation,2014,12(6):539-542.

［39］ FURIAN L,SILVESTRE C,VALLESE L,et al. Everolimus associated with low-dose calcineurin inhibitors, an option in kidney transplant recipients of very old donors［J］. Transplantation proceedings,2014,46(10):3390-3395.

［40］ PENG W H,LIU G J,HUANG H F,et al. Short-term intensified dosage regimen of mycophenolic acid is associated with less acute rejection in kidney transplantation from donation after circulatory death［J］. Urologia internationalis,2018,101(4):443-449.

［41］ EKBERG H,TEDESCO-SILVA H,DEMIRBAS A,et al. Reduced exposure to calcineurin inhibitors in renal transplantation［J］. The New England journal of medicine,2007,357(25):2562-2575.

［42］ THOMUSCH O,WIESENER M,OPGENOORTH M,et al. Rabbit-ATG or basiliximab induction for rapid steroid withdrawal after renal transplantation (Harmony):an open-label, multicentre, randomised controlled trial［J］. The lancet,2016,388(10063):3006-3016.

第十一章

透析管路相关临床试验

透析治疗是尿毒症患者的最主要的肾脏替代治疗方法。透析管路是透析过程中体外循环的重要组成部分,直接影响透析治疗能否安全、有效地完成。根据透析方式的不同,透析管路分为血液透析管路和腹膜透析管路。透析管路隶属于医疗器械,在实施临床研究的过程中应遵循《医疗器械监督管理条例》和《医疗器械临床试验质量管理规范》的基本规定。但是由于医疗器械种类繁多,目前国内现有的法律法规无法像药物临床试验一样就医疗器械临床试验方方面面的细节问题作出完整的规范,相应的监督管理机制也不如药物临床试验规范。

本章节将以血液透析管路为例,简单介绍透析管路相关临床试验的申请、设计、实施及分析评价等方面的内容。

第一节　透析管路相关临床试验应遵循的原则

我国为了保证医疗器械的安全、有效,保障人体健康和生命安全,制定了《医疗器械监督管理条例》,凡在中华人民共和国境内从事医疗器械的研制、生产、经营、使用活动及其监督管理,都应当遵守。

根据《医疗器械监督管理条例》,国家对医疗器械按照风险程度实行分类管理:第一类是风险程度低,实行常规管理可以保证其安全、有效的医疗器械。第二类是具有中度风险,需要严格控制管理以保证其安全、有效的医疗器械。第三类是具有较高风险,需要采取特别措施严格控制管理以保证其安全、有效的医疗器械。在医疗器械注册与备案的过程中,第一类医疗器械实行产品备案管理,第二类、第三类医疗器械实行产品注册管理。第一类医疗器械产品备案和申请第二类、第三类医疗器械产品注册时,除需要提交产品风险分析资料,产品技术要求,产品检验报告,产品说明书及标签样稿,与产品研制、生产有关的质量管理体系文件,证明产品安全、有效所需的其他资料外,也需要提交临床评价资料。第一类医疗器械产品备案时提交的"临床评价资料"不包括临床试验报告,可以是通过文献、同类产品临床使用获得的数据证明该医疗器械安全、有效的资料。第二类、第三类医疗器械产品注册申请资料中的"临床评价资料"应当包括临床试验报告。

我国为加强对医疗器械临床试验的管理,维护医疗器械临床试验过程中受试者的权益,保证医疗器械临床试验过程规范,结果真实、科学、可靠和可追溯,根据《医疗器械监督管理条例》,制定了《医疗器械临床试验质量管理规范》,要求在中华人民共和国境内开展医疗器械临床试验,应当遵守《医疗器械临床试验质量管理规范》。该规范中明确指出,医疗器械临床试验应当遵循依法原则、伦理原则和科学原则。

首先,透析管路作为医疗器械的一种,在开展临床试验时,必须遵守我国相应的法律、法规,不能触犯法律,如《医疗器械监督管理条例》《医疗器械临床试验质量管理规范》《医疗器械注册管理办法》《医疗器械标准管理办法》《医疗器械生产监督管理办法》等。其次,和药物一样,透析管路开展临床研究的目的主要为评价透析管路在正常使用的情况下对透析安全性及有效性的影响。受试者不仅仅是正常人类,更是疾病患者,因此透析管路相关临床研究要和药物临床研究一样,遵循相应的规范与原则,符合世界医学大会《赫尔辛基宣言》,即公正、尊重人格、力求使受试者最大程度受益和尽可能避免伤害。因此,试验方案要充分考虑伦理原则,包括研究目的、受试者及其他人员可能遭受的风险和受益,并充分体现在试验设计的科学性中。最后,透析管路相关临床试验作为人体医学研究必须遵从普遍接受的科学原则,研究方案要基于对科学文献和相关资料的全面了解及充分的实验室试验和动物实验(如有必要)。

第二节　透析管路相关临床试验的分类及适用范围

一、医疗器械临床试验的分类及适用范围

我国《医疗器械临床试验质量管理规范》将医疗器械临床试验分为医疗器械临床试用试验和医疗器械临床验证试验。医疗器械临床试用试验是指通过临床使用验证该医疗器械的理论原理、基本结构、性能等要素能否保证该器械在使用过程中的有效性和安全性,适用于市场上尚未出现过,安全性、有效性有待确认的医疗器械。临床验证试验是指通过临床使用验证该医疗器械与已上市产品的主要结构、性能等要素是否实质性等同,是否具有同样的安全性、有效性,适用于同类产品已上市,其安全性、有效性需要进一步确认的医疗器械。

根据《医疗器械监督管理条例》的要求,第二类、第三类医疗器械产品注册时,需提交临床评价资料,其中应当包括临床试验报告。但具有下列情形之一的,可以免于进行临床试验:①工作机理明确、设计定型,生产工艺成熟,已上市的同品种医疗器械临床应用多年且无严重不良事件记录,不改变常规用途的;②其他通过非临床评价能够证明该医疗器械安全、有效的。

　　2014年8月21日、2016年9月27日和2019年12月13日,国家药品监督管理部门分3批发布了免于进行临床试验的部分第二类、第三类医疗器械,它们在注册时将免于进行临床试验(表11-1)。

　　第一批免于进行临床试验的透析相关医疗器械均为第二类医疗器械,包括血液透析反渗透纯水制水机、透析器复用机、输血输液透析管路加温仪和一次性使用腹膜透析管探针。

　　第二批免于进行临床试验的透析相关医疗器械均为腹膜透析相关医疗器械,包括腹膜透析螺旋帽钛接头、腹膜透析外接短管、腹膜透析附件、腹膜透析管、腹膜透析外接管和腹膜透析液袋加温仪。但豁免情况不包括使用新型材料,包含高分子、药物、生物制品等特殊涂层的产品,以及具有特殊结构功能、适用范围等的产品。

　　第三批免于进行临床试验的透析相关医疗器械均为血液透析相关医疗器械,包括一次性使用血液透析管路、一次性使用血液加温仪用管路、一次性使用补液管路/置换液管等。但免于进行临床试验的情况不包括使用新型材料、新作用机理、新功能的产品。

表 11-1　国家药品监督管理局免于进行临床试验的透析相关医疗器械

分类编码	产品名称	产品描述	类别
10-02-03	一次性动静脉穿刺针/器(内瘘针)	通常由穿刺针管、软管等组成。一般由奥氏体不锈钢材料、聚氯乙烯等材料制成。无菌提供,一次性使用。配合血液成分采集机(如离心式、旋转膜式)或血液透析机等使用,用于从人体静脉或动脉采集血液,并将处理后的血液或血液成分回输给人体	Ⅱ
10-03-05	血液透析反渗透纯水制水机	通常由罐式过滤器、活性炭过滤器、软化器、精密过滤器、反渗透装置、动力装置、消毒装置、监测装置和输送管道组成。用于制备血液透析用水	Ⅱ
10-03-05	血液透析器复用机	通常由控制系统、监测系统和水路系统组成。与专用消毒液联合使用,用于可重复使用透析器的冲洗、清洁、测试、专用消毒液灌注	Ⅱ
10-03-05	电动透析椅	通常由座位、靠背、搁脚板、滑动式脚踏板、靠枕、扶手、可锁定的脚轮、推手柄、控制器组成。用于电动调整背垫、坐垫、脚垫的位置,方便患者透析治疗	Ⅱ
10-03-05	血液透析用血流监测系统	通常由主机(电子流量计)、流量/稀释度感应器等组成	Ⅲ
10-03-07	腹膜透析液袋加温仪	通常由加热板、电源和电缆连接器组成。用于腹膜透析液袋使用前的加温	Ⅱ
10-04	腹膜透析附件(隶属于透析管路)	包含硅胶导管延长管、导管接头、固定器架台和圆盘固定器。导管延长管和导管接头为一次性使用无菌产品。用于辅助腹膜透析治疗。基本原理、适用范围、性能和组成结构与已经上市产品相同	Ⅱ

续表

分类编码	产品名称	产品描述	类别
10-04	腹膜透析外接管	由管体、接头、锁管接头和保护帽等组成,不包含碘液保护帽等第三类医疗器械组件。无菌提供。在腹膜透析时与腹膜透析管外置部分连接使用。基本原理、适用范围、性能和组成结构与已经上市产品相同	Ⅱ
10-04-01	一次性使用血液透析管路(隶属于透析管路)	通常由血液侧管路(动脉管路、静脉管路)和其他辅助管路组成。无菌提供,一次性使用。配合透析器、透析设备使用,用于血液透析治疗中,承担血液通路的功能	Ⅲ
10-04-01	一次性使用血液加温仪用管路(隶属于透析管路)	通常由管路、导管、接头、保护帽等组成。在 CRRT 治疗中配合加温仪使用,即时加温血液	Ⅲ
10-04-03	透析液滤过器	通常由中空纤维、密封剂、外壳、外壳盖和垫圈组成。利用空心纤维膜的作用,用于清除透析液中的内毒素、细菌与不溶性微粒	Ⅲ
10-04-03	透析机消毒液	通常由柠檬酸或冰醋酸和水等组成。用于透析机的清洗和消毒。原料建议符合《中华人民共和国药典》要求	Ⅲ
10-04-03	一次性使用补液管路/置换液管(隶属于透析管路)	通常由管路、接头、保护套和夹具等组成。无菌提供,一次性使用。用于血液透析滤过、血液滤过时作为补充置换液的管路	Ⅲ
10-04-04	一次性使用腹膜透析管探针	一般采用不锈钢材料制成。无菌提供,一次性使用。用于促进导入急性和慢性腹膜透析导管	Ⅱ
10-04-04	一次性使用腹膜透析接头	通常由连接头和螺旋锁盖组成。无菌提供,一次性使用。用于腹膜透析导管与外接延长管或腹膜透析外接短管的连接	Ⅱ
10-04-04	腹膜透析外接短管(隶属于透析管路)	通常由尖端保护帽、开关、套筒、管路、腹膜透析管连接端口、拉环帽和腹膜透析液连接端口组成。无菌提供,一次性使用。用于与腹膜透析患者端管路(或者钛接头)及腹膜透析液端管路进行无菌连接及分离	Ⅱ
10-04-04	腹膜透析管(隶属于透析管路)	通常由管路、连接端口、保护帽等组成。一般采用高分子材料制成。无菌提供,一次性使用。用于对肾衰竭患者进行腹膜透析建立治疗通路	Ⅱ

二、医疗器械临床试验的申请

医疗器械临床试验是指在具备相应条件的临床试验机构中,对拟申请注册的医疗器械在正常使用条件下的安全有效性进行确认的过程。根据我国《医疗器械临床试验质量管理规范》,申请开展临床试验应具备以下前提条件:

1. 进行医疗器械临床试验应当有充分的科学依据和明确的试验目的,并权衡对受试者和公众健康预期的受益及风险,预期的受益应当超过可能出现的损害。

2. 申办者应当完成试验用医疗器械的临床前研究,包括产品设计(结构组成、工作原理和作用机理、预期用途及适用范围、适用的技术要求)和质量检验、动物实验及风险分析等,且结果应当能够支持该项临床试验。质量检验结果包括自检报告和具有资质的检验机构出具的 1 年内的产品注册检验合格报告。

3. 申办者应当准备充足的试验用医疗器械。试验用医疗器械的研制应当符合适用的医疗器械质量管理体系相关要求。

4. 医疗器械临床试验应当在 2 个或者 2 个以上医疗器械临床试验机构中进行。所选择的试验机构应当是经资质认定的医疗器械临床试验机构,且设施和条件应当满足安全有效地进行临床试验的需要。研究者应当具备承担该项临床试验的专业特长、资格和能力,并经过培训。医疗器械临床试验机构资质认定管理办法由国家药品监督管理局会同国家卫生健康委员会另行制定。

5. 临床试验前,申办者与临床试验机构和研究者应当就试验设计、试验质量控制、试验中的职责分工、申办者承担的临床试验相关费用及试验中可能发生的伤害处理原则等达成书面协议。

6. 临床试验应当获得医疗器械临床试验机构伦理委员会的同意。列入需进行临床试验审批的第三类医疗器械目录的,还应当获得国家药品监督管理局的批准。

7. 申办者应当向所在地省、自治区、直辖市食品药品监督管理部门备案。

第三节　血液透析管路相关临床试验

根据《医疗器械临床试验质量管理规范》规定,一项完整的医疗器械临床试验方案应当包括以下内容:一般信息;临床试验的背景资料,试验目的,试验设计,安全性评价方法,有效性评价方法,统计学考虑,对临床试验方案修正的规定,对不良事件和器械缺陷报告的规定,直接访问的源数据、文件,临床试验涉及的伦理问题和说明及知情同意书文本,数据处理与记录保存,财务和保险和试验结果发表约定。

医疗器械临床试验应当在 2 家以上(含 2 家)医疗机构进行,因此对于多中心临床试验方案的设计和实施,至少应当包括以下内容:

1. 试验方案由申办者组织制定并经各临床试验机构及研究者共同讨论认定,且明确牵头单位临床试验机构的研究者为协调研究者。

2. 协调研究者负责临床试验过程中各临床试验机构间的工作协调,在临床试验前期、中期和后期组织研究者会议,并与申办者共同对整个试验的实施负责。

3. 各临床试验机构原则上应当同期开展和结束临床试验。

4. 各临床试验机构试验样本量及分配、符合统计分析要求的理由。

5. 申办者和临床试验机构对试验培训的计划与培训记录要求。

6. 建立试验数据传递、管理、核查与查询程序,尤其明确要求各临床试验机构试验数据有关资料应当由牵头单位集中管理与分析。

7. 多中心临床试验结束后,各临床试验机构研究者应当分别出具临床试验小结,连同病历报告表按规定经审核后交由协调研究者汇总完成总结报告。

根据我国《一次性使用血液透析管路注册技术审查指导原则》,血液透析管路是指血液透析、血液透析滤过等治疗时,与血液透析器、血液透析滤过器、血液灌流器配套使用的体外循环管路。它可以由动脉管路、静脉管路、置换液管和其他必要的配件组成,按照《血液净化标准操作规程(2021版)》用于血液透析患者。按照《医疗器械监督管理条例》的描述,一次性使用血液透析管路属于第三类医疗器械,通常由血液侧管路(动脉管路、静脉管路)和其他辅助管路组成。无菌提供,一次性使用。配合透析器、透析设备使用,用于血液透析治疗中,承担血液通路的功能。已于2019年12月13日经国家药品监督管理局批准免于进行临床试验,但免于进行临床试验的情况不包括使用新型材料、新作用机理、新功能的产品。鉴于临床豁免要求,本节假设将有一种"含有肝素涂层的一次性使用血液透析管路"进行上市前申报,该血液透析管路由于使用新型材料,必须进行临床试验。下面将以此为例,介绍血液透析管路相关临床试验。

一、医疗器械的分类及研究目的

《医疗器械临床试验设计指导原则》中指出,医疗器械临床试验是以受试人群(样本)为观察对象,观察试验器械在正常使用条件下作用于人体的效应或对人体疾病、健康状态的评价能力,以推断试验器械在预期使用人群(总体)中的效应。由于医疗器械的固有特征,其试验设计有其自身的特点。

临床试验需设定明确、具体的试验目的。申请人可综合分析试验器械特征、非临床研究情况、已在中国境内上市的同类产品的临床数据等因素,设定临床试验目的。临床试验目的决定临床试验的各设计要素,包括主要评价指标、试验设计类型、对照试验的比较类型等,进而影响临床试验的样本量。不同情形下的临床试验目的举例如下:

1. 当通过临床试验确认试验器械在其预期用途下的安全有效性时,若更关注试验器械的疗效是否可满足临床使用的需要,其临床试验目的可设定为确认试验器械的有效性是否优于/等效于/非劣于已上市的同类产品,同时确认试验器械的安全性。此时,临床试验的主要评价指标为有效性指标。

2. 当通过临床试验确认试验器械在其预期用途下的安全有效性时,若更关注试验器械的安全性是否可满足临床使用的需要,其临床试验目的可设定为确认试验器械的安全性是否优于/等效于/非劣于已上市的同类产品,同时确认试验器械的有效性。此时,临床试验的主要评价指标为安全性指标。

3. 对于已上市产品增加适应证的情形,临床试验目的可设定为确认试验器械对新增适应证的安全有效性。

4. 当已上市器械适用人群发生变化时,临床试验目的可设定为确认试验器械对新增适用人群的安全有效性。

5. 当已上市器械发生重大设计变更时,可根据变更涉及的范围设定试验目的。

6. 当已上市器械的使用环境或使用方法发生重大改变时,试验目的可设定为确认产品在特定使用环境和使用方法下的安全有效性。

"含有肝素涂层的一次性使用血液透析管路"是一种新型的血液透析管路,目前无同类产品上市。肝素涂层或可减少血液透析患者凝血事件的发生,从而在保证血液透析治疗顺利进行的前提下,达到减少抗凝剂相关不良事件及因凝血导致的失血事件。因此,此次临床试验中既包含临床验证,又包含临床试用。

临床验证部分的研究目的是验证作为一次性使用的透析管路,"含有肝素涂层的一次性使用血液透析管路"应和普通透析管路一样,安全、有效地完成血液透析治疗的全过程。

临床试用部分的研究目的是探讨在减少抗凝剂应用的情况下能否得到和传统透析管路相当的凝血事件发生率和抗凝剂相关不良事件;或者在应用相同剂量抗凝剂的情况下,能否得到和传统透析管路相比更少的凝血事件发生率和抗凝剂相关不良事件。

和假设的这种透析管路一样,其他使用新型材料、新作用机理、新功能的透析管路都不适用于免于进行临床试验的情况。因此,这些透析管路的临床试验都包含临床验证和临床试用部分,在设计临床研究方案时都应充分考虑到这些新型血液透析管路的自身特征。

二、适应人群

根据试验器械预期使用的目标人群,确定研究的总体。综合考虑对总体人群的代表性、临床试验的伦理学要求、受试者安全性等因素,制订受试者的选择标准,即入选标准和排除标准。入选标准主要考虑受试对象对总体人群的代表性,如适应证、疾病的分型、疾病的程度和阶段、使用的具体部位、受试者的年龄范围等因素。排除标准旨在尽可能规范受试者的同质性,将可能影响试验结果的混杂因素(如影响疗效评价的伴随治疗、伴随疾病等)予以排除,以达到评估试验器械效应的目的。

(一)制订入选标准和排除标准的注意事项

药物临床研究的适应人群可以是健康志愿者,也可以是某种药物的治疗靶人群。血液透析管路相关临床试验的适应人群则为尿毒症接受血液透析的患者。因此,在制订受试者入选标准和排除标准时应注意以下方面。

1. 应该参考血液净化医生的专业意见,以充分考虑尿毒症透析患者的特殊情况。

2. 充分查阅既往文献资料,在明确研究目的和试验器材特征的基础上制定入选标准和排除标准。

3. 充分考虑伦理、研究偏倚、患者合并症等方面制订入选标准和排除标准。

(二)制订入选标准和排除标准的参考内容

以"含有肝素涂层的一次性使用血液透析管路"为例,在制订入选标准和排除标准时,应注意肝素涂层的稳定性对患者安全性和试验结果的影响。首先应参照产品说明书了解在体外条件下涂层肝素的脱落率。若脱落率极低,将不影响患者的筛选;若有一定的脱落率,则应排除有肝素使用禁忌证的患者,以保证治疗的安全性。

因此,本研究的入选标准和排除标准可参考以下内容。

1. 入选标准 ①接受血液透析治疗 3 个月以上的维持性血液透析,或者血液透析和血液透析滤过联合治疗患者,或者血液透析和血液透析联合血液灌流患者,治疗方式为每周 2~3 次,每次不小于 4 小时;②年龄在 18~75 岁,性别不限;③血液透析或血液透析滤过时血液流速不小于 200ml/min;④自愿参加并签署书面知情同意书。

2. 排除标准 符合以下任一标准的患者将被排除出本研究:①同时使用其他血液净化疗法,并对本试验评价有影响的患者;②孕妇及哺乳期妇女,以及近期准备妊娠者;③有肝素使用禁忌证的患者;④患有严重贫血、感染、肿瘤、活动性出血,以及严重的心、肝、肺疾病者;⑤颅内出血或颅内压增高患者,以及难以控制的高血压/低血压患者;⑥有精神疾病或病史者,吸毒、艾滋病、梅毒、乙肝、丙肝等患者;⑦近 1 个月内参加过其他临床试验者;⑧既往对透析管路、血液净化器械有过敏史者;⑨研究者认为不适合入组者。

三、设计类型

《医疗器械临床试验设计指导原则》中介绍了医疗器械临床试验的常用设计类型。

1. 平行对照设计 随机、双盲、平行对照的临床试验设计可使临床试验影响因素在试验组和对照组间的分布趋于均衡,保证研究者、评价者和受试者均不知晓分组信息,避免了选择偏倚和评价偏倚,被认为可提供高等级的科学证据,通常被优先考虑。

(1)随机化:随机化是平行对照、配对设计、交叉设计等临床试验需要遵循的基本原则,指临床试验中每位受试者均有同等机会(如试验组与对照组病例数为 1:1)或其他约定的概率(如试验组与对照组病例数为 $n:1$)被分配到试验组或对照组,不受研究者和/或受试者主观意愿的影响。随机化是为了保障试验组和对照组受试者在各种已知和未知的可能影响试验结果的基线变量上具有可比性。

非随机设计可能造成各种影响因素在组间分布不均衡,降低试验结果的可信度。一方面,协变量分析可能难以完全校正已知因素对结果的影响;另一方面,未知因素对试验结果产生的影响亦难以评价,因此,通常不推荐非随机设计。如果申请人有充分的理由认为必须采用非随机设计,需要详述必须采用该设计的理由和控制选择偏倚的具体措施。

(2)盲法:如果分组信息被知晓,研究者可能在器械使用过程中选择性关注试验组,评价者在进行疗效与安全性评价时可能产生倾向性,受试者可能受到主观因素的影响。盲法是控制临床试验中因"知晓分组信息"而产生偏倚的重要措施之一,目的是达到临床试验中的各方人员对分组信息的不可知。根据设盲程度的不同,盲法可分为完整设盲、不完整设盲和不设盲。在完整设盲的临床试验中,受试者、研究者和评价者对分组信息均处于盲态。但在很多情形下,基于器械及相应治疗方式的固有特征,完整设盲是不可行的。

当试验组治疗方式(含器械)与对照组存在明显差异时,难以对受试者、研究者、评价者设盲,只能采取不设盲的试验设计,但也应最大限度地减少偏倚。

(3)对照:对照包括阳性对照和安慰对照(如假处理对照、假手术对照等)。阳性对照需采用在拟定的临床试验条件下疗效肯定的已上市器械或公认的标准治疗方法。对于治疗类产品,选择阳性对照时,优先采用疗效和安全性已得到临床公认的已上市的同类产品。如因合理理由不能采用已上市的同类产品,可选用尽可能相似的产品作为阳性对照,其次可考虑标准治疗方法。在试验器械尚无相同或相似的已上市产品或相应的标准治疗方法时,若试验器械的疗效存在安慰效应,试验设计需考虑安慰对照,此时,尚需综合考虑伦理学因素。若已上市产品的疗效尚未得到临床公认,试验设计可根据具体情形,考虑标准治疗方法对照或安慰对照,申请人需充分论证对照的选取理由。

2. 配对设计　对于治疗类产品,常见的配对设计为同一受试对象的2个对应部位同时接受试验器械和对照治疗,试验器械和对照治疗的分配需考虑随机设计。配对设计主要适用于器械的局部效应评价,具有一定的局限性。

3. 交叉设计　在交叉设计的临床试验中,每位受试者按照随机分配的排列顺序,先后不同阶段分别接受2种或2种以上治疗/诊断。此类设计要求前一阶段的治疗/诊断对后一阶段的另一种治疗/诊断不产生残留效应,后一阶段开始前,受试者一般需恢复到基线状态,可考虑在2个干预阶段之间安排合理的洗脱期。

4. 单组设计　单组试验的实质是将主要评价指标的试验结果与已有临床数据进行比较,以评价试验器械的有效性/安全性。与平行对照试验相比,单组试验的固有偏倚是非同期对照偏倚,由于时间上的不同步,可能引起选择偏倚、混杂偏倚、测量偏倚和评价偏倚等,应审慎选择。在开展单组试验时,需要对可能存在的偏倚进行全面分析和有效控制。

在血液透析管路相关的临床试验中,平行对照设计为最合适的实验设计方法。

四、有效性评价

《医疗器械临床试验设计指导原则》也指出在临床试验方案中应明确规定各评价指标的观察目的、定义、观察时间点、指标类型、测定方法、计算公式(如适用)、判定标准(适用于定性指标和等级指标)等,并明确规定主要评价指标和次要评价指标。指标类型通常包括定量指标、定性指标、等级指标等。

1. 主要评价指标和次要评价指标　主要评价指标是与试验目的有本质联系的、能确切反映器械疗效或安全性的指标。主要评价指标应尽量选择客观性强、可量化、重复性高的指标,应是专业领域普遍认可的指标,通常来源于已发布的相关标准或技术指南、公开发表的权威论著或专家共识等。临床试验的样本量基于主要评价指标的相应假设进行估算。临床试验的结论亦基于主要评价指标的统计分析结果作出。次要评价指标是与试验目的相关的辅助性指标。在方案中需说明其在解释结果时的作用及相对重要性。

一般情况下,主要评价指标仅为一个,用于评价产品的疗效或安全性。当一个主要评价指标不足以反映试验器械的疗效或安全性时,可采用2个或多个主要评价指标。

2. 复合指标 按预先确定的计算方法,将多个评价指标组合构成一个指标称为复合指标。当单一观察指标不足以作为主要评价指标时,可采用复合指标作为主要评价指标。复合指标可将客观测量指标和主观评价指标进行结合,形成综合评价指标。临床上采用的量表(如生活质量量表、功能评分量表等)也为复合指标的一种形式。需在试验方案中详细说明复合指标中各组成指标的定义、测定方法、计算公式、判定标准、权重等。当采用量表作为复合指标时,尽可能采取专业领域普遍认可的量表。极少数需要采用自制量表的情形,申请人需提供自制量表效度、信度和反应度的研究资料,研究结果需证明自制量表的效度、信度和反应度可被接受。需考虑对复合指标中有临床意义的单个指标进行单独分析。

3. 替代指标 在直接评价临床获益不可行时,可采用替代指标进行间接观察。是否可采用替代指标作为临床试验的主要评价指标取决于:①替代指标与临床结果的生物学相关性;②替代指标对临床结果判断价值的流行病学证据;③从临床试验中获得的有关试验器械对替代指标的影响程度与试验器械对临床试验结果的影响程度相一致的证据。

4. 主观指标的第三方评价 部分评价指标由于没有客观评价方法而只能进行主观评价,临床试验若必须选择主观评价指标作为主要评价指标,建议成立独立的评价小组,由不参与临床试验的第三者/第三方进行指标评价,需在试验方案中明确第三者/第三方评价的评价规范。

以"含有肝素涂层的一次性使用血液透析管路"为例,主要终点应为透析管路凝血事件的发生率,次要终点应为透析管路凝血事件的严重程度。

透析管路凝血事件的发生率=凝血事件例次/总血液透析次数

透析管路凝血事件严重程度判定标准为0~3级。0级凝血:回血后无血液残留和血凝块;1级凝血:回血后管路动脉壶或静脉壶一端可见有血凝块;2级凝血:回血后管路动脉壶或静脉壶两端可见有血凝块;3级凝血:回血后可见血凝块充满动脉壶或静脉壶。

五、安全性评价

不良事件是指在临床试验过程中出现的不利的医学事件,无论是否与试验用医疗器械相关。严重不良事件是指临床试验过程中发生的导致死亡或者健康状况严重恶化,包括致命的疾病或者伤害、身体结构或者身体功能的永久性缺陷、需住院治疗或者延长住院时间、需要进行医疗或者手术介入以避免对身体结构或者身体功能造成永久性缺陷、导致胎儿窘迫、胎儿死亡或者先天异常、先天缺损等事件。

关于不良事件的评价与分级,可参考药物临床试验:1级,试验过程中出现短时间的轻度反应或并发症;2级,出现明显反应,需要住院或延长治疗时间;3级,导致永久性损害;4级,危及生命的损害。按照国际规定,严重不良事件包括以下几种:死亡;威胁生命;

致残或丧失部分生活能力;需住院治疗;延长住院时间;导致先天畸形。

发生不良事件后,应注明其与产品的相关性,两者的关系可能有以下几种类型:

(1)肯定有关:符合所用产品已知的反应类型,符合治疗后合理的时间顺序,该不良反应不能用其他原因解释,停止治疗后不良事件消失或减轻。

(2)很可能有关:符合所用产品已知的反应类型,符合治疗后合理的时间顺序,该反应可用其他原因解释,但停止治疗后不良事件消失或减轻。

(3)可能有关:符合所用产品已知的反应类型,符合治疗后合理的时间顺序,但患者的临床状态或其他原因也可能产生该不良事件,停止治疗后不良事件改善不明显。

(4)可能无关:符合所用产品已知的反应类型,但不符合治疗后合理的时间顺序,患者的临床状态或其他原因也可能产生该不良事件。

(5)肯定无关:不符合所用产品已知的反应类型,不符合治疗后合理的时间顺序,患者的临床状态或其他原因可解释该不良事件,临床状态改善或其他原因去除后不良事件消失。

不良事件的发生无论是否与试验器械有关,均应在试验期间详细、如实记录。

以"含有肝素涂层的一次性使用血液透析管路"为例,在记录不良事件时应着重于肝素和凝血相关的不良事件,主要包括各种形式的出血、肝素相关的血小板减少、凝血功能发生异常、凝血后导致的消耗性血小板减少和消耗性贫血等。

第四节　腹膜透析管路相关临床试验

目前没有明确的规范定义腹膜透析管路包含哪些组成部分,参考血液透析管路的界定,腹膜透析管路应包括腹膜透析外接管和腹膜透析外接短管,均属第二类医疗器械,于2016年9月27日经国家药品监督管理部门批准免于进行临床试验,但豁免情况不包括使用新型材料、新作用机理、新功能的产品。鉴于临床豁免要求,本节假设将有一种"含有抗生素涂层的腹膜透析管路"进行上市前申报,由于该腹膜透析管路使用新型材料,必须进行临床试验。

腹膜透析管路相关临床试验的基本原则与血液透析管路相关临床试验相同,在此不再赘述,仅举例简要说明腹膜透析管路相关临床试验的特殊性。

"含有抗生素涂层的腹膜透析管路"是一种新型的腹膜透析管路,目前无同类产品上市。抗生素涂层或可减少腹膜透析患者腹腔感染的发生率,从而更好地保护患者的残余肾功能,延长腹膜透析时间。因此,此次临床试验中既包含临床验证,又包含临床试用。

临床验证部分的研究目的是验证作为一种腹膜透析管路,"含有抗生素涂层的腹膜透析管路"应和普通腹膜透析管路一样,安全、有效地完成腹膜透析治疗的全过程。临床试用部分的研究目的是探讨腹膜透析管路在具有抗生素涂层后,较普通腹膜透析管路的腹腔感染发生率能否有所减少。

值得注意的是,腹膜透析感染的发生还和患者的卫生习惯密切相关,因此在设计临床试验时,除可以选用平行对照的设计外,也可采用交叉设计。当采用平行对照设计时,应在入选标准和/或排除标准中对患者及其家属的卫生习惯有所规定,以尽可能减少由此带来的试验偏倚;当采用交叉设计时,则不需要考虑此项问题。

在有效性评估中,腹膜感染的发生率为主要疗效评价标准。在评估不良反应时,应着重关注抗生素涂层是否会导致患者对同种抗生素出现耐药,以及患者在长期接触涂层中脱落的抗生素后是否会出现抗生素蓄积甚至是抗生素脑病的情况。

总之,在对特殊的腹膜透析管路进行临床试验时,一定要充分了解管路本身的特点,选择合适的试验设计方法,选择合适的人群,制订针对管路特点的有效性和安全性评价标准。

第五节 临床研究实例介绍

根据《医疗器械临床试验质量管理规范》规定,一项完整的医疗器械临床试验方案应当包括一般信息;临床试验的背景资料,试验目的,试验设计,安全性评价方法,有效性评价方法、统计学考虑、对临床试验方案修正的规定、对不良事件和器械缺陷报告的规定,直接访问的源数据、文件,临床试验涉及的伦理问题和说明及知情同意书文本,数据处理与记录保存,财务和保险和试验结果发表约定。虽然各个研究中心常用的方案模板不尽相同,但都基本上涵盖以上内容。下面以"含有肝素涂层的一次性使用血液透析管路"为例进行实例介绍,同时由于临床研究保密原则的要求,略去部分内容。

(一)一般信息

1. 申办者信息(略)。

2. 多中心临床试验的所有临床试验机构和研究者列表(略)。

(二)临床试验的背景资料

终末期肾病(ESRD)是各种病因所致的慢性肾脏病的最终阶段。肾小球滤过功能显著下降,体内存在大、中、小分子尿毒症毒素潴留,导致尿毒症的中毒症状和全身并发症的发生,影响患者的生活质量,甚至威胁其生命,须采取肾脏替代治疗。血液透析是终末期肾病的主要肾脏替代治疗方法,完整的血液透析管路和充分的抗凝是完成血液透析治疗的必要组成部分。

(三)试验目的

评价含有肝素涂层的一次性使用血液透析管路治疗 ESRD 维持血液透析患者的安全性和有效性。

(四)试验设计

1. 设计方法 采用平行对照的研究方法,是一项针对接受血液透析治疗的 ESRD 患者进行的前瞻性、多中心、随机分配、平行对照、开放性、非劣效性研究。试验用血液透析管路为 XXX 公司生产的含有肝素涂层的一次性使用血液透析管路(型号:XXX);对照用血液透析管路为 YYY 公司生产的普通一次性使用血液透析管路(型号:YYY)。试验用血液透析管路和对照用血液透析管路的比较见表 11-2。

表 11-2　试验用血液透析管路和对照用血液透析管路的比较

产品类别	试验用血液透析管路	对照用血液透析管路
生产企业	XXX	YYY
产品名称	有肝素涂层的一次性使用血液透析管路	一次性使用血液透析管路
型号规格	XXX	YYY
管理类别	Ⅲ类	
适用范围	与透析机、透析器等配合使用,用于急、慢性肾衰竭患者及药物中毒患者进行血液透析	
工作原理	本产品作为血液透析治疗时的体外循环管道,与空心纤维血液透析器和一次性使用动静脉穿刺器连接,形成体外循环回路用于血液净化治疗	
原材料	含有肝素涂层的血液透析管路	普通血液透析管路
灭菌方式	本产品经环氧乙烷灭菌,一次性使用	
有效期	2 年	

2. 受试者选择　研究人群由透析中心的 ESRD 患者组成。各个临床试验机构获得独立伦理委员会和其他主管部门(若有)审查和批准后,启动研究入组。潜在研究患者经确认符合入选标准和不符合排除标准后,研究者与潜在研究患者进行交谈,潜在研究患者有充足的时间考虑是否参与本研究。患者签署知情同意书(ICF)时视为入组本研究。

(1)入选标准:患者符合以下所有标准可入选本试验。

1)接受血液透析治疗 3 个月以上的维持性血液透析患者,或者血液透析和血液透析滤过联合治疗患者,或者血液透析和血液透析联合血液灌流患者,治疗方式为每周 2~3 次,每次不小于 4 小时。

2)年龄在 18~75 岁,性别不限。

3)血液透析或血液透析滤过时血液流速不小于 200ml/min。

4)自愿参加并签署书面知情同意书。

(2)排除标准:符合以下任一标准的患者将被排除出本研究。

1)同时使用其他血液净化疗法,并对本试验评价有影响的患者。

2)孕妇及哺乳期妇女,以及近期准备妊娠的患者。

3)有严重贫血、感染、肿瘤、活动性出血,以及严重的心、肝、肺疾病的患者。

4)颅内出血或颅内压增高的患者,以及难以控制的高血压/低血压患者。

5)有精神疾病或病史者,吸毒、艾滋病、梅毒、乙肝、丙肝等患者。

6)体重<35kg 的患者。

7)1 个月内参加过其他临床试验者。

8)既往对血液透析管路、血液净化器械有过敏史者。

9)对肝素过敏或有使用肝素禁忌证的患者。

10)研究者认为不适合入组者。

3. 停止试验的标准和程序

(1)停止试验的标准

1)终止标准:①试验中出现严重的安全性问题(如出现严重不良反应、严重并发症或病情迅速恶化者),研究者判断继续进行临床试验的患者风险大于其获益;②申办者因经费或管理等原因要求中止试验;③试验方案设计存在重大失误或实施过程中出现重要偏差;④国家行政主管部门要求中止。

2)退出标准:所有受试者在试验期间都有权利在研究任何时期退出试验。在试验期间发生以下情况者,受试者将退出试验,包括①撤回知情同意书;②严重违背方案;③在本临床试验期间参与其他同类产品或相同适应证的临床试验;④研究者判断其不适宜继续参加试验。

(2)停止试验的程序:申办者决定暂停或者终止试验,应及时通知临床试验机构医疗器械临床试验管理部门,并书面说明理由。由临床试验机构医疗器械临床试验管理部门通知研究者、伦理委员会。暂停的临床试验恢复时,需经伦理委员会同意。临床试验结束后,申办者应当书面告知当地药品监督管理部门。

(3)退出试验的处理

1)尽可能获得受试者的检查结果和安全性数据,记录不良事件。

2)将退出试验的时间和原因详细记录在病例报告表上。

3)受试者退出试验后的数据将不再收集,但对因不良事件而退出试验的受试者须随访至不良事件得到解决或研究者认为不需要再继续随访为止。

(4)入组时间:在进行筛选前,需得到受试者同意并签署知情同意书,然后开始。

1)受试者的一般资料、生命体征。

2)既往病史及治疗、伴随疾病、过敏史情况。

3)常规实验室检查等。

如符合本研究的所有入选标准且不符合任意一条排除标准,则纳入本研究,分配随机号,作为入组时间点。

4. 试验流程 如表 11-3 所示。

表 11-3 血液透析管路相关临床试验流程

项目	时间			
	筛选期 (最长 14 天)	透析前	透析中 (透析开始后 15 分钟)	透析后
获得知情同意	√			
入选标准与排除标准	√			

项目	时间			
	筛选期 （最长 14 天）	透析前	透析中 （透析开始后 15 分钟）	透析后
人口统计学资料①	√			
采集病史②	√			
合并用药情况	√	√	√	√
分配随机治疗号	√			
生命体征检查③	√	√	√	√
血常规④	√	√		√
凝血功能⑤	√	√		√
血妊娠⑥	√			
血生化⑦	√	√		√
血气分析⑧		√	√	
AE/SAE	√	√	√	√
器械缺陷（DD）/不良反应		√	√	√
管路设置检查		√	√	√
透析开始时间和结束时间		√		√

注：①人口统计学资料：出生日期、性别、民族、身高、体重（kg）；②采集病史：既往病史（包括肾病史，有无合并肿瘤、精神障碍、心脑血管疾病及严重的肝、肺疾病，出血史，凝血功能异常等），过敏史，既往接受血液透析治疗的频率、持续时间、有无副作用、透析中的相关性低血压发作史，既往传染病病史（肝炎、HIV 和梅毒等）；③生命体征检查：体温、脉搏、呼吸、血压（收缩压、舒张压）、心率；④血常规：白细胞（WBC）、红细胞（RBC）、血小板（PLT）、血红蛋白（Hb）；⑤凝血功能：凝血酶原时间（PT）、活化部分凝血活酶时间（APTT）、国际标准化比值（INR）；⑥血妊娠：仅对有生育能力的妇女进行 β-人绒毛膜促性腺激素（β-hCG）检验；⑦血生化：C 反应蛋白（CRP）、谷丙转氨酶（GPT）、谷草转氨酶（GOT）、球蛋白、白蛋白；⑧血气分析：二氧化碳分压（PCO_2）、氧分压（PO_2）。

（五）安全性评价方法

1. 安全性参数的说明　将基于以下内容评估安全性。

（1）透析前、透析开始后 15 分钟和透析完成后血常规（WBC、RBC、Hb、PLT）的变化。

（2）透析前后血液 C 反应蛋白浓度的变化。

（3）透析前后外周血白蛋白、球蛋白、GPT、GOT 的变化。

（4）透析前、透析开始后 15 分钟血气（PO_2、PCO_2）的变化。

（5）透析前、透析开始后 15 分钟和透析后体温、心率、呼吸和血压等生命体征的变化。

（6）透析过程中、透析后不良反应（如心悸、畏寒、发热、皮疹、皮肤潮红、皮肤瘙痒等）的发生情况。

2. 评价、记录和分析安全性参数的方法和时间选择　在表 11-3 中列出的时间点上测定安全性参数。按治疗组的使用数量、均值、标准差、最小值、中位数和最大值,通过相对于基线的变化分析以下安全性指标:①生化实验室数据;②血常规;③CRP;④生命体征;⑤动脉血气分析。

以下安全评估将按照治疗组的频率和百分比进行分析:①透析中低血压;②AE/SAE/DD/不良反应;③根据安全性分析集(SAS)分析所有安全性参数。

3. 既往及同期治疗 研究者应评估伴随治疗中的任何添加或变化。临床试验过程中的所有药物治疗均应在源文件或等同文件中记录。将在 CRF 上记录筛选前 30 天窗口期中用药所规定的预先用药。整个研究期间将在 CRF 上记录伴随药物治疗,包括剂量、频次、开始和结束的日期及适应证。

4. 排除的伴随用药 未限制特定的伴随药物治疗。容许用于治疗或管理患者肾病和共病的所有用药。研究者或临床工作人员应评估伴随用药中的任何添加或变化。

5. 禁忌和限制 没有适用的特殊限制。针对本研究没有活动或饮食限制。患者应与医生讨论其日常饮食和活动。

(六) 有效性评价方法

1. 有效性参数的说明

(1)主要评价指标

1)血液透析成功率(为成功完成血液透析的患者数占全部透析患者的比例)。成功完成血液透析定义为产品同时满足:①管路中血液流动通畅无堵塞,血流量满足透析要求,完成透析过程;②各连接处无漏血、无漏气、无脱落,治疗过程中管路无打折、无裂痕、无开裂。

2)抗凝效果:在肝素用量减少的情况下,治疗结束时管路的凝血情况评价标准为 0 级凝血,回血后无血液残留和血凝块;1 级凝血,回血后管路动脉壶或静脉壶一端可见有血凝块;2 级凝血,回血后管路动脉壶或静脉壶两端可见有血凝块;3 级凝血,回血后可见血凝块充满动脉壶或静脉壶。

(2)次要评价指标

1)管路外观(柔软度、透明度和光洁度,是否容易观察气泡)。

2)泵管弹性,碾压后的复原程度,有无明显变形。

3)其他组件的性能是否满足使用要求。

2. 评价、记录和分析有效性参数的方法和时间选择

(1)知情同意和研究前筛选:研究者必须确保患者已收到所有口头和书面的,与研究类型、目标、可能风险和受益有关的所有相关信息。还必须告知患者他们可于任何时间自由退出本研究。研究启动前在合理时间提供该信息。

如果根据当地法规需要更改,或有新信息可显著影响患者未来的健康、医疗或者患者的参与意愿,则必须与研究者合作编制新版本的知情同意书。

签署知情同意书后,研究患者将通过筛选以确认是否符合条件。

(2)治疗访视:研究期内,透析疗程期间进行透析前、透析开始后 15 分钟和透析结束

时的血液采样。其血液标本留取的标准操作规程为透析采血点为透析前、透析开始后 15 分钟和透析结束时,按照《血液净化标准操作规程(2021 版)》对血液透析充分性评价血标本留取的抽取方法采集血样。透析前及透析开始后 15 分钟测血气时,于血液透析管路的动脉端采样口处采集血液标本。所有临床试验机构的采血方式应相同。

将收集下述透析数据:①临床观察(生命体征);②治疗参数;③透析日期、血液透析疗程的开始和结束时间;④预设治疗时间;⑤任何治疗中断的持续时间和原因;⑥在整个研究过程中如果伴随药物治疗有变化应记录;⑦AE/SAE/DD/不良反应;⑧临床实验室评价;⑨管路的临床观察。

(3)评价和程序的时间表:将根据下文列出的指导进行所有临床研究评价。

(4)人口统计学数据和基线特征:人口统计资料包括出生日期、性别、民族、身高、体重。筛选期间将获得每例患者的相关病史、既往病史(包括肾病史,有无合并肿瘤、精神障碍、心脑血管疾病及严重肝、肺疾病,出血史,凝血功能异常等)、过敏史,既往接受血液透析治疗的频率、持续时间、有无副作用、透析中的相关性低血压发作史,既往传染病病史(肝炎、HIV 和梅毒等)。适用时在筛选期间还将评价高血压控制。

(5)生命体征:生命体征包括体温、脉搏、呼吸、血压(收缩压、舒张压)、心率。筛选时、治疗日透析前、透析开始 15 分钟和透析后获取生命体征。

(6)临床实验室检查:采血期间患者将处于坐位或仰卧位。临床实验室检查包括血常规、血妊娠、凝血功能、血生化(谷丙转氨酶、谷草转氨酶、球蛋白、白蛋白)、C 反应蛋白、血气分析。

研究者将收到实验室检查结果并进行评估,签字。报告将包括超出实验室所定义的正常范围的实验室数值。如果任何实验室数值发生相对筛选或以往访视的具有临床意义的变化,导致医疗干预,由研究者判定,该事件将被报告为 AE/SAE。任何不利的和/或非预期的经研究者判定是 AE 的实验室检查结果,亦将记录在 CRF 上。

(七)统计学考虑

1. 样本量的计算　试验采用非劣效性试验设计,预计主要有效性评价指标"血液透析成功率"为 98%,假定受试产品的疗效与对照产品的疗效相当,非劣效性界值取 5%,等比例入组分配,统计学检验水准取 $\alpha = 0.025$(单侧),$\beta = 0.20$(把握度取 80%)。计算每组所需的样本量为 124 例,2 组共计 248 例。如果考虑到试验过程中约 5% 的病例脱落率(含因严重违背方案而剔除的情况),试验纳入的病例数应不低于 260 例。

2. 临床试验的显著性水平和把握度　本次临床试验的统计学显著性水平为双侧 0.05(单侧 0.025),检验效能即把握度为 80%。

3. 预期脱落率　预计脱落率为 5%。

4. 统计分析人群

(1)意向性治疗人群(intention-to-treat population,ITTP):指所有签署知情同意书并随机化入组的受试者。

(2)调整意向性治疗人群(modified intention-to-treat population,MITTP):指签署知情

同意书后随机化入组,并且至少接受 1 次一次性使用血液透析管路使用后疗效指标记录的受试者。主要用于基线数据及疗效指标的分析。

(3)符合方案人群(per-protocol population,PPP):又称有效病例、有效样本、可评价病例样本,是由充分依从于试验方案的病例子集所产生的数据集。依从性包括以下一些考虑,如所接受的治疗、主要指标测量的可行性及未对试验方案有大的违反等。

(4)安全性评价人群(SAP):包括所有随机化后至少接受 1 次治疗的受试者,主要用于分析安全性指标。

5. 统计分析计划

(1)统计软件:采用 SAS9.1 统计软件进行统计分析。

(2)基本原则:主要评价指标采用 95% 置信区间进行检验;次要评价指标及安全性指标采用差异性检验,检验水准设定为双侧 0.05。

(3)缺失数据:本研究对缺失数据不做估计。

(4)脱落分析:描述脱落情况并采用 Pearson 卡方(χ^2)检验比较 2 组的总脱落率。

(5)亚组分析:不排除必要时进行亚组分析。

(6)人口学资料和基线数据:对受试者的人口学资料[出生日期、性别、民族、身高、体重(kg)]、生命体征[体温、脉搏、呼吸、血压(收缩压、舒张压)、心率]进行描述性分析并检验其在试验组与对照组间的均衡性。其中计量资料给出均数、标准差、最小值、最大值、中位数、25 分位数和 75 分位数;计数资料给出频数及相应的百分数;计数资料采用卡方检验或 Fisher 确切概率法检验;定量指标采用独立 t 检验或威尔科克森双样本检验(Wilcoxon two-sample test)的非参数检验。

(7)有效性分析

1)主要评价指标:采用 95% 置信区间法进行非劣效性验证。

2)次要评价指标:进行差异性检验。定量指标采用两独立 t 检验,若考虑中心效应则采用一般线性模型。若不服从正态分布,则采用威尔科克森双样本检验的非参数检验。定性指标采用卡方检验或 Fisher 确切概率法检验,分析过程同时考察中心效应的影响,若考虑中心效应,则采用 CMH 检验。等级变量采用威尔科克森双样本检验,如考虑中心效应,采用 CMH 检验。

(8)安全性分析:用 Pearson χ^2 检验比较 2 组的不良事件发生率,并列表描述本次试验所发生的不良事件。对计量资料进行描述性分析和两独立样本 t 检验及对正异常变化情况进行卡方检验或者 Fisher 确切概率法检验。

(八)对临床试验方案修正的规定、对不良事件和器械缺陷报告的规定

1. 临床试验方案偏离和临床试验方案修订的规定　将按照本方案所述执行研究。

如果偏离影响患者权利、安全和健康,或如果研究的科学完整性受到影响,则应向独立伦理委员会(IEC)和监管部门提供偏离申请和偏离报告。在紧急情况下,可以偏离临床试验方案以保护受试者的权利、安全性和健康,而不需要申办者和独立伦理委员会/机构审查委员会(IRB/IEC)的事先批准。此类偏离应进行记录并尽快报告给申办者和 IEC

及监管部门。在任何其他情况下,决不容许 PI 偏离方案。

除在医疗紧急情况下外,未经申办者和 IEC 的事先文件批准,研究者不得偏离该方案。研究者只能必要时为了清除对患者的明显直接危害而偏离本方案并且不需要事先批准。在此种情况下,研究者将即刻电话告知申办者,并尽可能快地通知伦理委员会并且确认申办者已知晓,但不得超过方案偏离后的 24 小时。研究者还将确保在此类情况下,根据当地法规,将所采取的紧急措施通知相关的 IEC。适用时将在源文件和研究者文件夹中记录方案违背/偏离。按照临床操作计划或安全管理计划的详述,临床团队定期在研究层面上审查偏离。

2. 医疗器械不良事件术语的定义　见表 11-4。

表 11-4　医疗器械不良事件术语的定义

术语	定义
不良事件 (AE)	是指在临床试验过程中出现的不利的医学事件,无论是否与试验用医疗器械相关
器械不良反应 (ADE)	与试验用医疗器械使用相关的不良事件。本定义包括使用说明书、处置、植入、安装或操作不充分或不当,或者试验用医疗器械的任何故障导致的不良事件。该定义包括使用错误或故意误用试验用医疗器械所造成的任何事件(ISO 14155)
严重不良事件 (SAE)	导致受试者健康严重恶化;或者导致死亡,危及生命的疾病或损伤,机体结构或功能永久性受损,需要住院或延长住院治疗、预防危及生命的疾病或损伤的医学或手术干预,身体结构或身体功能的永久性缺陷,导致胎儿窘迫、死胎、先天畸形或出生缺陷。为治疗原有疾病的计划住院治疗或临床研究计划要求的手术,如果未造成健康状况严重恶化,则不被视为严重不良事件(ISO 14155)。某些重要的医疗事件尽管可能不会导致死亡、危及生命或者需要住院治疗,但若根据适当的医学判断可能对患者造成危害并可能需要医疗或手术干预来预防上述任一结局,仍将被视为严重不良事件。此类医学事件的示例包括需要在急诊室或家中紧急治疗的过敏性支气管痉挛、未导致住院的抽搐、产生药物依赖性或药物滥用
器械缺陷 (DD)	定义为医疗器械在特性、质量、耐久性、可靠性、安全性或性能方面的不足,包括功能故障、使用错误和标签不当
严重器械 不良反应 (SADE)	是导致出现任何严重不良事件结果特征的不良器械反应(ISO 14155)
非预期严重器械 不良反应 (USADE)	任何由器械引起的,或者与器械相关的,关于健康的、安全的、危及生命的问题或者死亡的严重器械不良事件。这类影响、问题或者死亡在性质上、严重程度上或者关联度上,先前并未在研究计划中或应用中(包括补充的计划或应用)得以认定,或者任何其他的关于患者权利、安全或者福利的、未预期的、与器械相关的严重问题

3. 不良事件和严重不良事件　在整个研究过程中(从患者签署知情同意书的时间点开始直到研究结束时),记录研究人员观察到的或患者报告的所有不良事件(AE)。

筛选受试者时存在的任何医学状况均视为病史,不作为 AE 报告。但是如果研究参与者的状况在研究期间的任何时候恶化,将被记录为 AE。

严重度变化的 AE 将被记录为附加 AE,以容许在各个严重度水平上评估该事件。不良事件严重度水平评估见表 11-5。如果发生 AE,应记录事件的详细描述,包括发生的日期和时间,以及结局、严重性、严重度、事件描述、采取的行动和与研究器械的因果关系。不良事件因果关系标准见表 11-6。确定 AE 与研究产品的关系时,研究者应评估和参考严重度和因果关系定义。

表 11-5 不良事件严重度水平评估

水平	定义
轻微	短暂性不适,没有以显著方式干扰患者的正常功能水平。AE 自行解除,或可能需要最小限度的治疗干预
中度	对功能产生有限损害,可能需要治疗干预,但未导致后遗症
重度	对功能产生明显损害,可造成暂时无法继续日常生活模式。AE 导致后遗症,需要(延长)治疗干预

表 11-6 不良事件因果关系标准

等级	因果关系标准	因果关联
肯定	事件或者实验室异常值,与医疗器械使用存在合理的时间关联性。不太可能归因于疾病、操作程序或其他所用的药物/器械临床上合理的停用反应,不需要再激发	是
可能有关	事件或者实验室异常值,与医疗器械使用存在合理的时间关联性。也可通过疾病、操作程序或其他所用的药物/器械解释与器械停用的相关信息缺乏或者不明	是
无法确定	由于信息不足或缺失,数据无法增补或确认,无法判定临床事件或实验室检查异常	是
可能无关	事件或实验室检查异常,到器械开始使用的时间使它们不太可能(但不是不可能)存在关系。疾病、操作程序或其他所用的药物/器械提供似乎合理的解释	否
肯定无关	事件或实验室检查异常,到器械开始使用的时间使它们不可能存在关系。疾病、操作程序或其他所用的药物/器械提供似乎合理的解释	否

应积极获取所有 AE,并在源文件和 CRF 中记录,无论它们对于特定患者多么普通,也无论研究者分析为何种因果关系。此外,应记录患者自愿报告的任何 AE,并由研究者或指定人员使用相关源文件和 CRF 页面进行验证。在独立的 SAE 报告表上记录各 SAE。

由研究者确定所有 AE 的结局/解决,并记录在 AE CRF 上。将指导研究者按下述方式跟踪所有 AE:跟踪不相关 AE 直到解决,或直到研究结束,无论哪个发生在前。跟踪ADE(相关 AE)和所有 SAE(相关或不相关)直到解决或稳定,包括必要时在研究结束后跟踪患者。

4. 不良事件和器械缺陷的报告 主要研究者将记录每起 AE,连同评估;在 24 小时内向申办者或指定人员报告可能引起 SADE 的所有 SAE 和 DD。必须在 SAE 表上报告 SAE;在国家法规或 IEC/IRB 要求时向 IEC/IRB 报告可能引起 SADE 的 SA 和 DD;在申办者或指定人员的要求下,提供与特定事件的安全性报告有关的任何额外信息。

5. 严重不良事件和器械缺陷的报告 在临床试验中出现严重不良事件的,研究者应当立即对受试者采取适当的治疗措施,同时书面报告所属的临床试验机构医疗器械临床试验管理部门,并经其书面通知申办者。医疗器械临床试验管理部门应当在 24 小时内书面报告相应的伦理委员会及临床试验机构所在地省、自治区、直辖市药品监督管理部门和卫生主管部门。对于死亡事件,临床试验机构和研究者应当向伦理委员会和申办者提供所需要的全部资料。

对于严重不良事件和可能导致严重不良事件的器械缺陷,申办者应当在获知后 5 个工作日内向所备案的药品监督管理部门和同级卫生主管部门报告,同时应当向参与试验的其他临床试验机构和研究者通报,并经其医疗器械临床试验管理部门及时通知该临床试验机构的伦理委员会。

应对发生严重不良事件的受试者进行随访直到受试者的状况恢复到正常或发病前的状况或研究者认为合理的状况,并按照严重不良事件的报告程序报告最终的随访报告。末次访视时发生的严重不良事件也必须按照严重不良事件的报告程序进行报告。

若严重不良事件出现复发、并发症或恶化,研究者应在收到信息后 24 小时内对原发严重不良事件进行随访并提交随访报告。如果一个新增严重不良事件发生于不同的时间段,或因其他原因被认定与原发严重不良事件完全无关,则必须视作新严重不良事件单独报告。

(九) 直接访问源数据/文件

必须容许申办者或其指定人员的代表定期访视临床试验机构,以评估研究的数据质量和完整性。这些代表将现场审查研究记录,直接与源文件进行比较,与主要研究者(PI)讨论研究的执行,确认设施保持可接受的状态。此外,申办者的内部审核员或指定人员和/或政府监察员可评价本研究,必须容许他们访问 CRF、源文件和其他研究文档。

(十) 临床试验的伦理问题及知情同意

1. 伦理考量 将按照源自《赫尔辛基宣言》的伦理准则、GCP 的伦理和质量标准、《医疗器械临床试验质量管理规范》和所有适用的法规要求和法律进行本研究。

PI 将向所有医生、护士和在 PI 监督下参与本研究的其他人员提供方案和研究器械相关的所有必要信息,并按需与他们讨论该资料,以确保他们被充分告知关于研究执行和研究器械潜在影响的信息。

2. 临床试验方案的审批 必须根据各参与地点的当地和国家的适用要求组建独立伦理委员会(IEC)。申办者或其指定人员将需要文件记录各个 IEC 成员的姓名和职位。如果任何 IEC 成员直接参与本试验,还必须获得关于他或她被禁止投票的书面通知。

申办者或其指定人员应向其各自的 IEC 提供 PI 的相关文件,供审核和批准方案。直到研究者从其 IEC 收到方案的书面批准或书面的对方案的有利主张、知情同意文件和任何计划招募协助,研究者才可为本研究入组患者。IEC 批准必须通过准确的方案标题、数字和版本日期指向本研究。研究者将采用书面方式及时编制并向其 IEC 提交所有需要的进展报告,并且获取所有需要的书面批准(所有情况下至少每年 1 次)以继续参与本研究。

临床试验机构必须遵从其各自 IEC 规定的所有要求。研究者将迅速通知其 IEC 任何计划的方案修订,直到 IEC 提供书面的修订批准或书面的对修订的有利主张,研究者才可实施任何方案修订。

3. 知情同意过程和知情同意书　直到研究者从其 IEC 收到方案的书面批准或书面的对方案的有利主张、IC 文件和任何计划招募协助,研究者才可为本研究入组患者。收集任何研究数据之前,将从患者获得适用的 IC 或授权。应在患者病历中记录 IC 的日期和时间。

(十一) 数据管理

整个试验过程严格执行《药物临床试验质量管理规范》,所有纸质病例报告表应记录完整、真实、清晰、客观,将试验数据输入数据库,比对答疑后锁定储存。

1. 病例报告表(CRF)的填写与移交　研究者根据受试者的原始观察记录,将数据及时、完整、正确、真实地记载于病例报告表中。

监察员确认所有病例报告表填写正确、完整,并与原始资料一致。如有错误和遗漏,及时要求研究者改正。修改时需保持原有记录清晰可见,改正处需经研究者签名并注明日期。

经过监察员检查后的病例报告表,由主要研究者、监察员核查签字后,及时送交临床试验数据管理员。对于完成的病例报告表在研究者、监察员、数据管理员之间的传送应有专门的记录,收到时应有相应的签名,记录需妥善保存。

数据管理员在数据录入后再次核查,发现问题及时通知监察员,要求研究者作出回答。他们之间的各种疑问及解答的交换应当采用疑问表形式,疑问表应保存备查。

2. 数据的录入与修改　数据管理员在进行数据录入前,要了解观察表格各项目的内容及编码情况,将编码工作过程记录于编码本保存。数据库命名应规范、易读、易查找,并保证其正确、安全和保密。数据录入员录入数据采用 EpiData3.1 数据库系统进行双人双遍录入。录入过程发现问题或意外情况,应做好登记并及时报告,以便迅速处理问题。数据录入结束后应抽查部分观察表格,了解录入质量,分析并处理存在的问题。

数据管理员应与主要研究者一起,按病例报告表中各指标数值的范围和相互关系拟定数据范围检查和逻辑检查的内容,并编写相应的计算机程序,在输入前控制错误数据输入,找出错误原因加以改正,所有错误内容及修改结果应有记录并妥善保存。

对病例报告表中存在的疑问,数据管理员将填写疑问解答表(DRO),并通过临床监察员向研究者发出询问,研究者应尽快解答并返回,数据管理员根据研究者的回答进行数据修改、确认与录入,必要时可以再次发出 DRO。

3. 数据库锁定　当所有病例报告表经双份输入并核对无误后,对数据库进行锁定,锁定后的数据文件不再做改动。

(十二) 财务、保险和试验结果发表约定

本次临床试验,申办者将与临床试验机构签署书面协议,协议中将详细规定本次临床试验的财务情况及支付方式。具体内容详见当事方所签署的协议。

本次临床试验,申办者将为所纳入的受试者购买商业保险。申办者承诺,为发生与临床试验相关的伤害或者死亡的受试者承担治疗的费用及相应的补偿,但在诊疗活动中由医疗机构及其医务人员过错造成的损害除外。

申办者共享的与本研究有关的任何信息,包括该方案,视为专有信息,应进行保密。本临床研究生成数据的所有权归申办者所有。该数据可在现在和将来由申办者用于展示或出版,由申办者自行决定,或提交至监管机构。此外,申办者保留涉及可能发布专有信息供任何出版或展示的事先审查和批准研究数据的权利。

(乔颖进　梁献慧　王　沛)

参 考 文 献

[1] 国家食品药品监督管理总局. 医疗器械临床试验质量管理规范(国家食品药品监督管理总局,中华人民共和国国家卫生和计划生育委员会令第25号)[EB/OL]. (2018-01-08)[2021-08-18]. https://www. nmpa. gov. cn/directory/web/nmpa/xxgk/fgwj/bmgzh/201603231417017477. html.

[2] 国家食品药品监督管理总局. 医疗器械标准管理办法(国家食品药品监督管理总局令第33号)[EB/OL]. (2017-04-26)[2021-08-18]. https://www. nmpa. gov. cn/ylqx/ylqxfgwj/ylqxbmgzh/20170426165201753. html.

[3] 国家药品监督管理局. 医疗器械监督管理条例[EB/OL]. (2021-03-19)[2021-08-18]. https://www. nmpa. gov. cn/xxgk/fgwj/flxzhfg/20210319202057136. html.

[4] 国家食品药品监督管理总局. 医疗器械临床试验设计指导原则[EB/OL]. (2018-01-08)[2021-08-18]. https://www. nmpa. gov. cn/ylqx/ylqxggtg/ylqxzhdyz/20180108183301635. html.

[5] 国家食品药品监督管理总局. 一次性使用血液透析管路注册技术审查指导原则[EB/OL]. (2016-11-07)[2021-08-18]. https://www. nmpa. gov. cn/xxgk/ggtg/qtggtg/20161107170801364. html.

附录 1　1997 年美国风湿病协会 SLE 诊断标准

下述 11 项满足 4 项或 4 项以上者可以确诊为 SLE。

1. 颊部红斑	遍及颊部的扁平或高出皮肤的固定性红斑,常不累及鼻唇沟部位
2. 盘状红斑	隆起的红斑上覆有角质性鳞屑和毛囊栓塞,旧病灶可有萎缩性斑
3. 光过敏	日光照射引起皮肤过敏
4. 口腔溃疡	口腔或鼻咽部无痛性溃疡
5. 关节炎	非侵蚀性关节炎,累及 2 个或 2 个以上周围关节,特征为关节肿、痛或渗液
6. 浆膜炎	(1)胸膜炎:胸痛、胸膜摩擦音或胸膜渗液 或
	(2)心包炎:心电图异常、心包摩擦音或心包渗液
7. 肾脏病变	(1)蛋白尿:尿白尿>0.5g/24h 或>+++
	(2)细胞管型:可为红细胞、血红蛋白、颗粒管型或混合性管型
8. 神经系统异常	(1)抽搐:非药物或代谢紊乱,如尿毒症、酮症酸中毒或电解质紊乱所致
	(2)精神病:非药物或代谢紊乱,如尿毒症、酮症酸中毒或电解质紊乱所致
9. 血液学异常	(1)溶血性贫血伴网织红细胞增多 或
	(2)白细胞减少,少于 4×10^9/L,至少 2 次 或
	(3)淋巴细胞减少,少于 1.5×10^9/L,至少 2 次 或
	(4)血小板减少,少于 100×10^9/L(除外药物影响)
10. 免疫学异常	(1)抗 ds-DNA 抗体(+) 或
	(2)抗 Sm 抗体(+) 或
	(3)抗心磷脂抗体(+)(包括抗心磷脂抗体或狼疮抗凝物或持续至少 6 个月梅毒血清假阳性反应,三者中具备 1 项)
11. 抗核抗体	免疫荧光抗核抗体滴度异常,或相当于该法的其他实验滴度异常,排除药物诱导的"狼疮综合征"

附录 2　SLE 疾病活动性评分系统

附录 2-1　BILAG 评分系统与分级

系统	1. 非特异性症状/体征
	2. 皮肤黏膜疾病
	3. SLE 引起中枢神经系统疾病
	4. 肾脏疾病
	5. 肌肉-骨骼疾病
	6. 心血管疾病或呼吸系统疾病
	7. 血液系统疾病
	8. 消化系统疾病
	9. 眼科疾病
分级	A=活动性。指明为对该疾病进程需进行处理的意图（而不是指只对症状），本级与急性或复发性/进行性疾病有关
	B=当心。指明为要当心潜在的问题，包括急性或进行性损伤，其严重性较 A 级轻或病变为轻度可逆性
	C=满意。表示某一系统病情稳定
	D=无受损害的系统

附录 2-2　SLE 致中枢神经系统疾病的 BILAG 标准

A 类	在 3 个月以内的急性进展或复发应有下列症状之一：
	1. 急性精神病或谵妄
	2. 癫痫大发作
	3. 意识清醒程度有恶化
	4. 卒中
	5. 无菌性脑膜炎
	6. 上行性或横断性脊髓炎
	7. 重症肌无力
	8. 急性感染性多神经炎
	9. 双侧视神经炎
	10. 舞蹈症
	11. 小脑运动失调

B类	有其中之一：
	1. 头痛和/或偏头痛
	2. 脑神经病变
	3. 周围神经病变
	4. 抑郁症
	5. 慢性脑综合征(包括痴呆)
	6. 单侧视神经炎
C类	固定性中枢或末梢神经缺陷

附录 2-3　SLE 致肾脏疾病的 BILAG 标准

首次估计

A类	有下列中的 2 项或更多：
	1. 蛋白尿：最近报告尿蛋白>1g/24h 或肾病综合征
	2. 恶性高血压
	3. 肌酐清除率<50ml/min
	4. 活动性尿沉渣在非离心标本中脓尿(WBC>5 个/HP)、血尿(RBC>5 个/HP)或管型
	5. 组织学证实有活动性肾炎(WHO 标准)
B类	有下列中的 1 项：
	1. 上述 A 类中的 1 项
	2. 尿浸片法检测蛋白++或更多(非月经期)
	3. 尿蛋白>1g/24h
	4. 血压>140/90mmHg
	5. 尿肌酐>130mmol/L
C类	有下列中的 1 项：
	1. 尿蛋白 0.25～1g/24h
	2. 尿浸片法检查蛋白+

附录3　系统性红斑狼疮疾病活动度评分(SLEDAI)

分数	项目	定义
8	癫痫发作	最近开始发作的。除外代谢、感染、药物所致
8	精神症状	严重紊乱,干扰正常活动。除外尿毒症、药物影响
8	器质性脑病	智力的改变伴定向力、记忆力或其他智力功能的损害并出现反复不定的临床症状,至少同时有以下2项:感觉紊乱、不连贯的松散语言、失眠或白天瞌睡、精神活动增多或减少。除外代谢、感染、药物所致
8	视觉受损	SLE视网膜病变。除外高血压、感染、药物所致
8	脑神经异常	累及脑神经的新出现的感觉、运动神经病变
8	狼疮性头痛	严重的持续性头痛,麻醉性镇痛药无效
8	脑血管意外	新出现的脑血管意外。除外动脉硬化
8	血管炎	溃疡、坏疽、有触痛的手指小结节、甲周碎片状梗死、出血或经活检、血管造影证实
4	关节炎	2个以上关节痛和炎性体征(压痛、肿胀、渗出)
4	肌炎	近端肌痛或无力伴CPK/醛缩酶升高,或肌电图改变或活检证实
4	管型尿	颗粒管型或RBC管型
4	血尿	RBC>5个/HP。除外结石、感染和其他原因
4	蛋白尿	尿蛋白>0.5g/24h,新出现或近期增加
4	脓尿	WBC>5个/HP。除外感染
2	脱发	新出现或复发的异常斑片状或弥散性脱发
2	新出现皮疹	新出现或复发的炎症性皮疹
2	黏膜溃疡	新出现或复发的口腔或鼻黏膜溃疡
2	胸膜炎	胸膜炎性胸痛伴胸膜摩擦音、渗出或胸膜肥厚
2	心包炎	心包疼痛,伴有下列症状中的至少1项:心包摩擦音、渗出,或ECG/心脏超声证实
2	低补体	C3、C4低于正常值
2	抗dsDNA抗体	+
1	发热	>38℃,需除外感染因素
1	血小板减少	<100×10^9/L
1	白细胞减少	<3×10^9/L,需除外药物因素

附录4　SLAM(系统性狼疮活动性测定)

项目	分数			
	0分	1分	2分	3分
全身症状	无此症状			
体重下降		<10%		>10%
乏力		乏力但不影响活动		功能受限
发热		37.5~38.5℃		>38.5℃
皮肤黏膜				
口/鼻黏膜溃疡、甲周红斑、蝶形红斑、光过敏性皮炎或鼻皱襞梗死		症状存在		
脱发		脱发伴有损伤	自发性脱发	
红斑样斑丘疹		<20%的全身体表面积受累	20%~50%的全身体表面积受累	>50%的全身体表面积受累
血管炎(白细胞性血管炎)、荨麻疹、明显的紫癜、网状青斑、溃疡或脂膜炎		<20%的全身体表面积受累	20%~50%的全身体表面积受累	>50%的全身体表面积受累
眼				
细胞样体		存在		视力<20/200
出血(视网膜或脉络膜)或巩膜外层炎		存在		视力<20/200
视神经乳头炎或脑内假瘤		存在		视力<20/200或视野缺损
网状内皮系统				
广泛的淋巴结肿大(颈部、腋窝、肱骨内上髁)		弹丸大小	>1cm×1.5cm	
肝脾大		吸气时可触及	不吸气时可触及	
肺部				
胸膜渗出/胸膜炎		呼吸周期变短或仅在刺激时胸痛,体检正常或基本正常	呼吸周期变短或运动时胸痛,下肺呼吸音减弱、变低	呼吸周期变短或休息时胸痛,中肺及下肺呼吸音减弱、变低

项目	分数			
	0分	1分	2分	3分
肺炎		仅有 X 线胸片浸润影	运动时呼吸周期变短	休息时呼吸周期变短
心血管系统				
雷诺现象		症状存在		
高血压		舒张压为 90~105mmHg	舒张压为 90~115mmHg	舒张压>105mmHg
心脏炎症		心包炎:ECG 异常和/或心包摩擦音和/或超声示心包积液;无临床症状	胸痛或心律失常	心肌炎,伴有血流动力学损伤或心律失常
消化系统				
腹痛(浆膜炎、胰腺炎、缺血性肠病等引起)		轻度不适	局限性疼痛	腹膜炎体征或腹水
神经系统				
卒中综合征[包括多发性单神经炎、短暂性脑缺血发作(TIA)、可逆性缺血性脑疾病(RIND)、脑卒中(CVA)、视网膜血管栓塞]		单发 TIA	多发 TIA/RIND,或多发性单神经炎或脑神经病变,或舞蹈症	CVA/脊髓炎,视网膜血管闭塞
癫痫样发作		每月 1~2 次	>每月 2 次	癫痫持续状态
皮质功能障碍		轻度抑郁、人格障碍、认知功能缺陷	知觉改变或重度抑郁或认知功能障碍	精神病样反应或痴呆或昏迷
头痛		有症状或短暂的神经缺陷	有时影响正常活动	致残性或无菌性脑膜炎
肌痛/肌炎		轻度不适	一些活动受限	致残
关节				
滑膜炎和/或腱鞘炎所致的关节疼痛		仅有关节痛	客观存在的炎症	功能受限
其他				
自定确实和特设的尺度				
实验室检查				
血细胞比容	>35%	30%~35%	25%~29.9%	<25%
白细胞计数/(×10⁹/L)	>3.5	>2.0~3.5	1.0~2.0	<1.0

续表

项目	分数			
	0分	1分	2分	3分
淋巴细胞计数/(×10⁹/L)	1.5~4.0	1.0~<1.5	0.5~<1.0	<0.5
血小板计数/(×10⁹/L)	>150	100~150	50~<100	<50
ESR/(mm/h)	<25	25~50	>50~75	>75
血清肌酐或肌酐清除率	5~<13mg/L 或正常肌酐清除率的 80%~100%	13~<20mg/L 或正常肌酐清除率的 60%~<80%	20~<40mg/L 或正常肌酐清除率的 30%~<60%	≥40mg/L 或不足正常肌酐清除率的 30%
尿沉渣		RBC 和/或 WBC 5~10 个/HP,和/或 1~3 颗粒管型/HP 和/或细胞管型,和/或尿蛋白 +~++,和/或尿蛋白<500mg/24h	RBC 和/或 WBC>10~25 个/HP,和/或 >3 颗粒管型/HP 和/或细胞管型,和/或尿蛋白 ++~+++,和/或尿蛋白 500~3 500mg/24h	RBC 和/或 WBC>25 个/HP,和/或 RBC 管型/HP,和/或尿蛋白 ++~+++,和/或尿蛋白 >3 500mg/24h

注:以上表现应在计分1个月内。